医学精萃系列

社区护士培训指导

王丽芹 李 丽 宋 楠 主编

SHEQU HUSHI
PEIXUN ZHIDAO

U0205517

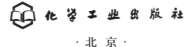

化学工业出版社

·北京·

内 容 简 介

本书内容涵盖社区护理概论、社区护理管理、社区康复管理等内容，为达到社区护士操作的标准，本书规范了社区护士必须要掌握的基础理论和专科操作。另外针对社区不同人群要掌握的专业知识，如急救、特殊人群保健与护理、常见慢性病护理、社区临终护理、社区传染病与防治、康复护理等方面进行了重点介绍。在内容上，除了讲解社区护士理论知识外，更加注重临床实践技术操作、急救能力、社区传染病的防治、社区康复护理等内容，能使社区护士对社区急危重症患者第一时间做出正确判断和急救，做好转诊配合。本书具有较强实用性。

图书在版编目（CIP）数据

社区护士培训指导/王丽芹，李丽，宋楠主编 .—北京：化学工业出版社，2021.2

（医学精萃系列）

ISBN 978-7-122-38252-8

Ⅰ.①社⋯ Ⅱ.①王⋯②李⋯③宋⋯ Ⅲ.①社区-护理学-技术培训-教材 Ⅳ.①R473.2

中国版本图书馆 CIP 数据核字（2020）第 260684 号

责任编辑：杨燕玲　　　　　　　　　文字编辑：何金荣
责任校对：王　静　　　　　　　　　装帧设计：史利平

出版发行：化学工业出版社（北京市东城区青年湖南街 13 号　邮政编码 100011）
印　　装：三河市延风印装有限公司
850mm×1168mm　1/32　印张 11½　字数 316 千字　2021 年 3 月北京第 1 版第 1 次印刷

购书咨询：010-64518888　　售后服务：010-64518899
网　　址：http://www.cip.com.cn
凡购买本书，如有缺损质量问题，本社销售中心负责调换。

定　　价：59.80 元　　　　　　　　　版权所有　违者必究

编写人员名单

主　编　王丽芹　李　丽　宋　楠

副主编　刘磊霞　钱　琼　姚若瑶　孟　萌

编　者

　　孙　帅（中国人民解放军总医院京南医疗区）

　　易　薇（中国人民解放军总医院第八医学中心）

　　成玉靖（中国人民解放军总医院第八医学中心）

　　刘　丽（中国人民解放军总医院第八医学中心）

　　杨晓红（中国人民解放军总医院第八医学中心）

　　陈　瑜（中国人民解放军总医院第八医学中心）

　　王　蒙（中国人民解放军总医院第八医学中心）

　　陈立英（中国人民解放军总医院第八医学中心）

　　王丽芹（中国人民解放军总医院第八医学中心）

　　李　丽（中国人民解放军总医院第八医学中心）

　　宋　楠（南阳科技职业学院）

　　刘磊霞（中国人民解放军总医院第八医学中心）

　　钱　琼（中国人民解放军总医院第八医学中心）

　　姚若瑶（中国人民解放军总医院第八医学中心）

　　孟　萌（中国人民解放军总医院第八医学中心）

　　李　瑶（南阳科技职业学院）

　　孟晓云（中国人民解放军总医院第八医学中心）

　　盛　莉（中国人民解放军总医院第八医学中心）

　　王玲玲（中国人民解放军总医院第八医学中心）

　　纪欢欢（中国人民解放军总医院第八医学中心）

　　刘　冰（中国人民解放军总医院第八医学中心）

　　成红梅（中国人民解放军总医院第八医学中心）

　　杨冬梅（中国人民解放军总医院第八医学中心）

前　言

随着社会老龄化的出现，社区护理的需求呈不断上升趋势，培养高素质的社区护士迫在眉睫。《中共中央、国务院关于卫生改革与发展的决定》提出要改革城市卫生服务体系，积极发展社区卫生服务，逐步形成功能合理、方便群众的卫生服务网络。基层卫生机构要以社区、家庭为服务对象，开展疾病预防、常见病与多发病的诊治、医疗与伤残康复、健康教育、计划生育技术服务以及妇女儿童、老年人和残疾人保健等工作。

社区护理是将公共卫生学及护理学理论相结合，用以维护和促进社区人群健康的一门综合学科。它是社区卫生服务的重要组成部分，在基层卫生服务中发挥着不可或缺的作用。社区护士是社区护理的执行者，应具备基础、专科理论知识和实际操作技能。国家卫健委对社区护理服务的发展及能力要求也有更规范、更高的要求，这对社区护理的发展提供了良好的机遇，也是社区护理严峻的挑战。提高社区护士综合能力，适应社区护理服务发展需求是社区护士护理的重要工作目标。

本书共十四章，包括绪论、社区护理概论、社区护理中流行病调查方法及其统计指标、社区公共环境卫生与人群健康、社区健康教育与健康促进、以家庭为单位的护理、社区急救、社区特殊人群保健与护理、社区常见慢性病、传染病患者的社区护理与管理、社区康复护理、社区居民健康档案管理、社区临终护理、实训操作。本书更加注重社区护士的理论知识、临床实践技术操作、急救和社区儿童疫苗接种、社区妇女保健、社区老年人慢性疾病的护理、社区传染病与防治、社区康复护理等，用通俗易懂的语言介绍相关知识，能使社区护士对社区急危重症患者，第一时间做出正确判断和急救，提高居民对社区护士护理的满意度，提高居民自我保健、自我预防。

　　由于编者知识水平有限，难免有不足之处，还望广大社区工作者提出宝贵意见，我们将在以后的更新版本中改正。

王丽芹

中国人民解放军总医院第八医学中心

2020 年 10 月

目　录

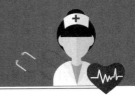

第一章

绪 论

　　随着中国社会经济的不断发展和人民生活水平的提高，人们对生命质量和医疗保健等健康需求已不再满足于患病治病的医疗模式，而是需要更高质量、更全面的医疗卫生保健服务。社区卫生服务是居民基本医疗保险制度的重要基础，提供初级卫生保健服务。其中社区护理是社区卫生服务的重要组成部分，它已向家庭、社区延伸，其服务领域逐步扩展到老年护理、慢性病护理、康复促进、临终关怀等，工作内容从治疗患者恢复健康，扩大到预防保健和提高居民的生活与生命质量等服务。

一、社区的概念

　　"社区"源于拉丁语 Gemeischaft，在不同领域有不同的定义。1881 年德国学者托尼斯（F. I. annies）曾定义"社区是以家庭为基础的历史共同体，是血缘共同体和地缘共同体的结合"。1978 年在阿拉木图召开的初级卫生保健国际会议上，将社区定义为："以某种形式的社会组织或团体结合在一起的一群人"。20 世纪 30 年代我国社会学家费孝通将"社区"概念引入中国，定义为："社区是若干社会群体（家庭、氏族）或社会组织（机关、团体）聚集在某一地域里所形成的一个生活上相互关联的大集体"。结构上，社区是社会的缩影，是与人们的生活和健康息息相关的场所，而家庭是社区的基本单位。

　　我国社区一般分为城市社区、乡村社区和城镇社区。城市社区一般是以街道办事处和居委会为基本单位，乡村社区一般以乡镇和

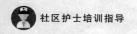

村为基本单位划分。

二、社区的构成要素

构成社区必须具备的 5 个要素：

（1）一定数量的人群　社区的核心是社区人群，是构成社区的主体和第一要素。一定素质（文化程度、健康状况）、数量（密度）的人口是社区生活的必要前提。社区的人口数量并无统一要求。世界卫生组织（WHO）认为，一个有代表性的社区，其人口大约在10 万～30 万；而我国社区人口一般为 3 万～10 万。

（2）一定面积的地域　社区地域是社区存在和发展的前提，一个社区的地理生态环境包括地势、气候、交通、资源等。地域面积的大小无统一标准。WHO 认为，一个有代表性的社区地域面积约5～50 平方千米。

（3）一定的配套设施　社区设施包括学校、医院、市场、商业网点、娱乐场所、交通、通信等，可满足居民的物质、文化和精神需要。合理的社区结构和完善的设施能提高生产效益，方便居民生活，美化环境，促进健康。

（4）共同的文化习俗和生活方式　社区居民存在共同的利益、共同问题和共同需求，把他们联系在一起，产生共同的社会意识、行为规范和归属感等，社区居民长期共同生活，逐渐形成共同的生活方式和文化背景，增强社区的内聚力和约束力。

（5）一定的管理机构　社区的管理机构是指街道办事处、居民委员会、派出所及各种社区组织等，主要负责社区户籍、治安、环境卫生等，还可以通过居民文明公约等规范居民的日常行为。

三、社区的功能

社区的主要功能包括以下 5 个方面。

（1）社会化功能　社区居民在共同生活中学习和掌握社会知识、技能与规范，形成社区所特有的风俗习惯、文化特征、价值观念及意识形态等社会特征。

（2）社会控制功能 社会各类机构与团体通过制订各种条例、规范及制度，以保证社区居民遵守社区的道德规范，控制及制止不道德及违法行为，保证社区居民的利益。

（3）社会参与功能 社区提供一定的公共活动场所，如老人活动站、青少年活动中心、读书站等，给居民自由参与活动和彼此交流的机会，提升居民共同参与的积极性，使居民产生相应的归属感或认同感。

（4）社区传播功能 人口密集的社区，其文化、知识、技术信息等也同样密集，从而构成文化源、知识源、技术源、信息源等，为传播提供条件。

（5）社区援助功能 社区作为居民生活和活动的一个大集体，对妇女、儿童、老人等特殊人群及处于疾病或经济困难中的弱势群体，提供帮助和支援。

（6）社区生产、分配及消费的功能 社区内可从事一定的生产生活，生产的物资供居民消费，同时社区对某些物资及资源进行调配，以满足其居民的需要。

（7）社区福利功能 社区设立一定的福利机构，如养老院、福利院等，以满足居民娱乐与照顾的功能。

四、社区卫生服务

（一）社区卫生服务的概念

社区卫生服务是在政府领导、社区参与、上级卫生机构指导下，以基层卫生机构为主体，合理利用社区资源和适宜技术，全科医师为骨干，以人的健康为中心、家庭为单位、社区为范围、需求为导向，以妇女、儿童、残疾人、老年人、慢性病患者等为重点，以解决社区主要卫生问题、满足基本卫生服务需求为目的，融预防、医疗、保健、康复、健康教育及计划生育技术服务等为一体，是有效、经济、方便、连续的基层卫生服务。

社区卫生服务是社区服务中一项最基本、最普遍的服务。服务的目标以社区居民需求为导向；服务的内容是集预防、治疗、保

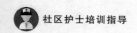

健、康复、健康教育、计划生育技术指导等全方位服务；卫生服务必须是居民在经济上能够承担且方便、有效。

（二）社区卫生服务的内容

（1）社区防治　传染病的社区防治和报告，配合有关部门对传染源予以隔离及对疫源地的消毒；预防接种服务；慢性病患者的管理和恢复期患者的随访。

（2）社区医疗　常见病、多发病的诊断和治疗服务及恢复期患者的继续治疗。急重症、疑难病症的紧急救护、转诊。

（3）保健服务　①妇女结婚、产前、产后和更年期的保健服务及开展妇科疾病的筛查。②各期儿童的保健及儿童常见病、多发病、意外伤害的预防指导。③老年保健服务，如体格检查、健康指导。

（4）精神卫生　开展精神卫生的咨询、宣传与教育，及早发现精神疾患，根据需要诊治。配合开展康复期精神疾患的监护和社区康复。

（5）社区康复　了解社区残疾人和慢性病患者的基本情况和需求，提供康复的咨询和治疗。

（6）计划生育技术服务　宣传国家人口与计划生育基本政策；指导夫妻双方避孕、节育；避孕药具的发放与管理。

（7）社区健康教育　面向群体和个人开展健康教育，指导其纠正不利于身心健康的行为和生活方式，提高社区预防、保健、医疗、康复及计划生育服务的质量。

（三）社区卫生服务的特点

（1）广泛性　社区卫生服务的对象是社区全体居民，包括健康人群、亚健康人群、高危人群、重点保护人群（儿童、妇女、老年人、残疾人、疾病康复期人群）、患各种疾病的患者等。

（2）综合性　社区卫生服务提供预防、保健、医疗、康复、健康教育及计划生育技术指导等服务。

（3）连续性　社区医疗保健服务人员主动对社区内所有成员，

从出生到疾病发生、发展及身体康复的各个阶段，以及临终，提供连续性的服务。

（4）主动性　社区卫生服务注重于主动上门服务，设立家庭病床、开展家庭访视等服务。

（5）协调性　社区医生向居民提供广泛而综合的初级医疗保健服务，不可能包罗万象，需要其他医生和非医疗部门的配合和服务，提供更全面深入的医疗服务。

（6）可及性　社区卫生服务机构设在社区，居民看病方便。它提供基本医疗服务、基本药物和适宜技术。对社区居民来说，价格相对低廉，居民能够承担。

五、社区卫生服务相关法律法规

（一）我国社区卫生服务的立法概况

目前，我国针对社区卫生服务工作还没有专门的立法，也没有专门的法律文件对社区护理工作加以规范和调整。社区卫生服务关系是一种服务合同关系，其服务过程中形成的社会关系也受民法的调整。现有法律法规涵盖不全，已有法规级别低、法律效应差，与社区护理快速发展的需求不适应，对社区卫生服务工作的规范没有上升到法律、法规，没有法律的保障。需要规范的法律出台，规范护士的行为，保障护士的合法权益。为了促进社区卫生服务发展，中共中央、国务院、国家卫生行政主管部门出台了有利于社区卫生服务积极发展的政策文件，目前主要依据有关政策性文件的精神开展社区卫生服务工作。

（二）社区卫生服务相关政策法规的主要内容

1.《中共中央、国务院关于卫生改革与发展的决定》

提出要改革城市卫生服务体系，积极发展社区卫生服务，逐步形成功能合理、方便群众的卫生服务网络。基层卫生机构要以社区、家庭为服务对象，开展疾病预防、常见病与多发病的诊治、医疗与伤残康复、健康教育、计划生育技术服务以及妇女儿童、老年人和残疾人保健等工作。要把社区医疗服务纳入职工医疗保险，建立双向转诊制度。有计划地分流医务人员和组织社会上的医务人员，在居民区开设卫生服务网点、并纳入社区卫生服务体系。

2.《国务院关于发展城市社区卫生服务的指导意见》

完善发展社区卫生服务的指导思想、基本原则和工作目标；将发展社区卫生服务作为深化城市医疗卫生体制改革、有效解决城市居民看病难、看病贵问题的重要措施，作为构建新型城市卫生服务体系的基础，着力推进体制、机制创新，为居民提供安全、有效、便捷、经济的公共卫生服务的基本医疗服务。

（1）发展社区卫生服务的基本原则　①坚持社区卫生服务的公益性质，注重卫生服务的公平、效率和可及性；②坚持政府主导，鼓励社会参与，多渠道发展社区卫生服务；③坚持实行区域卫生规划，立足于调整现有卫生资源、辅以改扩建和新建，健全社区卫生服务网络；④坚持公共卫生和基本医疗并重，中西医并重，防治结合；⑤坚持以地方为主，因地制宜，探索创新，积极推进。

（2）倡导大力推进社区卫生服务体系建设　①坚持公益性质，完善社区卫生服务功能；②坚持政府主导、鼓励社会参与，建立健全社区卫生服务网络；③建立社区卫生服务机构与预防保健机构、医院合理的分工协作关系；④加强社区卫生服务队伍建设；⑤完善社区卫生服务运行机制；⑥加强社区卫生服务的监督管理；⑦发挥中医药和民族医药在社区卫生服务中的优势与作用。

（3）提出社区卫生服务的政策措施　①制订实施社区卫生服务发展规划；②加大对社区卫生服务的经费投入；③发挥社区卫生服务在医疗保障中的作用；④落实有关部门职责，促进社区卫生服务发展，强调加强对社区卫生服务工作的领导。

（三）社区卫生服务的伦理规范

（1）社区卫生服务的一般伦理要求　①热爱社区卫生服务工作；②认真负责，减少差错事故发生；③主动热情，建立和谐医患关系；④不断提高医疗技术水平；⑤勇于创新，探索发展社区卫生服务的有效途径。

（2）社区卫生服务坚持医学伦理学的基本原则　社区护士应遵守护理医学伦理学的基本原则，包括尊重原则、不伤害原则、有利原则和公正原则。这是比彻姆和查瑞斯在20世纪70年代出版的《生物医学伦理原则》一书提出的，现已被医学界广泛接受。在以人为本的健康照顾中坚持尊重与不伤害原则；在以家庭为单位的健康照顾中恪守知情与保密的伦理原则；在连续性综合性的健康照顾中把握审慎与义务的伦理原则。对指导社区护士在临床工作中，无论是作出恰当的临床伦理判断、进行正确的伦理决策，还是充分尊重护理对象的伦理权利及维护双方的利益等方面具有重要指导意义。

（3）社区卫生服务的伦理规范和常见的伦理学问题　社区护理服务有别于医院临床工作，它在工作场所、工作特点、工作内容和工作任务方面有着明显的差异，决定了社区护理实践中互换关系的特殊性。社区护士在护理服务中应做到：①尊重服务对象的人格，在社区护理服务中，社区护士会接触一些特殊的患者，如老年患者，长期患病的慢性病患者，精神疾病患者等；护士应以人道的需求行事，尊重患者，有爱心、耐心、同情心，不能因患者疾病的特殊性损害患者的人格和尊严；②尊重服务对象的权利，社区与医院的特定环境不同，社区护士更要注意尊重服务对象的权利，保障其合法权益不受侵害；社区护士应遵守自己的职业伦理道德规范，尊重保护患者和家庭的隐私权，尊重患者的自主权和知情同意权；③公正对待每一位服务对象，社区护士因需要经常单独进入患者家中，在没有监督的情况下独立为患者提供护理服务，且由于管理个案时间长，对服务对象的家庭背景、社会地位，经济状况等比较了解；护士应培养慎独意识和慎独行为，对每一位服务对象应认真负责、一视同仁、严格按照职业伦理道德规范做好各项工作；④有高度责任感和严格的自律性，高度的责任感体现在居民中，对健康人的亲情安慰，对老年病、慢性病等患者的心灵安抚，对逝者的临终关怀和善后处理。严格的自律性首先表现在收费和物品使用账目清楚；其次始终保持良好的护德；再次是始终保持与中心的联系，及时汇报工作，取得支持和帮助；⑤以社会效益为重，正确把握和合理处理各方面所形成的经济利益关系，才能得到政府有关部门、社区管理部门、社区群众和社区卫生工作者的理解和支持；⑥坚持团结协作精神，做好社区护理，取决于社区群众的密切配合，取决于各部门、各单位、各地区的密切配合和各级领导的支持，更需要社区护士以及其他人员的工作上的密切配合。

社区卫生服务的发展提供基本卫生服务，满足人民群众日益增长的卫生服务需求，是提高人民健康水平的重要保障，是维护社会稳定的重要途径。

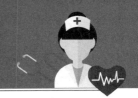

第二章

社区护理概论

　　随着老龄化社会及城镇化步伐的快速发展，人们对社区卫生服务的要求越来越高。社区是人类工作、学习和生活的基本环境，是构成社会的基本单位。社区卫生服务也是促进和维护健康的基本保障。社区卫生服务工作中社区护理发挥着重要作用。社区护士只有在明确社区护理工作特点的基础上，才能做好社区护理服务工作。

第一节 ▍ 社区护理

一、社区护理的概念

　　社区护理起源于公共卫生护理，不同国家和地区使用时名称可能不同，由美国的露丝·依斯曼（Rose Eastman）在20世纪70年代首次提出。1980年，美国护士协会（American Nurses Association，ANA）对社区护理的定义是综合专业护理学与公共卫生学的理论，应用于促进和维持群众健康的一门综合学科。该定义更强调两门学科的综合。

　　我国将社区护理定义为：是将护理学理论和公共卫生学技术相结合，是由有组织的社会力量合作开展的，以健康为中心、社区为范围、家庭为单位、需求为导向，以老年人、儿童、妇女、残疾人、慢性病患者为重点，提供预防、保健、医疗护理、康复、健康教育、计划生育技术指导等全程、全面、综合、连续、便捷的健康护理服务。

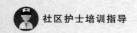

二、社区护理的特点

社区护理是公共卫生体系的重要组成部分，具有护理学、公共卫生学的相关知识和技能，其特点包括以下几点。

1. 以健康为中心

社区护理服务宗旨是提高社区居民的健康水平，以健康为中心开展工作，相对医院护理工作而言，社区护理工作更加注重积极主动的预防，运用公共卫生及护理的专业知识、理论、技术和方法，其服务宗旨以预防保健为主、医疗为辅，为社区所有居民提供健康服务。

2. 强调群体健康

社区护理服务对象包括患者群、高危人群、健康及亚健康人群，同时也包括人群所处的社区环境。通过收集和分析社区内群体的健康问题及其影响因素，明确社区健康诊断，制定社区健康规划，以护理程序为手段，提供健康护理活动。

3. 具有较强的自主性与独立性

社区工作范围广，是由若干社会群体和社会组织组成的一个大集体，其健康又受制于环境、制度、经济、文化教育、生活方式和卫生服务等因素。要塑造健康社区，顺利开展社区护理服务，社区护理人员除了需与医疗保健人员密切合作外，还要与机构的人员合作，更需要充分调动各种社会组织和广大居民的积极性，让全社区广泛参与到维护和促进健康的行动中来。

社区护理人员应依据评估结果，确定健康问题优先顺序、制订健康计划，与临床护理相比需具备较强的独立工作能力和高度的自主性。

4. 提供综合性服务

由于人群健康是受多方面因素影响的，所以，社区护理服务也必须是综合的。需要社区护士从整体性和系统性的观点出发，为社区群体、家庭或个体提供健康护理、预防保健、疾病治疗、康复护理、健康管理和社会支持等方面提供综合性服务。

5. 独立自主性

社区护理工作内容繁杂、对象广泛、地点分散，社区护士需要经常深入单位，走进家庭，独立开展工作，工作中往往需要社区护士独立判断和相应处理。因此，社区护士应具有可及性、连续性、方便性、主动性、政策性、综合性、独立性的特点，以满足社区人群的健康需求。

6. 适宜性

适宜性是指社区护理服务要因地制宜，在提供社区护理服务过程中，与不同领域、不同机构之间进行良好的协调，为社区全体居民提供就近、方便、及时的，能够满足人们需求并负担得起的基本医疗照护。

三、社区护理的工作方式

社区护理工作方式是多样的，主要包括综合性社区护理方式和专科性社区护理工作方式。

1. 综合性社区护理方式

社区护士为社区居民提供综合性护理方式，如疾病预防及管理、健康促进等服务。应用护理程序评估社区潜在的、现存的健康问题，并在此基础上进行诊断、计划、实施及评价。利用该方式可全面掌握该社区健康需求，避免服务的重复提供，节省时间。

2. 专科性社区护理方式

适用于该社区患有某些特殊健康问题的人群，社区护士承担各种不同专科护理服务工作，如长期卧床患者的各项护理与功能锻炼、糖尿病患者的家庭护理、结核病防治、乙肝防治、居家患者的临终关怀等。

四、我国社区护理的发展

我国公共卫生护理的开展始于 1925 年，当时的北京协和医学院为培养医生和护士兼具临床医学、预防医学并重的理念，在课程中开设预防医学。1932 年，成立了中央卫生实验室，培训公共卫生护士，以培养公共卫生护理专业人员，使学生更深入地了解居民生活与疾病预防的关联性。公共卫生课程所涉及的范围包括环境卫生、妇幼卫生、传染病控制、结核病防治、学校卫生、工厂卫生、公共卫生护理等。1945年，北京协和医学院成立了公共卫生护理系，公共卫生概论、心理卫生、健康教育、家庭访视、护理技术等为其开设的课程。

新中国成立之初，由于参加预防保健的护士寥寥无几，基层预防保健工作主要由医生承担。卫生事务所改为各城区卫生局，局内设防疫站、妇幼保健所、结核病防治所等，部分医院开设地段保健科或家庭病床。20世纪70年代以来，各级医院相继开设了各种形式的家庭病床，为慢性病患者及无须住院的患者提供医疗和护理服务。护理服务也随之进入社区和家庭。1983年，全国14个省市20多万人通过家庭病床为患者提供了医护服务。随着社区卫生服务的不断发展和初级卫生保健的不断深入，社区护理工作也越来越受到应有的重视。1995年5月，中华护理学会在北京召开首届全国社区护理学术会议。之后，卫生部于2000年及2002年相继印发了《社区护士岗位培训大纲（试行）》及《社区护理管理指导意见》。《中国护理事业发展纲要（2005—2010）》于2005年明确提出发展社区护理，拓宽护理服务。国家的重视有力地推动了社区护理服务的发展。到2009年，我国社区卫生服务中心（站）有注册护士7.97万人。但是，我国社区护理尚处于发展阶段，其服务内容、服务规模、服务质量及社区护理教育等，都不能很好地满足广大人民群众日益增长的健康需求，社区护理知识、理论及教育有待于进一步提高。

五、社区护理的工作范围

（1）社区的健康教育 社区健康教育是指向社区居民提供有计划、有组织、有评价的健康教育活动，以促进和维护居民健康为目标，提高居民的健康意识，逐步养成健康的行为和生活方式，最终提高整体健康水平。

（2）社区预防性卫生服务 针对疾病防治、环境卫生、学校卫生、职业卫生、饮食卫生等方面提供相应的预防性服务，如居民环境的保护及改善水源、饮食业的卫生管理，最终达到以健康为中心、社区为范围、人群为对象的综合性健康促进与疾病预防服务。

（3）社区保健服务　社区保健服务是为社区重点人群提供有针对性的保健指导服务，如定期体检、家庭访视等机会。其重点人群是老年人、妇女、儿童。

（4）院前急救护理　患者的生命安危与院前及现场的有效急救护理密切相关。利用专业急救的知识和技能提高社区现场的救治成功率。社区护士通过开展健康教育，普及急救知识，提高社区居民自救互救的能力和水平。

（5）社区急、重症患者的转诊服务　由于社区卫生服务机构工作人员技术条件以及医疗器械设备的限制，急、重症患者应立即转入上级医疗机构，进行全面、及时、有效的诊治，待病情好转后再转回社区卫生服务机构，进行下一步治疗，康复护理。

（6）社区慢性病患者的管理　社区慢性病患者的管理是指向社区所有的慢性疾病，如高血压、糖尿病等，以及为精神疾病与传染病提供相应的护理及管理服务，减少疾病复发，改善健康状况，提高生活质量。

（7）社区康复服务　向社区内因急慢性疾病、残疾所致的身心功能障碍者提供康复护理服务，帮助他们恢复功能、改善健康状况。

（8）社区临终服务　向社区的临终患者以及家属提供他们所需要的服务，如从生理、心里及社会各方面的身心服务，以帮助患者帮助患者提高生存质量，走完人生中最后一步，同时尽量减少对家庭其他成员的影响。

第二节 ▌ 社区护理程序

一、社区护理评估

社区护理程序第一步是社区护理评估，是护士有目的、有计划、系统地收集、整理和分析社区人群与健康有关的资料。社区护理评估评估的对象应包括个人、家庭及社区本身，并通过资料的整理、核实、记录，发现主要健康问题及其影响因素的过程，为下一

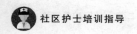

步确定护理诊断提供依据。

（一）社区护理评估内容

1. 社区环境

（1）地域与位置　首先要评估社区位置、区域范围、面积大小，还要明确是繁华城市还是偏远地区，有无对社区居民生活产生危害，以及社区与整个大环境的关系如何。

（2）环境与气候　社区是否发生过自然灾害；水质的安全性及是否满足社区居民的需要；社区的温湿度如何；环境对社区居民健康有无影响等。

（3）人文环境　是指社区住宅和建筑设施特点、绿化面积、交通情况、各种生活设施的分布、安全设施等。

2. 社区人群

（1）社区人群的状况　包括社区人口状况和人群健康水平。人口构成（如性别、年龄、民族、文化程度、婚姻状况、职业等），人口数量的多少和密度的高低，直接影响社区所需的卫生保健资源及其分配情况。

（2）社区人群的健康状况　可配合社区人口状况指标，评估不同特征人群的健康水平。包括居民的平均寿命，主要健康问题、患病率、死亡率与死亡原因等都可以反应居民身体素质与整体健康水平，而出生率、死亡率是社区健康状况的指标。

（3）社区人群的动态变化　包括人口流动速度和状态，增减状况及趋势，人口就业与失业的比例等，人口的增减会影响社区卫生保健需要。

3. 支持系统

包括社会政治、经济、文化发展水平，社会维稳程度，社会资源政府对社区的有关政策和支持程度，社区服务机构或组织的数量和分布、服务范围、服务费用和时间等。

（二）社区护理评估的方法

社区评估首先要收集资料，然后通过专业的判断和分析，及时、客观、恰当地整理资料，为下一步护理诊断提供客观依据。收集资料的方法有 4 种：实地考察、文献研究、问卷调查、社区讨论。

1. 实地考察

观察法是有目的参与社区活动，指社区护士深入社区，有意识了解社区及其居民的健康状况与行为的方法，通过自己的感官和实际体检了解社区的真实情况，可获得社区居民及环境的第一手资料。

2. 文献研究

查阅相关文献，如国家正式的人口普查资料、统计年鉴、统计报表、居民档案、户口资料、社区医院相关记录等。通过查阅文献，社区护士可以在短时间内获得大量信息，收集资料范围越大越广，文献越具有普遍性。

3. 问卷调查

社区护士针对某个专题内容，通过问卷方式进行调查，事先设计好问卷，注意问卷的效度和信度。可以采用以电话、网络等方法发放问卷，但回收率低，并容易出现问题回答不完全的现象，从而影响资料的完整性；也可以在社区内以抽样调查方法发放，进行面对面的问卷调查，这种问卷形式回收率高，问卷完整性高，但要求对调查员进行相关知识培训。

4. 社区讨论

社区护士把居民集中起来共同讨论，以访问、座谈、讨论会等形式向社区各层次人员了解社区情况，这是获得社区相应资料的一种定性研究方法。让参与讨论的居民各自发表意见和建议，通过讨论，社区护士可以了解社区情况，发现社区主要问题和需求等。

二、社区护理诊断

社区护理问题是护理程序的第二步，通过整理和分析社区评估获得原始资料，对社区健康问题及其影响因素做出的判断，从而做出护理问题。

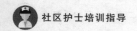

（一）分析资料

1. 核实

社区护士核实所收集的资料，确保资料的真实、准确性，能够全面反映社区情况。

2. 比较分类

将社区获得的资料与其他有关统计资料进行对比，一般来说，定量资料采用统计学处理并进行相关比较；定性资料根据问题出现频率确定问题的严重程度，进行分类处理。

3. 假设问题

归纳收集资料先提出有关或可能性健康问题的陈述，摒弃与社区问题不相符的资料，作为进一步确定健康问题的思考方向和基础。

（二）确定社区护理问题的组成

1. 分类

社区护理问题包括社区卫生服务设施、疾病和健康问题发生率、身体和情感上的危险问题、健康需要等方面，我国护理诊断的分类，常用以下 4 种。

① 现存的指护理对象已经存在的健康问题。如"体温过高""疼痛""知识缺乏""语言沟通障碍"等。

② 潜在的指危险因素存在，如不及时处理，就一定会发生健康问题。如"有皮肤受损的危险""有照顾者角色障碍的危险""有感染的危险"等。

③ 可能的指可疑因素存在，但对健康问题的发生缺乏证据，需进一步排除或确认。如"有腹泻的可能""有休克的可能""营养失调的可能"等。

④ 健康的指家庭、个人和社区从特定的健康水平向更高的健康水平发展的护理诊断。如"母乳喂养有效""执行治疗方案有效"等。

2. 社区护理问题的陈述

社区护理诊断可采用北美护理诊断协会（NANDA）提出并制定了护理诊断。陈述方式也采取护理诊断的陈述方式，采用 PES 三要素来表述——P（problem）指健康问题；S（symptom）指相关症状、体征；E（etiology）指相关因素。

3. 注意事项

① 在陈述护理问题时要使用专业术语，使用服务对象、家庭、群体或社区等语，而不用"患者"。

② 社区护理问题不是把焦点局限在某个问题上，而是把社区作为整体系统来考虑健康水平。

③ 社区护理问题应以现在取得的各项资料为依据。

三、社区护理计划

制定社区护理计划是社区护士确定社区健康问题及其影响因素，做出正确的社区护理诊断，并制定社区健康计划及如何解决社区护理问题的方案，它是社区护理程序的中心环节。包括确定社区护理问题优先顺序、制定计划目标、选择护理措施。

（一）确定社区护理问题的优先顺序

根据社区健康问题的轻重缓急程度，将护理问题分为 3 类。

① 需要紧急解决的问题，如意外伤害大出血。

② 一般需要解决的问题，如慢性病服务对象的生活饮食指导、健康宣教。

③ 需要长期解决的问题，如肢体残障者的肢体康复。

（二）制定计划目标

1. 社区护理目标的类型

社区护理目标是针对已确定的需优先解决的社区护理问题采用各种护理措施后希望达到的结果。包括总体目标和具体行为目标。

① 总体目标是社区护理计划实施后达到的理想结果，目标没

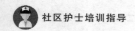

有具体数字，不能测量，如居民的保健意识等，比较宏观和抽象。

②具体行为目标是为达到总体目标所采取的一系列具体目标，它更加具体、明确且可测量。行为目标由多个具体目标组成，如脑卒中康复期患者的护理目标为1个月可以自行行走50m，能说出简单的语言。

2. 注意事项

①目标应体现持续性、连续性。

②目标陈述要清楚、具体、有时间性。

③要切实可行，是社区护士可以解决的社区健康问题。

④行为目标须可测量。

（三）选择护理措施

在确定社区护理计划目标的基础上，依据具体目标的方案，选择恰当的护理措施。常用的护理措施包括：健康教育、制定方案、筛查、设置健康机构。

四、社区护理实施

社区护理计划的实施是社区护士按照社区护理计划，具体落实护理措施，按预期目标实际解决社区健康问题的过程。

（一）准备

社区护士再次评估社区健康问题，熟悉计划的详细内容，明确社区各种可利用的资源，社区护士还要做好宣传和动员工作，争取各级领导的支持，做好沟通，使服务对象知情同意，积极配合，最后要提前准备好计划实施过程中需要的各种仪器设备和易耗品，确保正常使用。

（二）执行

执行是指社区护士组织有关人员，落实措施的过程。如落实健康教育计划、免疫接种、家庭访视、执行全科医生医嘱等。执行时要根据实际情况不断调整社区护理计划，使其最终达到社区护理目标。

（三）记录

记录的内容包括护理措施的执行情况，如护理服务时间、内容、服务效果和服务对象的反应等。记录的方法可以用文字、表格、流程图、符号等；记录时要注意客观性、真实性、及时性、准确性。

五、社区护理评价

社区护理评价是护理程序的最后一步，根据已制订的社区护理目标，对所提供的社区护理服务进行对比、总结和修改的过程，是总结经验、吸取教训、改进工作的系统化措施。在实际社区工作中，需要解决的健康问题是不断出现的，可采用调查法、观察法、分析法、交谈法、标准检查等方法进行评价。分为过程评价和效果评价。

（一）过程评价

过程评价贯穿于护理程序的整个过程中，自护理活动开始便不断收集反馈信息，评价各步骤的情况，如评价社区护理评估和诊断是否准确，目标是否明确，计划是否科学合理，措施是否得当，是否按计划正常实施，时间安排是否合理，记录是否及时、完整、准确等，以确保护理质量。

（二）效果评价

效果评价是护理计划实施后达到预期目标的程度，将结果与预期目标做比较，判断目标是完全达到、部分达到，还是未达到。如果目标完全达到，说明护理措施有效；如果目标部分达到或未达到，需进行分析，调整护理计划，或重新实施新一轮的护理程序。效果评价可分为近期、中期和远期效果评价。评价的结果决定护理措施是否可以继续，还是需要修改或终止。

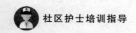

第三节 ▮ 社区护士

一、社区护士的基本条件

根据国家 2002 年颁布的《社区护理管理的指导意见（试行）》规定，社区护士的任职条件为：

① 具有国家认证并已注册护士执业资格。

② 参加并通过地（市）以上卫生行政部门规定的社区护士岗位培训。

③ 应具有在医疗机构从事临床护理 5 年以上的工作经验。

二、社区护士的角色

社区护理服务的性质和内容决定了社区护士角色的多样性，在不同场合、不同情况、不同时间，社区护士必须扮演好以下各种角色。

1. 照顾者

照顾者是社区护士最基本的角色，为社区居民提供护理照顾是社区护理服务最基本的工作内容。社区护士要为有需要的人群提供各种护理照顾，需具备护理学与公共卫生学的知识和技能，如为患者静脉输液、注射、导尿、灌肠、测量生命体征、实施临终关怀等。

2. 教育者

健康教育是社区护理服务的重要工作内容，社区护士与社区居民接触最多，有针对性的积极开展各种形式的健康教育，如专题讲座、座谈会、发放相关资料等。

3. 咨询者

社区护士根据居民的不同需求，广泛开展各种咨询活动，唤醒和提高居民的健康意识，树立正确的健康观，养成良好的生活习惯，发动广大居民积极主动地参与到维护自身健康行动中来。

4. 健康代言人

社区护士需了解国内外的相关政策和法规，做好社区护理评估，及时发现威胁居民健康的各种问题，如水源污染、空气污染、噪声污染等，并积极采取措施或呼吁上报有关部门予以解决，从而保障社区人群的健康。

5. 协调者与合作者

社区护士最了解社区居民的社会文化背景、身体和心理状态、生活行为方式、个体与群体的健康需求等，因此，社区护士要与其他卫生保健人员、教师、居委会、各行政管理部门等密切合作，共同促进和维护社区人群健康。

6. 组织者和管理者

社区护士的组织者和管理者角色体现在诸多工作中，社区护士是个案管理者，要协助制定个案计划和选择适宜的健康服务，是社区健康档案的建立和管理者，是社区健康教育和健康促进活动的规划者，是慢性病的社区管理者、社区重点人群的健康管理者、社区卫生信息的收集和管理者。

7. 研究者

社区护士不仅要向社区居民提供各种护理服务，同时还要有敏锐的观察能力，以便及时发现社区内现存或潜在的健康问题及其影响因素。同时积极主动地参与或领导相关护理科学研究，并将自己的研究成果应用到社区护理实践中去。

三、社区护士的职责

2002 年 1 月印发的《社区护理管理的指导意见（试行）》明确规定社区护士的职责。

① 参与社区护理诊断工作，负责辖区内人群护理信息的收集、整理及统计分析，了解社区人群健康状况及分布情况，注意发现社区人群的健康问题和影响因素，参与对影响人群健康不良因素的监测工作。

② 参与对社区人群的健康教育与咨询行为干预和筛查、建立

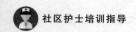

健康档案高危人群监测和规范管理工作。

③ 参与对社区传染病预防与控制工作，参与预防传染病的知识培训，提供一般消毒、隔离技术等护理技术指导与咨询。

④ 参与完成社区儿童计划免疫任务。

⑤ 参与社区康复、精神卫生、慢性病防治与管理、营养指导工作。重点对老年患者、慢性患者、残疾人、婴幼儿、围生期妇女提供康复及护理服务。

⑥ 承担诊断明确的居家患者的访视、护理工作，提供基础或专科护理服务，配合医生进行病情观察与治疗，为患者与家属提供健康教育护理指导和咨询服务。

⑦ 承担就诊患者的护理工作。

⑧ 为临终患者提供临终关怀护理服务。

⑨ 参与计划生育技术服务的宣传教育与咨询。

四、社区护士礼仪

（一）护士的仪表和举止

随着系统化整体护理在临床实践中的应用和发展，要求护理人员除拥有丰富的专业理论知识和熟练的操作技能外，还应具有良好的仪容仪表及专业形象。南丁格尔曾说过："护理是一门最精美的艺术"。护士在与患者交流中，其仪表、眼神、举止、言语，甚至沉默，都需要注意技巧。护士高雅大方的仪表，端庄稳重的仪容，和蔼可亲的态度，训练有素的举止，构成护士的外在美和内在修养。因此，护士应重视自己的仪表举止，加强文化道德修养，培养高尚的审美观，使自身形象日趋完善。

1. 护士的仪表仪容

护士的仪表应整洁简约，端庄大方，不戴任何影响护理操作的饰物，不化浓妆，护士应该淡妆上岗：护士由于职业的关系，化妆后应有一种"清水出芙蓉"的效果。恰当的表情也是护士容貌美的一个组成部分，一般来说，护士应该提供微笑服务，这种笑是发自内心。让会讲话的眼睛里流露出更诚挚的笑意。保持嘴角略微上翘，露出上面正中的 6 颗牙齿，给人以亲切、端庄、纯洁、文明的印象。

整洁合体的护士服是护士职业的象征，服装的统一是医院窗口的形象表现，要保持洁净平整，衣服领口、袖口及裙边不能外露，白色裤脚不宜过长、不卷裤脚，胸牌、护士表佩戴整齐，位置合适，口袋内不放任何杂物。头发要保持自然色，整齐清爽。短发前不遮眉、不宜过多，后不过衣领，侧不掩耳；长发要梳理整齐并盘于脑后，不佩戴怪异的头饰，以体现对职业的热情和对患者的尊重。燕式帽应整洁无皱褶，用发卡固定于头顶，位置适当，燕式帽是护士职业的标志。手部保持整洁，不留长指甲，不涂指甲油，不戴戒指；护士鞋与护士袜以白色或乳白色软底平跟或小坡跟为宜。

2. 护士的举止

护士的站姿、坐姿、行姿保持最佳生理姿势，它不仅反映一个人的素质教育，也展示一个人才华和修养的外在形象。因此，护士的日常举止和行为要符合人体力学原则，加强规范和要求。

（1）站姿 护士的站姿应头正颈直，双眼平视，嘴唇微闭，面带微笑，下颌微收。挺胸收腹、展肩、提臀、立腰，双肩放松，稍向下压，躯干挺直，身体重心在两腿中间，防止重心偏移；双肩自然下垂于身体两侧，双腿直立，保持身体正直；膝和脚后跟要靠紧，脚尖距离 10～15cm，脚跟距离 3～5cm。右手四指在上，握左手食指。平时采用自然站姿，双手自然垂于身体两侧，切忌抬头傲视，身体摇晃，一手或双手掐腰。

（2）坐姿 应优雅端庄，左进左出，从椅子后面走到椅子前面分五步，上半身挺直、两肩放松，下颌内收，颈直，腰立，使背部和臀部成一直角，双膝并拢，两手自然放于双膝或椅子扶手上，亦可双手叠握置于一侧大腿上或两手相握置于两腿上方中部。穿裙入座时，双手双腿同时向右平行 45°，缓缓落座，臀部占椅面的前 1/3，切忌跷二郎腿，穿拖鞋。

（3）行姿 在站立姿势的基础上，护士行走时应精神饱满，收腹立腰，步态轻快、稳健，两臂自然前后摆动 30° 左右，双脚落地在一条直线，不要扭动臀部。昂首挺胸，双目平视，下颌微收，面

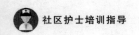

容平和自然，身体重心居中。切忌走路时东摇西晃、勾肩搭背、嬉笑打闹等，注意行姿的端庄、自然。要求抬足有力，柔步无声。

（4）蹲姿　要求侧身蹲下，右脚后退半步，左手向后抚衣裙，缓缓下蹲，挺胸收腹，两腿靠紧下蹲，左脚全脚掌着地，小腿基本垂直于地面，右脚脚跟抬起，脚掌着地，臀部向下。注意不面对他人蹲下，也不要背对他人蹲下。

（5）持治疗盘　护士端盘的时候，以手托治疗盘底部，应用双手拇指和食指掌住盘的两侧，其余三指分开托于盘的底部，拇指不可跨越盘内，肘关节呈 90°，贴近躯干，盘与身体距离相距 2～3cm。需要开门时不要用脚踹门，可用后背开门。

（6）持病历夹　左手握病历夹右缘上段 6cm 处，夹在肘关节与腰部之间，病历夹前缘略上翘，右手自然下垂或摆动。

（二）护士的语言行为

语言反映一个人的文化素质和精神风貌，护士的语言也是护士素质的外在表现。人与人交往之间约有 35％运用语言沟通技巧，因为它能清楚且迅速地将信息传递给对方。护士对患者真诚相助的态度和彼此能懂的言语是有效沟通的重点。护士应评估患者的文化教育程度，以便选择合适有效的语言表达。护士语言的基本要求如下。

（1）语言的规范性　语言要清晰、温和，措辞要准确、达意，语调要适中，交代护理意图要简洁、通俗、易懂。

（2）语言的保密性　护士必须尊重患者的隐私权，如对生理缺陷、传染病、性病等保密。

（3）语言的情感性　良好的语言能给患者带来精神上的安慰。

（三）护士的非语言行为

人的非语言行为是一种符号，能传递一定的信息，能为处于特定文化的人们所理解与接受。人与人之间的交往，约有 65％是非语言沟通技巧，如倾听、皮肤接触、面部表情和沉默等，所以，护士在与患者交流中，应恰到好处地应用非语言行为，以弥补在某些状态下语言交流的不足。

（1）倾听　善于听他人讲话，要注意观察对方讲话声音、语调、流畅程度、语言的选择、面部表情、身体姿势及动作，尽量理解他想表达的内在含义。在倾听过程中，要全神贯注、集中精力、注意听讲、用心倾听。谈话时，要注意保持眼神的接触，使用能表达信息的举动，如点头、微笑等。认真倾听是护士对患者关注和尊重的表现，有助于护患间形成良好的关系。

（2）面部表情　面部表情是世界通用语言，不同文化或国家对面部表情的解释具有高度的一致性，人类的各种情感都能非常灵敏地通过面部表情反映出来护士的微笑，应展现真诚、亲切、关心、爱心、同情和理解，要有情感交流。护士真诚、亲切的微笑对患者的精神安慰胜过良药。

（3）专业性皮肤接触　皮肤接触的作用与精神、神经系统有关，如经常为卧床患者按摩、翻身、擦身等，不仅可使患者感到舒适、放松，促进血液循环、预防压疮，根据临床观察，皮肤接触还可治疗和预防婴儿某些疾病，特别是怀抱婴儿，这种特殊需要不能仅用食物满足来代替。

（4）沉默　沟通中利用语言技巧固然重要，但并不是唯一的可以帮助人的方法。在适当的时候，护士用沉默的态度表示关心，也是尊重对方的愿望的方式，很有效。可以表达护士对患者的同情与支持，起到此时无声胜有声的作用。尤其是在对方有焦虑或谈起伤心事时，若能保持一段时间的沉默，会给患者传递护士更多的关爱、体贴、理解和同情，从而获得更坚定的战胜疾病的信心。

五、社区护士应具备的能力

社区护理的工作范围广泛，社区护士不仅要具备一般护士所应具备的护理能力，还特别需要具备以下能力。

（1）综合护理能力　社区护士在工作中将面对多种多样患者和残障者，就难免会用到内科、外科、精神科、妇产科、儿科、中医科以及老年和康复等方面的护理技能。因此，社区护士必须熟练掌握各项专科护理技能，成为具有综合能力的护士，才能满足社区人群的需求。

（2）人际交往和沟通能力　社区护理工作既需要合作者的支持与协助，又需要护理对象的理解和配合。面对这些不同年龄、家庭、生活习惯、文化及社会背景的合作者和护理对象，社区护士要与他们密切合作，必须具有社会学、心理学及人际沟通技巧方面的知识，才能更好地开展工作。

（3）独立判断、解决问题能力　独立判断和解决问题的能力对于社区护士是非常重要的必备能力，社区护士在很多情况下需要独立地进行各种护理操作，运用护理程序，开展健康教育，进行咨询或指导工作，不可以得到其他医务人员的帮助，这就要求社区护士具备较高的独立判断、综合分析、解决问题和应变的能力。

（4）预见能力　主要应用于预防性的服务，社区护士有责任向社区居民提供预防性指导和服务，这项服务是重要内容。对于患者或残疾人家庭，社区护士应能够预见到疾病和残疾将给家庭带来的直接与间接影响，对于健康人群，也足够具备发现潜在的健康问题能力，以便早期采取预防措施，有助于避免或减少问题的发生。

（5）组织、管理能力　社区护士既要向社区居民提供直接的护理服务，还要调动社区的一切积极因素，充分利用社区的各种资源开展各种形式的健康促进活动，如学习防病治病和保健知识。也需要有较强的组织管理能力，有时，社区护士还要负责卫生信息、人员、药品、物资的管理和安排。

（6）自我防护能力　社区护士的自我防护能力主要包括法律的自我防护和人身的自我防护两大方面。社区护士常在非医疗机构场所为护理对象提供有风险的医疗护理服务，需要走街串巷走进家庭，首先应加强法律意识，不仅要完整、准确记录患者病情，还要在提供一些医疗护理服务前与患者及其家属签订有关告知协议书，以作为法律依据，同时还要有较强的自我人身安全防护意识，应避免携带贵重物品。

（7）信息处理和科研创新能力　社区护士肩负着两大重任，即发展社区护理和完善护理学科，应具备收集与处理信息的基本能力，如应用统计学知识处理和分析资料的能力、协助社区进行健康相关研究的能力。社区护士在不断增强理论知识、提高业务水平的同时，能独立或与他人共同进行研究社区护理科研活动。

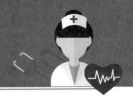

第三章

社区护理中流行病调查方法及其统计指标

　　流行病学是医学研究中常用的一种方法学，在各个领域中有着极其重要的作用。社区护理的对象是社区人群，在社区护理工作中，为了解社区居民疾病或健康状况的分布，需要应用流行病学方法对社区居民的疾病或健康状况进行调查和分析，并通过社区诊断的方法确定社区居民的群体健康问题及卫生保健需求，拟订社区保健计划，动用社区内的资源，通过社区卫生保健工作预防疾病，促进社区居民的健康。因此，运用流行病学知识，可以更好地实现社区护理的目的，提高社区护理的工作质量。

第一节 ▌ 社区护理中流行病调查方法

一、流行病学概述

（一）流行病学概念

　　流行病学是研究人群中疾病、健康状况的分布及其影响分布的因素，并研究预防控制疾病及促进健康的策略和措施的科学，是一门研究人群健康状态、疾病分布及其决定因素，并应用研究结果以控制健康问题的学科。

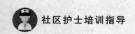

上述定义基本内涵有 4 点：

① 对象是人群，是研究所关注的具有某种特征的人群，而非某个个体。

② 内容不仅包括疾病，还包括伤害、健康状态及其他相关的卫生事件。

③ 以观察疾病和健康状态的分布现象为出发点，重点是研究疾病和健康的影响因素。

④ 根本目的是为了预防、控制和消灭疾病及增进健康提供科学的策略与措施。

（二）流行病学在社区护理中的应用

① 研究疾病的病因和流行因素，在社区人群中筛查，发现其高危人群，做好疾病的"三早"预防，即早发现、早诊断、早治疗。

② 研究疾病的自然史和预后，为疾病的三级预防提供依据。

③ 进行合理的社区护理诊断，提出社区卫生服务工作的重点，确定社区人群的主要健康问题和健康需求，为制定社区卫生服务计划提供依据。

④ 制定疾病控制的策略和公共政策。

⑤ 评价疾病防治措施和卫生服务的效果，有助于寻求利于提高社区居民健康水平的干预措施。

二、流行病发生的要素与分布

（一）疾病发生的要素

疾病的发生由病原、宿主和环境三个要素决定的。三个要素之间相互依存、相互制约，维持着动态平衡。当这种平衡被破坏时，疾病就会发生。

1. 病原

即致病因子，是导致疾病发生的直接病因。包括生物性、物理性、化学性的各种致病因素。

（1）生物性致病因子 包括微生物、寄生虫、有害动植物三大类，主要引起各种感染和中毒性疾病。

（2）物理性致病因子 声、光、热、振动及电辐射等物理因子超过正常的数量或强度时，可引起疾病。

（3）化学性致病因子 经环境污染或经农药、医药、食品添加剂、化妆品等化学物质，可危害人体健康，引起各种急慢性中毒或远期危害，在一定条件下均可致病。

2. 宿主

是指受病原直接或间接作用的人体。宿主有多种特征与疾病有关，如遗传因素、生理因素、心理因素、行为生活方式等。

（1）遗传因素 遗传因素与疾病的发生存在着密切关系。遗传性疾病不限于单基因遗传病，如血友病、苯丙酮尿症等；还有多基因遗传病，如糖尿病、高血压、恶性肿瘤等，都有明显的家族聚集性。

（2）生理因素 性别、年龄、营养状况、免疫状况等各种生理特征，对疾病的发生发展都存在着重要作用。如婴幼儿易高发急性传染病，女性易高发胆囊炎、胆石症等胆道系统疾病。中、老年人易高发心脑血管疾病、恶性肿瘤、糖尿病等慢性非传染性疾病。

（3）心理因素 如情绪、性格等心理特征与某些疾病的发生有关。如 A 型性格特征者易患冠心病、而 C 型性格特征者易患癌症等。

（4）行为生活方式 人们的行为生活方式与多种疾病的发生有着密切关联。有的对健康有利，如生活有规律、适当的运动等；有的对健康不利，如酗酒、吸烟等。

3. 环境

人类的环境主要指自然环境和社会环境，宿主和病原都处于环境之中，对疾病的发生和发展具有重要影响。

（二）疾病的分布

疾病与健康分布是流行病学研究的起点和基础。疾病的分布是

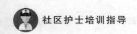

指通过观察疾病在人群中的发生、发展和消退，描述疾病在不同时间、不同地区和不同人群中的频率与分布的现象，在流行病学中称为疾病的"三间分布"。

1. 疾病的流行强度

指某种疾病在一定时间内，某人群中发病数量的变化及其病例间的联系程度。表示方法为散发、暴发、流行、大流行等。

（1）散发　指某病在一定地区的发病率呈历年的一般水平，各病例间在发病时间和地点方面无明显联系，表现为散在发生。该病在当地常年流行或因预防接种的结果使人群维持一定的免疫水平，而出现散发。发生散发的疾病主要有：以隐性感染为主的疾病，如脊髓灰质炎、乙型脑炎等；传播机制不容易实现的传染病；长潜伏期传染病，如麻风。

（2）暴发　指在一个局部地区或集体单位人群中，短时间内突然有很多相同或相似患者出现。这些人多有相同的传染源和传播途径。大部分患者能同时出现在该病的最长潜伏期内。容易发生暴发的疾病主要是急性传染病和急性中毒性疾病。

（3）流行　指某病在某地区发病率显著超过该病历年的（散发）发病率水平。流行与散发是相对的流行强度指标，只能用于同一地区、不同时间同一疾病历年发病率之间的比较。

（4）大流行　指有时疾病迅速蔓延，可跨越省界、国界或洲界时，其发病率水平超过该地一定历史条件下的流行水平时，称大流行。

2. 疾病分布的形式

（1）人群分布特征　与疾病有关的一些人群特征可成为疾病的危险因素，这些信息包括性别、年龄、民族、宗教信仰、职业、婚姻、家庭、流动人口等。不同疾病在某一属性上有其分布特点。

① 性别。一些疾病发病率、患病率或死亡率在男女性别上也存在差异。

② 年龄。年龄与疾病的关系比与人群其他特征的联系更强。多数疾病的发病率与死亡率均与年龄变量有关。有些疾病几乎特异地发生在一个特殊的 年龄组。慢性病随年龄增长发病率有增长趋

势，某些急性传染病随年龄增长发病率有降低的趋势。

③ 民族。不同民族和种族间疾病的发病率、死亡率有明显差异。这与不同民族和种族的遗传因素不同，社会经济状况不同，风俗习惯、生活习惯和饮食习惯不同，医疗卫生质量和水平不同，居住点的地理环境、自然条件及社会条件不同有关。

④ 宗教信仰。宗教对社会生活方式产生影响。与民族生活条件、居住环境、饮食卫生习惯、风俗习惯及心理状态等有关，从而导致疾病的发生存在差异。

⑤ 职业。职业中暴露于不同的物理因素、化学因素、生物因素及职业性的精神紧张均可导致疾病分布的不同。

⑥ 婚姻。婚姻状况对人的健康有很大影响，对女性健康有明显影响。近亲婚配影响疾病在人群中的分布。因为近亲婚配增加基因纯合率，从而增加隐性遗传性疾病的发生概率。

⑦ 家庭。家庭成员中因数量、年龄、性别、免疫水平、文化水平、风俗习惯、嗜好不同对疾病分布频率也会产生影响。

⑧ 流动人口。流动人口对疾病的暴发流行起到加剧的作用，是传染病暴发流行的高危人群，是疫区与非疫区间传染病的传播纽带，促进某些传染病的传播，为疾病防治提出一个亟待解决的新问题。

（2）时间分布特征　研究疾病的时间分布和变化，有助于探索病因，并判断流行因素，预测疾病的发展和评价防治措施的效果。疾病的时间分布特征包括：

① 短期波动。亦称时点流行或爆发，其含义与暴发相近，而区别在于短期波动常用于较大数量的人群，而暴发常用于少量人群。短期波动或暴发系因为人群中大多数人在短时间内接触或暴露于同一种致病因素所致。

② 季节性。疾病每年在一定季节内呈现发病率升高的现象称季节性。多数传染病在季节性上的表现特点为：a. 严格的季节性，某疾病发病只集中在一年中的某几个月内，其余月份则没有病例发生。多见于虫媒传播的传染病。b. 季节性升高，一年四季均可发病，但仅在一定月份发病率升高，如呼吸道传染病冬春季节高发，

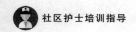

而肠道传染病夏秋季节高发。

③ 周期性。指疾病发生频率经过一个相当规律的时间间隔，呈现规律性变动的现象。由于有效预防措施的存在，有些传染病的周期性规律发生改变。

④ 长期趋势（长期变异，长期变动）。对疾病动态的连续数年乃至数十年的观察，在这个长时间内观察探讨疾病的临床表现、发病率、死亡率的变化或它们同时发生的变化情况。长期趋势在传染病中可观察到，非传染病中也可观察到。

（3）地区分布特征　疾病的发生受人们居住地区的自然环境和社会环境影响。不同地区疾病的分布不同，与周围的环境条件有关，它反映出致病因子在这些地区作用的差别。根本的原因是致病危险因素的分布和致病条件不同所造成的。了解疾病的不同地区分布有助于为探讨病因提供线索及拟订防治策略，以便能有效地防治与消灭疾病。

① 疾病在国家间与国家内的分布。有些疾病只发生于世界某些地区，有些疾病虽在全世界均可发生，但其分布不一，且各有其特点，有些非传染病世界各地可见，但发病和死亡情况不一。

② 疾病的城乡分布。城市与农村由于生活条件、卫生状况、人口密度、交通条件、工业水平、动植物的分布等情况不同，所以疾病的分布也出现差异，这种差异就是由各自的特点所决定。

③ 疾病的地区聚集性。患病或死亡频率高于周围地区或高于平时的情况。对探讨病因或采取相应预防策略具有重要意义。

④ 地方性疾病。也称地方病，指局限于某些特定地区内相对稳定并经常发生的疾病。某些疾病常存在于某一地区或某一人群，不需要从外地输入。其病因存在于发病地区的水、土、食物中。

（4）疾病的时间地区、人群分布的综合描述　通常在疾病流行病学研究和实践中，常常需要综合地进行描述、分析其在人群、地区和时间的分布情况，只有这样才能全面获取有关病因线索和流行因素的资料。

移民流行病学是这种综合描述的一个典型。对移民人群的疾病分布进行研究，以探讨病因。通过观察疾病在移民、移民国当地居民及原居地人群间的发病率、死亡率的差异，并从其差异中探讨病因线索，区分遗传因素或环境因素作用的大小。对移民疾病分布特征的研究，不仅是时间、地区和人群三者的结合研究，而且也是对自然因素、社会因素的全面探讨。

三、流行病学方法

流行病学方法分类的方式有多种，但目前更多地倾向于根据研究设计特点来分类。

（一）描述性研究

描述性研究又称描述性流行病学，它是对与研究问题有关的历史资料或者特殊调查所获的资料按事件发生的时间、地点、人群进行整理分析从而提示疾病或死亡的发生频率及其变动趋势。描述性研究虽然不涉及深奥的流行病学理论与方法，但它实际上广泛地适于多种疾病或健康问题的各方面的流行病学研究。

现况研究又称横断面研究或患病率研究，是描述性研究中应用最为广泛的一种方法。它是在某一人群中，应用普查或抽样调查的方法收集特定时间内、特定人群中疾病、健康状况及有关因素的资料，并对资料的分布状况、疾病与因素的关系加以描述。现况研究的目的是：①描述疾病或健康状况的三间分布情况。②提供疾病病因研究的线索。③确定高危人群，为疾病的防制提供依据。④评价疾病监测、预防接种等防治措施的效果。

现况研究的类型包括普查、抽样调查、筛检。

（1）普查 指在特定时间对特定范围内人群中的每一成员进行的调查。普查分为以了解人群中某病的患病率、健康状况等为目的的普查和以早期发现患者为目的的筛检。

（2）抽样调查

① 抽样调查概念。按一定的比例从总体中随机抽取有代表性的一部分人（样本）进行调查，以样本统计量估计总体参数，称为抽样调查。样本代表性是抽样调查能否成功的关键所在，而随机化

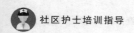

抽样和样本含量足够大是保证样本代表性的两个基本原则。

② 抽样方法。有单纯随机抽样、系统抽样、分层抽样、整群抽样、多级抽样等。

③ 样本含量的估计。抽样研究中，样本所包含的研究对象的数量称为样本含量。样本含量适当是抽样调查的基本原则。样本含量适当是指将样本的随机误差控制在允许范围之内时所需的最小样本含量。样本含量计算方法包括分类变量资料样本含量的估计方法和数值变量资料样本含量的估计方法。

（3）筛检 是运用简单快捷的实验检查或其他手段，从表面健康的人群中发现那些未被识别的可疑患者或有缺陷者。筛检试验不是诊断试验，仅是一个初步检查，对筛检试验阳性和可疑阳性者，需进行确诊检查，确诊后进行治疗。

（二）分析性研究

分析性研究是在所选择的研究人群中收集相关资料，通过对比分析，以验证所提出的病因（或流行假设）假设。包括病例对照研究和队列研究两种方法，目的都是检验病因假设。估计危险因素的作用程度。

（1）病例对照研究 又称为回顾性研究，是选择患有和未患有某特定疾病的人群分别作为病例组和对照组，调查各组人群过去暴露于某种或某些可疑危险因素的比例或水平，通过比较各组之间暴露比例或水平的差异，判断暴露因素是否与研究的疾病有关联及其关联程度大小的一种观察性研究方法。

（2）队列研究 是将一个范围明确的人群按是否暴露于某可疑因素或暴露程度分为不同的亚组，追踪各组的结局并比较其差异。从而判定暴露因素与结局之间有无关联及关联程度大小的一种观察性研究方法。

（三）实验性研究

实验性研究又称流行病学实验是指在研究者控制下，对人群施加某种因素或干预措施或消除某种因素，以观察对发生疾病或者健康状态的影响。实验研究可划分为临床试验、现场试验和社区干预试验 3 种试验方式。

（1）临床试验　是以患者为试验对象，将临床患者随机分为试验组与对照组，试验组给予某临床干预措施，对照组不给予该措施，通过比较各组效应的差别判断临床干预措施效果的一种前瞻性研究。

（2）现场试验　是以社会人群为研究对象，受试者一般为未患某病的人，最常用于生物制品预防效果的评价。与临床试验相同的是，现场试验也必须遵循随机化分组和盲法的原则。

（3）社区干预试验　是选择不同的社区，分别施加以不同干预措施的试验。与现场试验不同的是，社区干预试验不针对个人，不对受试社区的人随机化分组，只对受试社区分组。这种试验又称为流行病学准实验，适用于饮水干预和环境干预等流行病学研究。

第二节 ▍社区护理中常用的统计指标

一、社区居民健康状况评价指标

主要包括人口统计指标、生命统计指标、疾病统计指标等。

（一）人口统计指标

主要描述社区人群的分布特征，也间接反映社区人群可能存在的健康问题。

（1）人口总数　指一个国家或地区某一特定时间点的人口数。通过一次人口普查，可以获得较好的人口数统计。

（2）性别比　是指人口中男性人数与女性人数之比。计算公式为：

性别比＝男性人口数/女性人口数×100％

（3）老年人口系数　指老年人口数在总人口数中所占的比重，

是说明人口老龄化程度的指标，可作为划分人口类型的尺度。老年人口指 65 岁及以上人口数。计算公式为：

老年人口系数＝65 岁及以上人口数/总人口数×100%

（4）少年儿童人口系数　指少年儿童人口数在总人口数中所占的比重，是划分人口类型的指标之一。少年儿童人口数通常指 14 岁及以下人口数。计算公式为：

少年儿童人口系数＝14 岁及以下人口数/总人口数×100%

（二）生命统计指标

（1）出生率　指一年内的活产婴儿数占年平均人口的比例。计算公式为：

出生率＝某年出生活产婴儿数/同年平均人口数×100%

（2）死亡率　指在一定期间内的一定人群中，死亡人数占同期平均人口数的比例。可反映一个地区不同时期人群的健康状况和卫生保健水平。计算公式为：

死亡率＝某期间内死亡总数/同期平均人口数×100%

（3）病死率　表示在某一时期内，患某病的全部患者中因该病死亡者所占比例。计算公式为：

病死率＝某期间内因某病死亡人数/同期患某病的患者数×100%

（4）死因构成比　表示病因的死亡人数占总死亡人数的百分比。计算公式为：

死因构成比＝因某病死亡人数/总死亡人数×100%

（三）疾病统计指标

主要用于社区中疾病与健康状况的测量，而且多趋向于定量的分析研究。

（1）发病率　表示在一定时间内、一定人群中某种疾病新病例出现的频率，主要用于描述疾病的分布。发病率高说明对人群健康危害大。计算公式为：

某病发病率＝一定期间内某人群中某病新病例数/同期暴露人口数×100%

（2）罹患率　是测量人群中某病新病例发生频率的指标，通常指在某一局部范围，短时间内的发病率。它的观察时间较短，可以小时、日、周、旬、月为单位，使用较灵活。适用于食物中毒、职业中毒或传染病的暴发及流行情况。计算公式为：

罹患率＝观察期间某人群中染病新病例数/同时期暴露人口数×100%

（3）患病率　也称现患率，是某一时间横断面上一定人群中某病新旧、病例所占的比例。患病率又可分为时点患病率和期间患病率。前者的观察时间不超过一个月，后者的观察时间通常更长。患病率对于病程长的慢性病的流行状况能提供有价值的信息，可反映某地区人群对某疾病的负担程度。计算公式为：

患病率＝某观察期内发生某病的新、旧病例数/同期暴露人口数×100%

（4）感染率　指某个时间内所检查的人群样本中某病现有感染者所占的比例。常用于传染病和寄生虫病的感染及防治效果的研究。计算公式为：

感染率＝受检者中阳性人数/受检人数×100%

（5）续发率　也称家庭二代发病率，指在一定观察期内某种传染病在家庭易感接触者中二代病例的百分率。常用于家庭、集体单位或幼儿园等发生传染病时的流行病学调查。可分析比较不同传染病传染力的大小、流行因素及评价防疫措施等。计算公式为：

续发率＝易感接触者中的续发病例数/易感接触者总数×100%

（6）生存率　指患某种疾病的人（或接受某种治疗措施的患者）经若干年的随访（通常为 1 年、3 年、5 年），到随访结束时仍存活的病例数占观察病例总数的比例。常用于评价某些慢性病如癌症、心血管病等的远期疗效。计算公式为：

生存率＝随访满 n 年尚存活的病例数/随访满 n 年的病例数×100%

二、社区卫生服务评价指标

根据中国社区卫生协会组织编写的《社区卫生服务质量评价指南（2016 年版）》，社区卫生服务能力的常用评价指标包括医疗服务指标、公共卫生服务指标和中医药服务指标。

（1）医疗服务指标　医疗服务包括门诊服务、急诊抢救、诊疗技术、检查检验、药品服务、住院服务、康复服务、口腔服务等八项内容。因此，主要评价指标有门急诊人次数、入院人次数、抗生

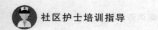

素处方比例、病床使用率、平均住院日、康复服务情况、口腔保健开展、学生口腔筛查、口腔疾病健康教育情况等。

（2）公共卫生服务指标　主要包括居民健康档案服务指标、预防接种服务指标、重点人群保健服务指标、重点疾病服务指标、传染病、突发公共卫生事件、卫生监督服务指标、健康教育服务指标、计划生育技术指导服务指标等七项服务指标。

（3）中医药服务指标　主要包括中医诊疗服务、重点人群健康管理开展情况等。

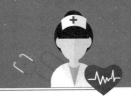

第四章

社区公共环境卫生与人群健康

　　社区是居民进行各种活动的场所，社区环境的优劣与社区居民健康水平紧密相关，其环境质量直接影响着居民的生存质量和健康。因此，重视社区环境卫生，深入开展社区环境与健康关系的研究，提出改善社区环境质量的卫生要求和措施，对促进人类与环境的和谐发展，保障居民健康十分重要。在社区护理中，社区护士应充分认识、了解环境因素对社区人群健康有影响的各类环境因素。

第一节 ▎ 社区环境卫生与健康

一、环境污染与健康

1. 环境

　　（1）环境　是客观存在于人类机体以外的各种条件的总称，包括一切与人类生存和发展有关的自然条件和社会条件，是人类生存和从事各种活动的基础。

　　（2）自然环境　自然环境是指自然界天然存在的各种事物，包括阳光、陆地、大气、海洋、河流和各种动植物等。

　　（3）社会环境　社会环境是指人类通过长期有意识的社会劳动所创造的物质生产体系、积累的文化等所形成的环境，由社会的政治、经济、文化、人口、教育和风俗习惯等社会因素构成。

2. 环境污染物的来源

（1）生产性污染　是环境污染的主要来源。工业生产排出的"三废"，即废气、废水、废渣，其中含有许多化学性污染物，若未经处理或处理不当，可造成大气、水体、土壤污染；农业生产过程中使用的农药、化肥等。

（2）生活性污染　人们日常生活产生的垃圾、粪便、污水称为"生活性三废"。生活家庭装饰材料、建筑材料，厨房炉灶排出的烟尘废气，医疗垃圾等生活性污染已成为城市污染的主要来源。

（3）交通运输污染　交通运输工具排放的废气及产生的噪声等是城市环境污染的重要来源。

（4）其他污染　自然灾害及意外事故如火山爆发、地震、森林大火所释放的大量烟尘、废气等。

3. 环境污染对健康的危害

（1）急性危害　是指污染物在短时间内大量进入环境，可使暴露人群在较短时间内出现不良反应，急性中毒甚至死亡。

（2）慢性危害　是指环境中有害物质以长期低浓度反复作用于机体所产生的危害。慢性危害较为隐匿，是环境污染最常见、最广泛的健康损害方式。可造成机体生理功能、免疫功能减弱，污染物在人体内持续性蓄积于组织和器官，出现的有害效应不易被察觉或得不到应有的重视，一旦出现较为明显的症状，往往已经成为不可逆的损伤，造成严重的健康后果。

（3）远期危害　是指污染物引发的致癌、致突变、致畸作用，远期危害潜伏期长，后果严重而深远。

4. 环境污染的防治

（1）治理工业"三废"　工业"三废"是环境污染的主要来源。治理"三废"的主要措施有：改进生产工艺，推行清洁生产，采用无毒或低毒废原料，积极进行"三废"的净化处理和回收利用，强制淘汰技术落后和污染严重的生产设施等。

（2）预防生活性污染和医疗机构污染　生活垃圾和污水等需经无害化处理和综合利用。难降解的塑料等高分子聚合物垃圾增加，需经垃圾无害化特殊处理后才能排放。医疗机构的垃圾和污水常含有病原微生物和放射性废弃物，需要经专门的氯化消毒等特殊处理才能排放。

（3）预防农业污染　合理利用污水灌溉，防止未经处理或处理不彻底的废水排入农田，实行农、林、牧、渔的全面发展，促进农业生态系统的多层次利用，提高农产品的安全性。

（4）加强环境保护教育　环境教育是提高人们的环境意识，使人们正确认识保护环境、维持生态平衡的重要性，激发人们关心环境、爱护环境，提高人们参与环保的自觉性和积极性，共同创建和维护我们美好家园。

（5）完善环境保护法律法规　1989 年国家颁布《中华人民共和国环境保护法》，及与环境有关的卫生标准，由此形成符合国情、逐步完善的环境管理法律体系，通过国家监督来实施环境保护的行为准则。

二、空气卫生与健康

正常人一次吸入空气量为 500mL 左右。清新的空气有利于生长发育，给人们安全、舒适、愉快感觉的同时增进健康和提高工作效率；污染的空气则干扰情绪，危害健康甚至引起疾病。

（一）大气污染物种类及来源

1. 大气污染的概念

大气污染是指大气中增添了各种污染物，造成大气成分和性状发生改变，超过大气本身的净化能力，从而对人类生活和健康、动植物的生存活动带来直接或间接危害的现象。

2. 大气污染物的来源

（1）工业　工业生产是大气污染的主要来源。排放的工业污染物主要有：烟尘、二氧化硫、一氧化碳、二氧化碳、氮氧化物、烃类及金属氧化物等。污染源主要有电力、化工、造纸、建材等行业。

（2）交通运输业　交通运输工具的主要燃料为汽油、柴油。及汽车尾气成分复杂，主要包括：一氧化碳、氮氧化物，二氧化硫及

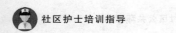

多种多环芳烃化合物。

（3）炉灶与采暖锅炉　炉灶与采暖锅炉主要使用煤作为燃料，成为居住区主要的大气污染源，冬季尤为严重。

（4）其他　地面灰尘与垃圾随风将化学性和生物性污染物带入大气，如火灾、垃圾焚烧排放的废气都严重危害着大气质量。

（二）常见的大气污染物

大气污染对健康的影响取决于大气中有害物质的种类、性质、浓度和持续时间，也取决于个体的敏感性。影响人类健康的大气污染物主要有以下几种。

（1）可吸入颗粒物　直径小于 $10\mu m$ 的大气颗粒物，可长期飘浮在空气中，可吸入颗粒物的主要成分有氧化硅、石棉或金属细粒及其氧化物（汞、铅、铁、镉、锰、铬等），还有很多燃烧不完全的黑烟都是炭粒。

（2）二氧化硫　主要污染来源是各种含硫燃料的燃烧产生。SO_2 为刺激性气体，易溶于水，易被上呼吸道和支气管黏膜的富水性黏液所吸收，主要作用于上呼吸道和支气管以上的气道，造成该部位的平滑肌内末梢神经感受器受到刺激而产生反射性收缩，使气管和支气管的管腔变窄，气道阻力增加，分泌物增加，严重时可造成局部炎症或腐蚀性组织坏死，是慢性阻塞性肺部疾患的主要病因之一。

（3）氮氧化物　造成大气严重污染的氮氧化合物（NO_x）主要是 NO 和 NO_2。NO 为无色、无刺激性气体。NO 能与血液中的血红蛋白结合，生成亚硝基血红蛋白和亚硝基高铁血红蛋白，从而使血液的输氧功能下降，导致机体慢性缺氧。NO_2 为红褐色气体，有刺激性。NO_2 可与肺泡表面的液体合成亚硝酸和硝酸，对肺组织产生强烈的刺激和腐蚀作用。

（4）多环芳烃　大气中的多环芳烃主要来源于各种含碳有机物的热解和不完全燃烧，煤、烟草、木柴、石油产品的燃烧，以及烹饪油烟及各种有机废物的焚烧等。多环芳烃来源广泛，大气中的多环芳烃多吸附在颗粒物表面。对人体有一定的毒性，具有致癌作用。

（三）大气污染对人体健康的影响

1. 大气污染对人体健康的直接危害

（1）急性损害　当大气中污染物的浓度急剧增高时，人体大量吸入污染物可致急性中毒。急性损害往往来势凶猛，病情发展迅速，后果严重，有时导致社区群出现重大突发性事件。

（2）慢性损害　由于大气中有毒污染物长期低浓度作用于机体所致。可引发呼吸系统疾病、心血管疾病、免疫力下降、变态反应、慢性中毒等。

2. 大气污染对健康的间接危害

（1）影响太阳辐射和微小气候　大气污染物中的烟尘能促使云雾形成吸收太阳的直射光和散射光，影响紫外线的生物活性。在大气污染严重的地区，儿童佝偻病患病率升高，某些通过空气传播的疾病易流行。

（2）臭氧层破坏　臭氧层破坏形成空洞后，对紫外线的遮挡吸收减弱，当地球表面短波紫外线辐射增强到一定程度时，人体接触过多的短波紫外线就会引起皮肤癌和白内障等疾病，过量的紫外线辐射还可使农作物叶片受损，导致减产或改变细胞基因和再生能力，使农产品质量劣化。

（3）产生温室效应　温室效应增强，使全球气温升高，使南北极冰川融化，海平面升高，沿海城市被淹没，陆地面积减少，而且还会增加洪涝灾害和风暴潮的发生概率。气候变暖有利于病原体和传染病媒介生物的迅速繁殖，促使传染病、寄生虫病、生物性地方病发病率明显上升。

（4）形成酸雨　pH 值小于 5.6 的酸性降水称为酸雨。主要危害包括：①酸雾侵入肺部，诱发肺气肿甚至导致死亡；②使土壤酸化，促使汞、铅等重金属进入农作物体内，进入人体后诱发癌症和老年痴呆；③长期生活在含酸沉降物的环境中，诱使产生氧化物，导致动脉硬化，心肌梗死等疾病的发生概率增加。

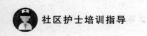

（四）大气污染的防治

① 改进生产工艺，控制排放。

② 使用清洁能源，大力节约耗能。

③ 合理的城市规划和工业布局。

④ 加强环境绿化系统。

（五）室内空气污染的来源及危害

1. 室内空气污染的来源

主要有：①烹调油烟和燃料燃烧产物；②建筑装饰材料室内家具释放出的放射性核素、甲醛、苯、氨、氡等有害物质；③家用电器产生的电磁辐射；④香烟烟雾和人们呼吸排放的有害气体；⑤室外各种大气污染物也可通过门窗进入室内产生污染。

2. 室内空气污染对健康的危害

室内空气质量与人体健康有密切关系。不同的室内污染对健康的影响不同，主要有以下几个方面。

（1）诱发癌症　燃料燃烧排放的苯并芘、烹调产生的油烟、香烟烟雾中的焦油、装修材料中的苯等均有致癌作用，可诱发肺癌、口腔癌、白血病等。

（2）中毒及刺激作用　一氧化碳的低浓度污染与动脉粥样硬化、心肌梗死、心绞痛有密切关系。引起刺激作用的主要污染物是甲醛及其他挥发性有机化合物。甲醛可引起眼红、流泪、咳嗽、皮炎等。

（3）传播传染病　病原体可随空气中尘埃、飞沫进入人体而引起呼吸道传染病，如流行性感冒、麻疹、肺结核、流行性脑脊髓膜炎等。

（4）过敏反应　某些花粉、真菌、尘螨及家庭使用的除臭剂等变应原（又称过敏原）能引起哮喘、过敏性鼻炎、皮疹等过敏反应。

（5）其他　长期处于高电磁辐射的环境中，会使血液、淋巴液和细胞原生质发生改变。电磁辐射过度会影响人体的循环系统、免疫系统、生殖系统和代谢功能。电屏幕发出的低频辐射与磁场会导致多种病症，包括流涕、眼痒、短暂失忆、暴躁及抑郁等。

3.室内空气污染的防护

住宅要合理规划和设计，注重地理环境的选择以及居室的采光、日照和通风；选用环保建筑和装饰材料，选择环保家具，刚装修的居室或新家具放置的房间，应暂不住人，并加强通风换气，一般经 2～3 个月，甲醛等刺激性气体才能显著减少。改变烹饪习惯，安装油烟机，防止厨房产生的烹调油烟进入居室。尽量减少电器辐射。保持室内卫生、干燥，生活中每日室内通风换气，改进个人卫生习惯，加强卫生宣传健康教育。

三、水卫生与健康

水是构成机体所必需的物质。人体内水分约占体重的 65%，胎儿期占的比例更大，可达 90% 左右。成年人每天生理需水量约为 2～3L。人体内一切生命过程如体温调节、营养输送、代谢产物排泄等都需要在水的参与下才能完成。同时水对维持个人卫生、改善环境卫生、调节气候、绿化环境、防暑降温等也有非常重要的作用。

（一）水体污染及其危害

1.水体污染的概念

水体污染是指人类活动排放的污染物进入人体。其数量超过水体的自净能力，使水体及水体底质的理化特性和水环境中的生物特性、组成发生改变，从而影响水的使用价值，造成水质恶化，乃至危害人体健康或破坏生态环境的现象。

2.水体污染的来源

（1）工业废水　指工业企业在生产过程中排出的已被利用过的生产用水。对水体污染影响较大的工业废水主要来自化工、电镀、造纸、印染、制革等企业。

（2）生活污水　指居民在日常生活中产生的污水。生活污水主要为粪尿和洗涤污水，含肠道病原微生物和有机物；医疗污水主要为患者的生活污水和医疗废水，含有大量的病原体，是一类特殊的

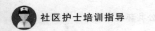

生活污水。

（3）农业污水　指农牧业生产排出的废水及雨水或灌溉水流过农田表面后或经渗漏接出的农业污水主要含有化肥、农药、粪尿等有机物，人畜肠道病原体及一些难溶固体和盐分等。

3. 水体污染的危害

（1）生物性污染的危害　介水传染病是通过饮用或接触受病原体污染的水而引起的一类传染病，最常见的是霍乱和副霍乱、伤寒和副伤寒、痢疾、甲型肝炎等肠道传染病。因饮用同一水源的人较多，介水传染病一旦发生，危害较大，发病人数很多且病原体在水中一般都能存活数日甚至数月，有的还能繁殖生长。

（2）物理性污染的危害　物理性污染有热污染和放射性污染。热污染是由工业企业向水体排放高温度废水所致，大量冷却水进入水体使水温升高，水中化学反应和生化反应速率加快，水中溶解氧量减少，影响水生生物的生存和繁殖。放射性污染可通过饮水或食物进入机体，导致某些疾病的发病率增加，并可能诱发人群恶性肿瘤。

（3）化学性污染的危害　工业废水排放进入水体后，各种有毒化学物质，如砷、铬、苯、酚、氰化物、多氯联苯及农药等可通过饮水或事物进入人体，使人群发生急慢性中毒。

（二）饮用水的卫生要求与水质标准

（1）饮用水的卫生要求　生活饮用水是指经过煮沸后就可以安全饮用的水，包括自来水、井水、河水等。

（2）饮用水的水质标准　应符合以下基本卫生需求：①水的感官性状良好，经过消毒处理，饮用水应清澈、透明、无色、无味、无肉眼可见物；②不得含有病原微生物、病毒、细菌、寄生虫幼虫和虫卵，保证流行病学的安全性；③所含化学物质及放射性物质对人体健康无害。

（三）饮用水的净化与消毒

饮用水的净化（混凝沉淀和过滤）与消毒是保证饮用水安全的

必要措施。

（1）混凝沉淀　水中质量较重的悬浮颗粒物质可自然沉淀。但一些质量较轻、粒径较小、较分散的颗粒物质则可以长时间的悬浮在水中。需加入明矾、三氯化铁、硫酸铝等混凝剂，加速水中悬浮物的沉淀过程。可去除水中悬浮物、细菌及微生物等。

（2）过滤　浑水通过石英砂等滤料层，阻留和吸附水中悬浮物和细菌的净化过程。可去除水中的悬浮杂物、色素和病原体等。

（3）消毒　我国广泛采用的是氯化消毒法。常用的氯化消毒剂有液态氯、漂白粉、漂白粉精及氯胺等。

（四）饮用水的卫生防护

（1）水源卫生防护　以地面水为水源时，在取水点范围内不得有污水排放口，取水范围以外的水域，应严格限制污染物的排放。以地下水为水源时，水井地势要高，周围范围内不得有任何污染源。

（2）水厂及有关构筑物的卫生防护　水厂生产区内不得设置生活居住区，生产设备应定期检修。水厂工人应定期体检，若发现传染病或带菌者，应及时调离工作。

（3）输水管网的卫生防护　输水管网应定期检修、清洗和消毒，以防管道生锈、磨损以致渗漏造成饮用水污染。

（4）加强水体卫生监管　建立健全有关法律法规，加强环境保护部门对水污染的监督与管理，推进工业废水和生活污水的处理和再利用等。

四、食品与健康

食品卫生是指为了控制食品生产、收获、加工、供应等食品生产经营过程中可能存在的有害因素，使食品不仅性质良好、安全，且有益于人体健康所采取的措施。

（一）食品污染的种类和来源

（1）生物性污染　以微生物污染范围最广泛最大，主要有细菌与细菌毒素、霉菌与霉菌毒素。其中的致病菌可以引起食物中毒、人畜共患传染病及其他以食品为传播媒介的疾病；而非致病菌可以导致食品的腐败变质。

（2）化学性污染物　①生产、生活和环境中的污染物；②食品的包装材料、容器和工具等溶入食品中的各种原材料；③滥用食品添加剂。

（3）物理性污染　主要来自食品生产、储存、运输等过程中的污染杂物，食品的掺杂使假及食品的放射性污染等。

（二）食品污染的主要危害

（1）食源性疾病　指以食品作为来源或媒介传播的疾病，包括食物中毒、肠道传染病及肠道寄生虫病，如细菌性痢疾、甲型病毒性肝炎等。

（2）慢性中毒　长期摄入小剂量食品污染物，可造成慢性中毒，如慢性铅中毒、长期摄入黄曲霉素等。

（3）远期危害　有些食品污染物有致畸、致癌、致突变作用。例如，黄曲霉素可引起肝癌，甲基汞中毒引起的婴儿先天畸形（水俣病），多环芳烃类化合物可引起多个系统多种恶性肿瘤的发生。

（三）食品细菌污染与腐败变质

细菌对食品的污染是生活中最常见的现象，防止食品腐败变质的措施如下。

（1）低温保藏　低温保藏只能抑菌不能灭菌，因此食品在冷藏前必须新鲜，少污染，低温保藏食品要有一定期限，存放时间过久，食品仍会发生变质。

（2）高温灭菌防腐　食品经高温处理，可杀灭其中绝大部分微生物，并可破坏食品中的酶类，主要方法有巴氏杀菌、高温杀菌法。

（3）脱水与干燥防腐　日晒、喷雾干燥、滚筒薄膜干燥、蒸发干燥和冷冻干燥。

（4）食品辐照保藏　食品或食品原料用适当的辐射源辐射，达到灭菌、杀虫、抑制发芽等目的，从而达到食品保鲜并延长货架期的目的。

（5）盐渍防腐　采用盐渍或糖渍的方法提高食品的渗透压，抑制微生物生长。

（6）添加化学防腐剂　是抑制或杀灭食品中引起腐败变质的微生物。

（四）食物中毒

（1）食物中毒概述　是指摄入正常数量可食状态的含有生物性、化学性有害物质的食品或误食有毒食品后出现的非传染性的急性、亚急性疾病。排除暴饮暴食引起的急性胃肠炎、过敏反应、传染病、寄生虫病、慢性中毒等情况。

（2）食物中毒的分类

① 细菌性食物中毒　指因摄入被致病菌或其毒素污染的食物引起的急性或亚急性疾病。动物性食品是引起细菌性食物中毒的主要食品，常见的致病菌有沙门菌、副溶血性弧菌、变形杆菌、致病性大肠杆菌、金黄色葡萄球菌、肉毒梭菌等。

② 真菌及其毒素食物中毒　主要是谷物、油料等植物在生长、储存过程中，由于真菌的生长繁殖，未经适当处理即食，或在制作发酵食品时被有毒真菌污染或误用有毒真菌株发酵而导致的食用者中毒现象。常见的有曲霉菌、青霉菌、黑斑病菌等。

③ 动物性食物中毒　指某些动物本身含有某种天然有毒成分，或因储存不当形成某种有毒物质，被人食用后引起中毒。我国主要是河豚中毒。

④ 有毒植物中毒　指食用植物性有毒食品引起的中毒。如毒蕈、木薯、四季豆、发芽马铃薯等引起的食物中毒。

⑤ 化学性食物中毒　误食有毒化学物质或摄入被其污染的食物而引起的中毒。发病的季节性、地区性均不明显，但发病率和死亡率均较高，如某些金属及其化合物、亚硝酸盐、农药等引起的食物中毒。

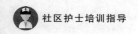

（五）食物中毒报告及处理

1. 食物中毒及时报告

一旦发现食物中毒或疑似食物中毒，立即向当地卫生监督和疾病控制中心的有关部门报告，包括中毒时间、地点、人数、发病经过和主要表现、波及范围、发展趋势、引起中毒的食品，已经采取的措施和需要解决的问题等。

2. 食物中毒现场的处理

（1）积极抢救处理患者　处理原则是"早发现、早诊断、早治疗"，食物中毒急救必须分秒必争。在未明确毒物性质之前，不一定等待确诊，只要符合食物中毒特点，就应进行一般急救处理。尽量避免患者死亡。

（2）及时处理可疑食物及中毒现场　调查时可疑食物一经确定应立即封存。已封存食物未经卫生部门或专业人员许可，不得随意处理。接触过有毒食物的容器、用具、地面和墙壁，患者的呕吐物、排泄物等一律进行消毒处理。

（3）污染源处理　对饮食行业及食品生产员中带菌者或有肠道传染病、上呼吸道感染、化脓性皮肤病者，应暂时调离接触食品的工作并积极治疗。

五、护士在环境卫生中的作用和任务

1. 开展环境卫生健康教育

（1）空气卫生的健康教育　宣传正确的卫生常识，指导居民每日做到开窗换气，保持室内空气新鲜，适当增加户外活动，接收紫外线照射。厨房要安装排气扇或抽油烟机，减少烹调油烟的吸入；公共场所应禁止吸烟，推广戒烟方法，提高社区居民对环境与健康的认识，努力创造一个空气清洁的环境。

（2）饮用水的健康教育　教育社区居民，做好水源的卫生防护，设立饮用水水源卫生防护带是地面水卫生防护的关键措施。提高居民饮水卫生意识，注意合理选择饮用水。

（3）食品安全教育　对社区居民进行食品安全的健康教育，使人们了解食品污染物的种类、危害及预防的办法；了解食品添加剂的合理使用及食物中毒的预防措施等，提高居民的自我保护意识和能力，使居民养成良好的饮食习惯，减少食源性疾病的发生。

2. 社区环境卫生评估

（1）评估健康教育的效果　对社区居民进行宣传教育，使社区居民了解影响健康环境的因素，提高社区居民的环境保护意识。

（2）评估社区环境　如社区内有无工业"三废"和噪声的污染情况；生活垃圾的处理情况；饮用水是否达标；学校的环境是否处于良好的状态等。

（3）评估居住环境　住宅地段应选择安静整洁、日光充分、交通便利、生活方便、无污染源、绿化好的位置。对社区环境卫生作出评估，向相关部门和政府提出建设性意见。

3. 改善和保护环境

环境保护已是全球性的问题，提高全民的环境保护意识，人人参与、共同保护环境。社区护士应协助环境监管部门严格执行保护环境的法律法规，如做好水源的保护、居民小区的环境绿化、住宅噪声及食品卫生达标率等。社区环境受到严重污染时，社区护士能及时采取应对措施，并能根据所掌握的环境基线调查资料，向市政、环保和卫生部门提案；参与社区环境规划与处理。

第二节 ▌ 社区职业卫生

一、职业卫生概念

职业卫生是研究生产劳动过程中职业性有害因素对劳动者健康危害及其预防与控制实践的综合性学科。主要任务是识别、评价、预防和控制职业性有害因素对职业人群健康的危害。以职业人群为对象，从工作环境、工作强度、劳动条件等方面保护劳动

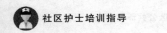

者健康。

二、职业性有害因素

职业性有害因素是指在不良的生产劳动条件下，产生可能危害劳动者健康、影响劳动能力的因素。

1. 生产过程中的有害因素

（1）化学因素　是最重要的职业性有害因素。①生产性粉尘，如沙尘、煤尘、石棉尘等；②生产性毒物，如铅、苯、汞、农药等。

（2）物理因素　①不良气象条件，高温、高湿、高气压等；②振动和噪声；③电离辐射，如紫外线、射频辐射、X 射线等。

（3）生物因素　如劳动者在各种生产过程中可能被病原微生物、寄生虫感染引起职业性炭疽、职业性布氏杆菌病等。

2. 生产环境中的有害因素

包括在劳动生产过程中的劳动组织和制度不合理、劳动作息制度不合理、精神性职业紧张、劳动强度过大、长时间处于不良体位、个别器官或系统持续紧张等。

三、职业病

职业病是指企业、事业单位等用人单位的劳动者在职业活动中，因职业性有害因素作用于人体，造成机体功能或器质性改变，并出现相应临床症状的特定疾病。我国颁布的《中华人民共和国职业病防治法》中所规定的职业病包括 10 类 132 种。

1. 职业病的特点

① 病因明确，由职业性有害因素引起。

② 存在明确的剂量反应，职业病的病因与接触水平、接触时间、接触强度与疾病的发生率、患病率存在联系。

③ 发病呈聚集性。

④ 避免或减少接触有害因素后，职业病可以得到明显缓解或控制。

⑤ 早期诊断、合理治疗职业病，预后较好。

⑥ 职业病的发病可以预防。

2. 职业病的诊断原则

要由卫生行政部门批准的医疗卫生机构承担才能进行职业病诊断。职业病的诊断依据如下。

① 有明确的职业史是诊断职业病的前提和依据。

② 职业危害环境监测与健康监护资料是职业病诊断的重要条件。

③ 临床症状与体征。

④ 实验室辅助检查。

在我国职业病诊断实践中，没有证据否定职业病危害因素与患者临床表现之间的必然联系的，在排除其他致病因素后，可先行按职业病诊断。

3. 职业病的预防与控制对策

职业病的发生取决于 3 个因素：即接触者、职业性有害因素、职业有害因素作用条件。这三者的因果关系，决定了职业病的可预防性。

（1）一级预防对策　①控制或消除职业性有害因素的接触；②加强预防保健，增强人体抵抗力；③加强个人职业防护；④积极开展职业间接教育与健康促进；⑤研究和完善卫生标准与卫生监督管理。

（2）二级防护对策　定期进行就业体检，观察劳动者健康状况，做到早发现、早诊断、早治疗。

（3）三级防护对策　积极治疗，防止合并症的发生，提高生活质量，促进康复。

四、常见职业病的预防

我国的职业危害主要以粉尘为主，职业病以尘肺病为主，在这里主要介绍两种职业病。

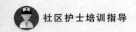

（一）硅肺

硅肺是由于职业活动中长期吸入含游离二氧化硅粉尘而引起的以肺组织弥漫性纤维化增生为主的全身性疾病，是危害工人健康危害最重的一种常见职业病。

1. 临床表现

早期患者多无自觉症状，逐渐出现胸闷、胸痛、气短、咳嗽、咳痰、心悸等症状。

2. 辅助检查

胸片是硅肺的诊断依据。主要有圆形小阴影、不规则形小阴影和大阴影等。出现肺纹理增多，肺门阴影扩大、密度增高，肺门淋巴结肿大，其边缘形成一层很致密的环状阴影，常称为肺门淋巴结"蛋壳样钙化"。

3. 并发症

常见并发症有肺结核、呼吸道感染、自发性气胸、慢性肺源性心脏病等。其中肺结核是硅肺最常见的并发症，并发症也是导致患者死亡的主要原因。

4. 诊断

硅肺的主要依据粉尘接触史、胸片、生产环境中粉尘浓度检测等并结合临床分期及并发症进行诊断。

5. 治疗

目前尚无特效根治方法。主要采用抗纤维化药物治疗、对症治疗和并发症治疗。同时消除恐惧心理、合理饮食、加强营养、适度体育锻炼、提高患者免疫力、维护生命质量。

6. 预防

硅肺预防的根本措施是防尘。我国在防尘方面积累总结出了"防尘八字方针"："革（工艺改革和技术革新）、水（湿式作业）、密（密闭尘源）、风（通风除尘）、护（个人防护）、管（管理制度）、教（宣传教育）、查（定期检查和健康检查）。"

（二）苯中毒

苯属芳香烃类化合物，为无色、特殊芳香气味的油状液体。工业上用化工原料、作溶剂、稀释剂。苯中毒是指接触苯蒸气或液体所致的急性和慢性中毒。

1. 临床表现

（1）急性苯中毒　短时间吸入大量苯蒸气引起。主要表现为中枢神经系统症状，轻者头痛、恶心、呕吐，随后出现兴奋或醉酒等状态。重者出现剧烈头痛、嗜睡、昏迷、肌肉抽搐、血压下降、瞳孔散大，呼吸和循环衰竭。

（2）慢性苯中毒　①造血系统损害。是慢性苯中毒的主要特征。早期常见血白细胞数减少，进而出现血小板数减少和贫血。严重可发展为再生障碍性贫血、骨髓增生异常综合征以及白血病。②神经系统损害。最常见的表现为神经衰弱和自主神经功能紊乱综合征，常伴有头晕、头痛、乏力、失眠等。极少患者可有肢体痛、触觉减退和麻木等。

2. 诊断

急性中毒有短期内吸入大量苯蒸气史，出现中枢神经系统表现较容易诊断。长期慢性接触苯的职业史，以造血系统为主的临床表现，结合实验室苯浓度的检测资料，排除其他原因引起的血常规、骨髓细胞学检查改变。

3. 治疗

①急性中毒者，立即脱离中毒现场，移至空气新鲜处，换去沾染的一切衣服，用肥皂水清洗被污染的皮肤，清理口鼻，保证呼吸通畅。及时送医治，给予对症治疗，勿给心搏未停者使用肾上腺素，以免发生室颤。②慢性中毒者，采取综合性对症治疗。

4. 预防

①加强通风排毒；②以无毒或低毒的物质代替苯；③改革生产工艺；④做好各种个人卫生防护，应佩戴防毒口罩，防止皮肤吸收。

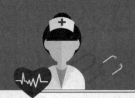

第五章

社区健康教育与健康促进

社区健康教育是一项有计划、有组织、有评价的健康教育活动。社区健康教育的核心是使人们养成良好的生活习惯，其目的是培养人群的健康责任感，促进医疗保健资源的有效利用，增进人群的自我保健能力，提高医疗保健服务质量。

第一节 ▍ 健康概述

一、健康的概念

健康是一个动态的概念，是人类的基本需求和权利，也是社会进步的重要标志和潜在动力。人们对健康的认识是随着时代的变迁、医学模式的变化及医学科学的发展而逐步深化。1948年，WHO提出"健康不仅仅是没有疾病或虚弱，而且是躯体、精神和社会方面的完好状态"。这个概念从人的自然属性和社会属性两个方面反映健康的实质。近年，WHO提出"合理膳食，戒烟，心理健康，克服紧张压力，体育锻炼"，健康的内涵进一步扩大。

（1）躯体健康 指躯体的结构完好，功能正常。

（2）心理健康 即精神健康。指在身体上、情感上及智力上与其他人的心理健康不矛盾的范围内，将个人心境发展为最佳的状态。

（3）社会适应能力良好 每个人的能力应在社会系统内得到充

分的发挥，作为健康的个体应有效地扮演与其身份相适应的角色，每个人的行为与社会规范一致。

（4）道德健康　是指调整人与人、人与社会之间的关系，适应人类健康需要的行为准则和规范的总和。

二、影响健康的因素

健康是许多因素相互交叉、渗透、影响和制约的结果。影响人类健康的因素，分为环境因素、个体因素及医疗卫生服务因素等。

（1）环境因素　包括自然环境和社会环境因素。社会环境因素包括社会地位、政治制度、经济水平、文化教育人口状况科技发展等方面。自然环境因素是指人们在日常生活过程中，遇到的对健康有影响的物理的、化学的、生物的各种物质因素的总和。

（2）个体因素　包括年龄、性别、遗传、生活方式等因素。某些遗传或非遗传的内在缺陷、变异可导致人体发育畸形、内分泌失调和免疫功能异常等。其中个人行为生活方式及生活习惯是影响健康的重要因素。生活良好的行为和生活方式对健康有利，如积极的休息与睡眠、平衡膳食适度锻炼等。

（3）医疗卫生服务因素　医疗卫生服务包括医疗、预防、康复等机构及社区卫生服务等医疗卫生设施的分配及利用。

三、社区与健康的关系

社区是社会的缩影，是居民生活的场所。社会中各种现象和特征均可通过社区来反映出来，社区一般包括人口、地域、生活服务设施、文化背景和生活方式、生活制度和管理机构等。社区是人们从事生产和日常生活的基本环境，社区内的管理制度、文化风俗与行为规范在不同方面影响着社区人群的生活和行为。

四、健康的相关行为

人的行为既是健康的反应，同时也对健康产生巨大影响。人的行为生活方式是指人们长期受文化、民族、经济、风俗、规范、家

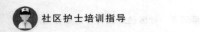

庭等影响而产生的一系列生活习惯、生活态度和生活制度。

健康相关行为是指个体和群体与健康和疾病有关的行为。按其对行为者自身和他人的影响，可分为两类：健康行为和危险行为，健康行为客观上有益于健康，而危险行为是客观上不利于健康的。

1. 健康行为

健康行为是个体或群体表现出客观上为保护、促进和维持自身和他人健康而采取的积极行为。常见的促进健康行为包括平衡膳食、适量睡眠、锻炼身体、驾车系安全带、预防接种、戒烟、戒酒等。

（1）预防性健康行为　涉及个体从事的自认为健康的、以预防或早期发现无症状疾病为目的任何活动。

（2）疾病行为　指那些自觉患病者从事的以明确其健康状况和寻找合适治疗方法为目的的任何活动。

（3）患者角色行为　指的是那些认为自己得了病的人所从事的以康复为目的的任何活动。

2. 危险行为

危险行为是个体和群体在偏离个人、他人和社会的期望方向上表现出来的一组能致疾病产生和加重的不良行为。常见的危害健康行为如下。

（1）日常危害健康行为　如酗酒、吸毒、酒后驾驶、吃不洁食物、不良性行为等。

（2）致病性行为模式　如 A 型行为，常表现出不耐烦和无端敌意。

（3）不良生活方式与习惯　如饮食过度，高脂、高糖、低纤维素饮食，缺乏锻炼等。

（4）不良疾病行为、违反社会法律和道德的行为等　如自暴自弃行为、角色心理冲突、疑病、讳疾忌医等。

五、社区健康相关行为干预

行为干预的目的是帮助人们改变已养成的不良行为和生活习

惯，自觉采纳促进健康的行为，培养良好的生活方式。主要包括如下。

（1）组织干预 社区领导的作用不仅表现在其所发挥的榜样作用上，更重要的是具有决策作用，可决定社区工作方向，能给予物质、精神、组织上的倾斜与支持，能号召和组织成员；再者抓住有利时机，及时利用典范实力，说服居民，在社区中注重骨干培养，可以为群体成员树立典型，发挥示范作用等。

（2）政策干预 通过出台、改变影响人的行为的政策、法规、规章制度等措施，对人的行为产生强制性影响和干预的措施。如公共场所禁止吸烟的规定、立法强制用工单位为雇工购买健康保险、有毒有害工作场所强制实行防护措施、国家推行全民免疫规划等。

（3）环境干预 通过改变环境以促使人们的行为发生改变或维持的措施，如为人们开放体育运动的场所、改水、改厕、绿化等。

（4）信息干预 通过网络、海报宣传、健康讲座、咨询等措施为人们提供有益于行为改变或维持的知识、信息，让人们形成促使行为改变或维持的态度、意识、价值观，掌握健康技能等，最终促使人们行为改变的措施。

（5）人际干预 通过改变人际环境及利用同伴压力、社会示范、从众等社会心理现象，对人的行为进行干预的过程。社区成员一般具有群体的归属感和集体荣誉感，社区发展与再次发生间开展的竞争可使成员感到一种来自社区外部的威胁与压力，增强群体目标的一致性和凝聚力，增强群体成员的主人翁意识，激发群体的强大力量，增进内部驱动力，有利于群体促进健康行为的形成与巩固。

（6）服务干预 通过服务的提供从而促成人们的行为发生改变或维持的措施，如在社区卫生服务中心为人们提供就近的免费的血压测量服务、为性病艾滋病高危人提供安全套等。

（7）药物干预 通过服用药物，促使人们的行为发生改变的措施，该措施一般应用于心理行为治疗方面。

六、疾病的三级预防

三级预防是以人群为对象，以健康为目标，以预防疾病为中心的预防保健措施。三级预防是贯彻"预防为主"卫生工作方针的具体体现，是控制和消灭疾病的根本措施。根据疾病发生发展过程以及健康决定因素的特点，把预防策略按等级分类，统称为三级预防。疾病的自然史和三级预防措施的关系见表5-1。

表 5-1　疾病的自然史和三级预防措施的关系

疾病自然史					
发病前期		发病（早、中）期		发病后期	
一级预防		二级预防		三级预防	
增进健康	特殊保护	早期发现	诊断治疗	防止病残	康复工作
健康教育	预防接种	定期检查	早期用药	防止病残	康复工作
保护环境	消除病因	自我检查	合理用药	防复发转移	功能性康复
合理营养	减少病因	防止成为携带者		力求病而不残	
良好生活方式	保护高发人群	防止成为慢性者		求残而不废	调理性康复
体育锻炼	提高免疫力				

1. 一级预防

又称病因预防，是针对病因或病原体所采取的精施。一级预防是最积极、最有效的预防措施。主要措施包括如下。

（1）改善环境　是预防疾病的基本措施，保护环境，避免环境污染。

（2）加强健康教育　是一级预防的核心。提高自我保健意识，培养良好的行为和生活方式。

（3）实施计划免疫，提高人群免疫水平；做好计划生育工作；做好地方病的预防、控制和监测；做好妇女、儿童、老年人保健工作。

2. 二级预防

又称为临床前期预防，即在疾病的临床前期做好"三早"：早期发现、早期诊断、早期治疗的预防措施，以控制疾病的发展。"三早"预防的基础是建立健全医疗卫生保健网及其良好的工作，通过普查、重点筛选、定期健康检查、群众自我检查、高危人群的重点项目检查或设立专科门诊等，尽可能早期发现患者。一经确诊，应及时治疗。

3. 三级预防

又称临床预防，针对临床患者措施，对患者采取及时、有效的治疗措施，防止疾病恶化、复发和转移，防止病残和死亡，力求病而不残，残而不废。

（1）防止伤残　对已患疾病的患者，采取及时的、有效地治疗措施，防止病情恶化，预防并发症和伤残。

（2）促进康复　对已丧失劳动能力的患者，开展康复训练，促进功能指导，尽量恢复身心健康。

（3）替代疗法　根据患者病情采取各种有效的替代疗法，缓解病情，防止病情加重或恶化。

（4）对症治疗　尽量减少患者痛苦，降低病死率，延长寿命。

不同疾病的三级预防的策略的实施各有侧重点。对于病因明确的疾病，主要采取一级预防的措施，如传染病、职业病等。对病因不够明确或多病因的疾病，要重点抓好二级预防，做到"三早"，防止病情恶化，降低疾病对人体的损害，争取较好的预后。对中晚期患者一般采取三级预防，积极治疗，科学训练，促使患者康复或尽量减轻患者痛苦，延长患者生命，提高生活质量。

第二节 ▌ 社区健康教育

一、健康教育的概念和意义

（一）社区健康教育基本概念

健康教育是通过信息传播和行为干预，帮助个体或群体掌握卫生保健知识树立健康观念，自愿采纳有利于健康的行为和生活方式的教育活动与过程。

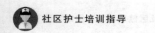

社区健康教育是以社区为单位，以社区人群为教育对象，以促进居民健康为目标，有目的、有计划、有组织、有评价的系统健康教育活动。

（二）开展社区健康教育的意义

（1）社区健康教育是社区护理工作的重要组成部分　为了达到"防治疾病、增进人民健康"的目的，单靠卫生部门解决健康问题难以奏效，发动全社会共同参与、以社区为基础大力开展健康教育是必由之路。社区健康教育可加强对社区人群的保健知识宣传教育，帮助群众建立自觉自愿的健康生活方式，为人们创造一个整洁、舒适、有益于身心健康的社会环境和生态环境。因此健康教育已是社区护理工作的重要组成部分。

（2）社区健康教育是对疾病进行有效防治的需要　随着人类疾病谱和死亡谱的变化，慢性非传染性疾病如心脑血管疾病、恶性肿瘤等已成为人类的主要死因，这些疾病的发生、发展多与不良的行为生活方式有关。控制这些疾病单纯依赖药物和手术只能短期有效，最根本的方法是通过健康教育改变不良行为和生活方式，而且社区健康教育应贯穿于三级预防的始终。

（3）社区健康教育是降低医疗保健成本的有效途径　我国是人口大国，医疗保健的投入相对于人们的健康需求有着一定的差距，健康教育则是一种低投入高收益的保健措施。通过健康教育让广大群众掌握疾病防治的知识和自我保健技能，使自我保健模式从"依赖型"向"自助型"发展，充分发挥自身健康潜能和个人主观能动性在促进健康中的作用，从而降低发病率、死亡率和盲目就诊率，使有限的医疗资源更有效的用于真正需要救治的患者。

二、健康教育的目的和任务

（一）社区健康教育的目的

① 提高社区人群的健康意识，培养居民的健康责任感。
② 增进居民自我保健的知识和技能。

③ 促使居民养成有利于健康的行为和生活方式。

④ 合理利用社区的保健服务资源。

⑤ 降低和消除健康危险因素。

（二）社区健康教育的任务

① 有效促进和影响领导决策层改变观念，从而制订各项促进健康的政策。

② 推动医疗卫生部门从单纯的治疗服务向提供健康促进服务的方向发展。

③ 提高卫生知识的普及率及健康行为的形成率。

④ 创造良好的生存环境，倡导文明、健康、科学的生活方式，促进社会主义精神文明建设。

三、社区健康教育的对象和原则

（一）社区健康教育的对象

（1）健康人群　健康人群由各个年龄段的人群组成，占所在社区比例最大。其健康教育应侧重于卫生保健知识的教育，以帮助他们维持良好的行为生活方式，并保持健康、远离疾病。同时也提醒他们对一些常见疾病提高警惕，定期体检，不要忽略疾病的预防及早期诊断。

（2）高危人群　是指目前尚健康，但本身存在某些致病的危险因素的人群。其健康教育应侧重于预防性教育，以帮助他们了解疾病相关防治知识，掌握自我保健技能，学习相关疾病的自我检查与监测方法，纠正不良的行为生活方式和行为习惯等，积极消除致病隐患。

（3）患病人群　包括各种恢复期患者、慢性期患者和临终患者，侧重于康复教育及临终死亡教育。

① 恢复期患者。这类人群渴望早期摆脱疾病的困扰，对健康教育比较感兴趣，合作性好。应侧重于疾病康复知识的教育以帮助他们提高医疗行为，自觉进行康复锻炼，以减少残障，促进康复。

② 慢性期患者。这类人群由于患病时间长，往往已具备一定的疾病和健康知识，应针对患者最急需解决的健康问题进行教育，尽可能阻止并发症的发生和疾病的严重化。

③ 临终患者。这类人群应帮助他们正确对待死亡，高质量、安详地度过最后的人生。

（4）患者家属及照顾者　与患者接触时间最长，他们常常因长期护理患者而产生心理和躯体上的疲惫，甚至厌倦。对于这类人群，应通过健康教育提高他们对家庭护理重要性的认识，使他们树立信心，消除厌倦情绪，坚定持续治疗和护理的信念，同时指导他们掌握家庭护理的基本技能，从而科学地护理、照顾患者，促进患者早日康复。除此之外，通过健康教育还能提高患者家属及照顾者掌握自我保健的知识和技能，使他们在照顾患者的同时维持和促进自身的身心健康，预防疾病的发生。

（二）社区健康教育的原则

（1）选择适当的教学内容、形式和时间　社区护士必须选择与教育对象需求相符合的教学内容、形式和时间，合理安排，以保证教学内容能够准确地被教育对象理解和接受，以提高教育对象对学习的主动性和积极性。

（2）营造良好的学习环境　良好的学习环境将促进教学活动的质量。学习环境一般包括三个方面，即学习的条件、人际关系及学习气氛。

（3）鼓励教育对象积极参与教学活动　教育对象的积极参与是保证社区健康教育质量的必要因素。因此，社区健康教育的每一步骤都必须鼓励教育对象积极参与。对教育对象的鼓励方式很多，比如，对于学习态度认真者给予口头表扬、对于成绩出色者给予物质奖励、对于积极参与者赠送小礼品或纪念品等。

（4）及时对教学活动进行评价　及时对教学活动进行评价是保证社区健康教育质量的另一重要因素。教育者或社区护士应通过即时评价和阶段评价及时对教学活动进行监测及检查。

四、社区健康教育的方法和技巧

（一）社区健康教育的方法

（1）语言教育方法　是以面对面的口头交流的方式进行有技巧的讲解健康教育的知识，增加社区居民对健康知识的理性认识，是健康教育最基本、最主要的方式。其包括口头交流、健康咨询、专题讲座、小组座谈和大会报告、演讲等。其特点是简便易行、不受一般客观条件限制，不需要特殊设备，随时随地即可开展，具有较大的灵活性。

（2）文字教育方法　是以文字或图片的方式进行的健康教育活动。形式较多，主要有卫生标语、传单、卫生手册、卫生课本、墙报、板报、科普读物以及卫生报刊等。可根据不同的对象与场合、不同的内容、目的和要求选择运用。其特点是普及性强，宣传面广，不受时间和空间的限制，且便于保存。

（3）形象化教育方法　是以各种形象化的作品或方法进行的健康教育活动。主要有图片、照片、标本、模型、实物等方式传递健康信息。其特点是直观性、真实性强，印象深刻，教育效果好。

（4）电化教育方法　是利用现代化的声、光、电设备进行的健康教育活动，即应用广播、电视、电影、互联网及微信、短信等多媒体手段提高教育效果，使教育更好地适应时代的要求。其特点是信息量大、资源丰富、传播速度快，教育效果好。

（二）社区健康教育的基本技巧

（1）开发社区领导层　实践证明只有把健康教育工作纳入政府及卫生部门的中心工作中去，有效开发领导层，动员社区力量，创造良好的支持性环境。

（2）动员教育对象积极参与　与教育对象建立合作伙伴关系，选择教育对象最适宜的学习时间进行教学等，动员教育对象主动的积极参与教学活动。

（3）讲究信息传播技巧　健康教育实质是各种信息的传播过

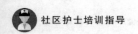

程，在人际信息传播活动中，听、说、看、问、答、表情、动作等都是构成人际传播的基本方式，每一种传播方式都有一定的技巧，技巧运用得好坏直接影响到传播的效果。

（4）健康教育内容安排要符合学习的规律　应从简单到复杂、从具体到抽象、从部分到整体，循序渐进，以提高学习兴趣，保证学习效果。注意一次安排内容不宜过多，利于教育对象对知识的理解和吸收。

（5）教育形式要多种多样　社区人群中的人口学特征多样，可利用的资源条件亦不同，社区护士在进行健康教育时要因地制宜，用不同的方法，将同样的教学内容传授给社区不同的教育对象。对于技能性的知识应适当安排实践活动。

（6）重视健康教育信息反馈　应对健康教育活动进行调查评估，反馈信息，不断完善健康教育的内容、方式和方法等，以提高健康教育的效果与效率。

五、社区健康教育的步骤

健康教育是有组织、有计划、有目的、系统的教育活动。其效果取决于过程中的计划、组织和管理。健康教育程序的理论来源于护理程序，其过程可以分为健康教育评估、健康教育诊断、健康教育计划的制订、健康教育计划的实施及社区健康教育评价 5 个步骤。

（一）社区健康教育评估

社区健康教育评估是指社区健康教育者或社区护士通过各种方式收集有关健康教育对象和环境的信息与资料并进行分析，了解健康教育对象的需求，为开展健康教育提供依据。

1. 评估内容

（1）教育对象　首先要明确教育对象的需求，社区护士重点收集的资料包括：①一般资料，性别、年龄、健康状况、遗传因素等；②生活方式，主要有吸烟、酗酒、饮食、睡眠等；③学习能力，包括文化程度、学习经历、学习兴趣、学习方式等；④对健康知识的认识情况，包括常见病的相关知识、疾病的预防方法、服药知识等。

（2）教育环境　包括人文环境和自然环境。①人文环境，健康教育者与学习对象是否建立良好的互信关系、教育过程中是否可保持互动学习、学习对象间的交流和认知、态度等；②自然环境，选择的健康教育场所是否有利于教学、是否嘈杂、是否有舒适的座位等。

（3）教育者　健康教育者不仅要有扎实的专业本领，还应具有一定的教育沟通技巧、服务责任心等。

（4）医疗卫生服务资源　医疗卫生服务的基本状况、医疗卫生机构的数量、位置分布、卫生立法与法规政策的普及度等。

2. 评估方法

（1）直接评估　采用观察法、焦点人物访谈、问卷调查、召开座谈会等评估方法。

（2）间接评估　采用查阅文献资料、查阅档案、开展流行病学调查等评估方法。

（二）社区健康教育诊断

社区健康教育诊断是以收集的资料为依据，分析和确定社区存在的健康问题和社区居民的学习需要。确定社区健康教育问题可以分以下几个步骤。

① 分析社区居民现在或潜在的健康问题。

② 选出可以通过健康教育解决的或改善的健康问题，排除由于生物遗传因素所导致的不可干预的健康问题，找出行为因素导致的、可干预的健康问题。

③ 分析健康问题对受教育者健康的影响程度，挑选出的健康问题按严重程度排列。

④ 分析开展健康教育所具备的能力及资源，包括人力、物力及财力，从而决定所开展的健康教育项目。

⑤ 找出健康问题相关行为因素及环境因素，以及促进居民改

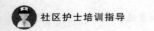

变行为的相关因素。

⑥ 确定健康教育的优先问题，可根据"三性"进行排序：

a. 严重性。死亡率高；发病率高；伤残率高；受累人数多；危害大；群众普遍关注；

b. 可干预性。与行为问题密切相关，可以通过健康教育得以解决；

c. 可行性。有必要的技术条件，易于被居民所接受。

（三）社区健康教育计划的制订

在确定社区健康教育诊断后，即可以制订社区健康教育计划。在制订计划时，应以教育对象为中心。为了使社区健康教育计划能有效地实施，教育者应与其他社区卫生服务人员、社区基层组织领导以及教育对象共同磋商制定。

1. 制订社区健康教育目标

目标是社区健康教育的总方向，是计划实施和评价的依据，包括总体目标和具体目标。目标要是具体的、可测量的、可完成的、可信的并有时间限制的。

2. 选择社区健康教育内容

选择教育内容时要注意：重点选择符合教育对象需求的内容，应针对目标人群的知识水平、接受能力、教育的目的和要求来确定。

3. 选择社区健康教育的方法

开展健康教育的形式可多样化，应根据教育内容和教育材料考虑教育方法的可接受性、简便性、经济性及可达到的效率和效果。

4. 教育人员的组织和培训

确定组织网络和执行人员。做好培训是执行计划的组织保证，对执行健康教育计划的各类人员，要根据其工作性质和承担的任务，分别进行培训，以保证健康教育计划实施的质量。

5. 安排健康教育活动日程

科学、合理地安排健康教育活动的日程，其是保证健康教育计划顺利实施的重要条件。

6. 设计监测与评价方案

评价贯穿教育活动始终，在健康教育活动计划的制订阶段就要考虑对教育目标进行监测和评价，如目标的完成时间、效果评价方案、监测与评价负责人等。

（四）社区健康教育计划的实施

社区健康教育实施是将健康教育计划中的具体措施付诸行动、逐项落实的过程。在实施过程中，主要是把握四个环节：组织、准备、实施和质量控制。

（1）组织　组织工作是社区健康教育的首要任务，主要是开发领导层和社区，完善基层组织，强化各部门之间的合作关系，调动参与健康教育的积极性。

（2）准备　积极协调社会各界力量，营造实施健康教育的良好内外部环境；认真做好培训，建立实施计划的时间表，准备相关材料和配套设施，通知目标人群健康教育的主要内容、时间和地点等。

（3）实施　主要是将计划中的各项措施变为实践，在实践过程中要注意培养典型，以点带面，不断探讨新的教育形式和方法，及时总结好经验、好做法，做好交流推广。

（4）质量控制　主要包括对健康教育活动的内容、进度、数量、范围及经费使用情况等方面的监控；对健康教育目标人群的满意度、参与度及认知、行为变化的监测等。要建立信息反馈系统，对各种信息及时记录，做好资料的收集和保存等工作。

（五）社区健康教育评价

社区健康教育评价是全面监测计划执行情况，控制计划实施质量，确保计划实施成功的关键性措施。需要注意的是，评价不是在计划实施结束后才进行，而是贯穿于计划实施的全过程。

1. 评价的分类

分为过程评价和效果评价。

（1）过程评价　　对计划的全过程进行的评价，始于健康教育开始执行之时，贯穿于整个计划实施的始终。通过过程评价可及时发现计划执行中存在的问题，有针对性地对计划进行修订，监督计划执行的质量，保证健康教育目标的实现。

（2）效果评价　　即对健康教育项目活动的作用和效果进行评价。效果评价又包括近期效果评价和远期效果评价。近期效果评价主要是针对受教育者知识、信念、态度的变化进行评价。远期效果评价是对健康教育计划实施后产生的远期效应进行评价，包括受教育者的健康状况、生活质量的变化等。

2. 评价方法

包括观察法、面谈与询问、家庭访视、问卷调查、卫生知识小测验及卫生统计方法等。

3. 评价指标

在进行健康教评价时，应注意使用恰当的评价指标。常用的评价指标如下：

（1）反映个体或人群卫生知识水平的指标

卫生知识普及率（％）＝社区内已达卫生知识普及要求人数/社区总人数×100％

知识知晓率（％）＝调查中对某种卫生知识回答正确人数/调查总人数×100％

（2）反映社区健康教育工作的指标

社区健康教育覆盖率（％）＝社区内接受健康教育的人数/社区内总人数×100％

（3）反映个体或人群卫生习惯或卫生行为形成情况的指标

健康行为形成率（％）＝调查中形成某种健康行为的人数/调查总人数×100％

不良行为成习惯转变率（％）＝某范围内已改变或纠正某种不良行为或习惯人数/该范围内原有某种不良行为或习惯人数×100％

（4）反映人群健康状况的指标　　发病率、患病率、死亡率、人均期望寿命以及儿童的生长发育指标等。

六、开展社区健康应注意的问题

社区健康教育是面向社区全体居民的，不同健康状况的居民所感兴趣的健康教育内容不尽相同，同时，不同年龄阶段的人群也有特定的保健需求。

（一）健康人群

是社区中的主要群体，由各个年龄段的人群组成，这类人群中有的可能对健康教育最缺乏需求，认为自己身体健康，疾病离他们很遥远，对健康教育持排斥态度。

这类人群健康教育主要侧重于促进健康与预防疾病的知识与技能，目的是帮助他们维持良好的生活方式并保持健康，同时也提醒他们对一些常见疾病提高警惕，认识到疾病预防及早期诊断的重要性。

（二）慢性病患者

健康教育的内容要关注到疾病现有症状的控制，关注疾病并发症、复发症和后遗症的预防。该群体的健康教育内容应包括疾病相关健康指标的自我监测、合理用药、疾病危险因素及其预防、疾病危象的辨识及其应对、日常生活能力锻炼等。此外，社区还应对慢性病患者的家庭成员进行有关疾病知识、照顾技能等内容的教育。在健康教育的实施中，采取常规教育与重点教育相结合的模式，前者如设立健康教育宣传栏并定期更换内容、发放健康教育手册、提供科普读物、开展社区健康教育专题讲座、提供健康教育处方、播放健康教育视频等，后者如"一对一"交谈、家庭访视教育、同伴教育、个案管理等。

（三）高危人群

是指目前尚健康，但本身存在某些致病的生物因素或不良行为及生活习惯的人群。致病的生物因素包括个体遗传因素（例如高血压、糖尿病、乳腺癌等疾病家族史），不良的行为及生活习惯（包括

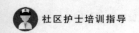

高盐、高糖及高脂饮食、吸烟、酗酒等）。这类人群发生疾病的概率高于一般健康人群，为了减少疾病发生率，这类人群是干预的重点。

针对这类人群，健康教育应侧重于预防性健康教育，把与高危因素有关的疾病预防作为健康教育首选内容。从而帮助他们掌握一些自我保健的技能，如乳房的自我检查及某些疾病的早期自我监测等，另外帮助他们自觉地纠正不良的行为及生活习惯，积极地消除致病隐患。

（四）患者家属及照顾者

他们与患者接触时间最长，部分人因长期护理而产生躯体和心理上的疲惫，对于这类人群健康教育应侧重于养病知识、自我监测技能及家庭护理技能的教育。

（五）特殊人群

社区卫生服务中心还要针对 0～6 岁儿童家长、青少年、妇女、老年人、农民工等人群进行健康教育。

（1）0～6 岁儿童家长　婴幼儿的成长监测、预防接种常识、小儿常见病的防治、营养常识、良好的生活及行为习惯、儿童认知能力、儿童各种意外事故的预防知识、儿童心理及行为问题、中医药保健常识。

（2）青少年　常见疾病的预防知识、青春期生理特点、青春期不良行为倾向预防、合理营养膳食以及急救知识。

（3）老年人　保健知识及慢性病的防治知识、定期体检、心理健康疏导、饮食与营养常识、合理用药指导、中医药保健常识。

（4）妇女　女性要经历青春期、妊娠期、产褥期、哺乳期、更年期等特殊阶段，健康教育主要针对女性生殖器官的构造及发育过程、生理特点、保健知识、常见疾病的防治、健康检查与防癌普查。

（5）农民工　以国家颁布的农民工相关法律法规和政策、重点传染性疾病的防治知识、心理健康知识、意外伤害与急救知识宣教为重点。

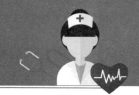

第六章

以家庭为单位的护理

家庭是个人生活的场所，它是构成社区的基本单位。家庭健康关系到个人和社区的整体健康，存在相互依存的关系，所以以家庭为单位的护理是社区护理的核心内容之一。社区护士作为社区居民健康的守护者，需要掌握社区每个家庭的特点，充分利用家庭资源，通过适当的家庭健康护理方法，维护和促进家庭的整体健康。

第一节 ▌ 家庭与健康

一、家庭的概念

随着现代社会不断发展，家庭虽是社会活动基本组成单位，也是个人生活的场所。传统意义上的家庭是指由有血缘、婚姻、领养、监护关系的人组成家庭的概念的社会基本单位。近年来，有人提出现代广义的家庭定义："家庭是家庭成员共同生活和彼此依赖的场所，它由一个或多个有血缘、婚姻、收养或朋友关系的个体所组成的团体，它是社会团体中最小的单位，也是家庭成员共同努力达到生活目标和满足需要、彼此依赖的处所。"

家庭的组成离不开法律的支持与认可，基本家庭关系的建立取决于家庭成员血缘关系和彼此的承诺；家庭的职责是为家庭里每一个成员提供一个安定的环境，在成员彼此相爱、彼此照顾的情况下，完成人类的共同成长和延续，是一种终生关系。

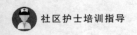

二、家庭的结构类型

家庭结构是指构成家庭单位的成员及家庭成员互动的特征，分为家庭的内在结构和家庭外部结构。

1. 家庭内部结构

家庭内部结构反映家庭成员之间的相互作用及相互关系。包括四个方面，即家庭角色、家庭权利、沟通方式和家庭价值观。

（1）家庭角色　家庭角色是指家庭成员在家中特定身份、相对位置和相互关系。一般家庭成员角色分配依照社会规范和家庭工作性质、责任，自行对家庭角色进行分配，各成员同时扮演不同的角色。如果不能履行好其角色义务，常常会发生角色冲突，导致情绪紊乱，甚至出现躯体障碍、家庭功能障碍，是直接影响家庭健康的重要因素。

（2）家庭权利　家庭权利是指家庭成员对家庭的影响力、控制权和支配权。可以分为4种类型：传统权威型、情况权威型、分享权威型和情感权威型。每个家庭可以有多种权力结构并存，同时家庭权力结构会随着家庭生活周期、家庭事件以及社会变迁而变化。社区护士在做家庭评估的时候，应注意确认家庭的决策者，也就是一家之主，通过与家庭决策者的合作与协商，使其影响整个家庭，从而使家庭健康护理干预更有效地实施。

（3）沟通方式　家庭沟通是信息在家庭成员间的传递过程。家庭成员权力均等，彼此商量决定家庭大小事务，这类家庭称为民主家庭。沟通是家庭成员情感、需要、愿望、信息和意见交换的过程。家庭关系的好坏，关键在于沟通，家庭成员间良好的沟通能化解家庭矛盾、解决家庭问题，促进家庭成员间的关系。不良的沟通方式阻碍家庭功能的发挥。家庭沟通方式从内容上可分为情感类沟通和机械性沟通。

（4）家庭价值观　指家庭成员在价值观方面持特有的思想、态度和信念，是家庭成员共同的判断是非的标准以及对某些事物的看法和态度。家庭价值观指导家庭成员与家庭的行为，影响家庭生活方式、教育方式、健康观念与健康行为等，其形成受到家庭所处的宗教信仰、社会文化与现实状况的影响，是家庭生活的重要组成部分。

2. 家庭外部结构

家庭外部结构主要指家庭人口结构，即家庭的类型。

（1）核心家庭　核心家庭指由夫妇及其婚生或领养的子女组成的家庭。包括仅有夫妇两人的家庭，也称为丁克家庭。现代社会中核心家庭已成为主要类型。核心家庭的共同特征是：家庭成员少、结构简单、关系单纯、容易沟通、便于作出决定。但可利用的家庭资源少，家庭关系既敏感又脆弱，当面对家庭困难时，可利用的家庭内外的支持较少，容易出现家庭危机。

（2）主干家庭　主干家庭又称直系家庭，指由一对夫妻同其父母、未婚子女或未婚兄弟姊妹构成的家庭。主干家庭的特点是：家庭成员多，关系繁多，家庭功能受多重关系影响，可利用的家庭内外资源多，往往有一个权力和活动中心，另外还有一个次中心存在，不容易集中。但具有面临困难时可利用家庭资源多的优点。

（3）联合家庭　联合家庭又称复式家庭，是指由两对或两对以上的同代夫妇及其未婚或已婚子女组成的家庭，包括由父母和两对以上已婚子女及孙子女居住在一起的家庭，或者由两对以上的已婚兄弟姊妹及其子女组成的家庭。及横向至少有两对或两队以上的夫妻。这类家庭的特征是：家庭成员更多，有时关系更复杂，同时存在一个权力和活动中心及几个次中心，或几个权力和活动中心并存。其结构相对松散且不稳定，当各个权利和活动中心持不同看法和观点的时候，难以作出一致的决定。

（4）其他家庭　其他家庭类型包括单身家庭、同居家庭、同性恋家庭、享用同一居室的人组成的家庭等。这些家庭类型虽然不具备传统的家庭形式，但也行使着类似的功能，表现出家庭的主要特征。

三、家庭的功能

家庭的功能是指家庭本身所固有的性能和作用。其主要功能是满足家庭成员在生理、心里及社会各个层次的需求。以维护家庭的完整，满足家庭成员的需要，并使家庭成员的行为符合社会期待。

（1）情感功能　情感是形成和维持家庭的重要基础。家庭成员之间相互关心和支持，维持家庭的完整性，建立良好的情感交流，消除社会生活所带来的挫折和苦恼，满足家庭成员的情感要求，使每一位家庭成员都有一种安全感和归属感，它是家庭生活幸福的基础。

（2）生育功能　孕育子女、繁衍后代是家庭特有的功能，同时家庭也成为满足两性生活需求的基本单位。

（3）抚养与赡养功能　抚养子女、赡养老人、夫妇间相互供养是家庭的主要功能，是中华民族美德。

（4）社会化功能　家庭具有将其成员培养成合格的社会成员的功能，生活中相互学习知识、技能，发展建立人际关系的能力，树立生活目标，引导社会行为规范，承担社会角色赋予的相应责任和义务，使其树立正确的人生观和价值观。家庭是完成社会化功能的第一和最重要的场所。

（5）健康照顾功能　家庭成员间相互照顾，抚养子女，赡养老人。家庭不仅有保护、促进成员健康的功能，还有在其成员患病时提供各种照顾和支持的功能。主要包括提供合理饮食、适宜衣物、健康的卫生资源等。

（6）经济支持功能　家庭是社会经济分配与消费的最基本单位。通过合法的劳动所得建立家庭的经济基础，提供和分配物质资源来满足家庭成员对衣、食、住、行、教育、医疗等各方面需求。

四、家庭与健康的关系

（一）健康家庭的概念

健康家庭（healthy family）指家庭中每一个成员都能感受到家庭的凝聚力，能够提供足够支持身心的内部和外部资源的家庭。它能够满足和承担个体的成长，维系个体面对生活中各种挑战的需要。同时也是针对家庭整体而言，不等于家庭成员没有疾病，如家庭结构不完整；家庭经济条件所限；不能支持家庭的教育、发展，影响家庭功能的发挥，同时，还可以引发家庭成员之间的感情纠葛，这些都是家庭不健康的表现。WHO提出的家庭健康概念是指

"作为基本社会单元的家庭能正常行驶其职责"。

（二）家庭对健康与疾病的影响

家庭对个人健康与疾病的影响主要有以下几个方面。

（1）对遗传的影响　遗传是影响人类健康与疾病的重要因素之一，某些疾病如血友病、红绿色盲、先天性心脏病等与遗传因素密切相关。如今，先进的医学知识和技术使其中的很多健康问题和疾病可以得到有效预防。

（2）对儿童发育的影响　家庭能为儿童的身心发育提供必要的物质以及精神条件，对其社会化起着重要的作用。如父母感情破裂导致家庭不完整、父母经常殴打、谩骂儿童、父母之间相互殴打等，使儿童在成长期易形成负面影响；长期失去父母照顾与抑郁、自杀及社会病态人格三种精神疾病的发生有关。

（3）家庭对疾病传播的影响　家庭成员居住、生活在一起，接触密切，极易使流行性感冒、肺结核、乙型肝炎等疾病在家庭成员间传播。家庭婚姻状况和生活压力事件会影响疾病的发病率、死亡率。家庭中家庭成员支持对各种疾病尤其是慢性病和残疾的治疗、康复有很大的影响。此外，患精神性疾患的母亲的孩子更可能患上精神病。

（4）对就医行为和生活方式的影响　家庭成员的健康理念往往相互影响，一位家庭成员的就医行为受另一个家庭成员或整个家庭的影响。家庭成员具有相似的习惯与生活方式，不良的习惯与生活方式会明显影响家庭成员的健康。

（5）对发病率和死亡率的影响　压力水平高且支持水平低的家庭，将影响到患者及家庭对医疗服务的使用程度，从而对发病率和死亡率产生一定影响。

（6）家庭对疾病恢复的影响　家庭的支持态度对各种疾病尤其是对慢性病和残疾的治疗与康复有很大影响。国外专家的研究发现，糖尿病控制不良与低家庭凝聚力和高冲突有关，因此，家人的配合与监督是至关重要的。

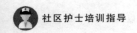

第二节 ▌ 家庭健康评估

一、评估内容

（一）个体的评估

评估家庭中的个体是家庭护理的重要组成部分，通常家里有一患病的成员，可以全面评估患者已有的健康问题，大多数是慢性病，如糖尿病；或者是潜在的健康问题，如新进入夫妇角色的过程中可能出现的问题等。所以充分收集有关个体服务对象现存或潜在的健康问题资料，是家庭评估的首要部分。个体评估的内容可以随着健康状态与个体年龄不同而有所差异。

（二）家庭的评估

通过家庭评估可以了解家庭的结构和功能状况，分析家庭与个人健康之间的相互作用，从而实现家庭护理的目标。

（1）家庭所有成员的评估　包括姓名、性别、年龄、职业、教育程度、生活习惯、婚姻状况、主要和潜在的健康问题。

（2）家庭生活状况的评估　主要的家庭生活事件、周期、问题，家庭成员的健康问题。

（3）家庭经济状况的评估　家庭的主要经济来源、年总收入、人均收入、年总支出、家庭成员的消费观念等。

（4）家庭的健康理念评估　包括成员的自我保健能力，是否做到维护健康和促进健康，是否有良好的生活习惯，例如运动、饮食、睡眠、体重监测等；疾病预防，例如接种疫苗、定期去医院体检等；对疾病的重视程度包括是否能及时去医院就诊，家庭照顾患者的能力；对医疗保健服务的熟悉度，包括家庭与亲属、社区、社会地位、家庭利用社会资源的能力。

（5）家庭凝聚力的评估　包括家庭成员之间有无互相支持、鼓励，是否团结一致；家庭成员相互间情绪变化是否能及时发现，遇到困难时能否共进退；对孩子的教育观念，父母的观点是否能够达成一致；家庭管理是否充分满足身体、精神的需要；能否尊重个性发展，与他人正常交往，参与社会公益活动等。

（6）家庭结构的评估 包括家庭成员间关系、家庭角色、家庭权利、家庭的情感氛围、有效沟通与交流方式、家庭价值观等。

（7）家庭功能的评估 包括：①经济功能，即家庭成员的收入、消费观念、用于相关医疗费用等；②成员间的情感，即家庭危机时的凝聚力、家庭整体的应对能力；③保健功能，即家庭成员对健康知识的了解程度，对婴幼儿、老年患者的照顾能力、照顾水平等。

（8）家庭生活周期与发展阶段健康问题的评估 通过了解家庭的生活周期，帮助社区护士评估家庭在特定阶段可能或已经出现的问题，尤其是帮助家庭顺利度过生活周期的转折阶段。

（9）家庭环境的评估 住所的基本状况；家庭内部卫生环境和家庭周围环境。

（10）家庭资源的评估 包括家庭内资源，是指家庭房屋面积、交通出行是否便利、经济主要来源、医疗保险、教育等。家庭外资源，是指家庭周围社会支持性团体，如街坊邻居、志愿者和家政服务部门等；社会保障设施，包括医疗保险机构、居民委员会、养老院等。

二、评估工具

家庭健康评估工具主要包括家庭结构图和家庭关系度指数。

（1）家系图 是提供整个家庭的构成及结构、健康问题、家庭人口学信息、家庭生活事件、社会问题和信息的图示。家系图能清楚地显示家庭问题，便于社区护士对家庭全面评估，识别家庭中的高危人员和危险因素，从而确定家庭健康护理的重点对象。它是家庭评估的重要工具之一，也是家庭健康档案的重要组成部分。

（2）家庭关怀度指数 是运用家庭功能评估表来检测家庭功能的问卷。主要反映家庭中的个体对家庭功能的主观满意程度，不能完全反映家庭作为一个整体的功能状况。由于此问卷回答的问题少，评分容易，可以快速地评价家庭功能，是自我报告法中比较简

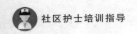

便的一种。家庭功能评估表反映了个别家庭成员对家庭功能的主观满意度。问卷共有五个题目，每个题目代表一项家庭功能，分别为适应度、合作度、成熟度、情感度、亲密度。

第三节 ▌ 家庭护理

一、家庭护理的概念

家庭护理是以家庭为单位，以家庭理论为指导思想，以护理程序为工作方法，社区护士和家庭成员有目的地共同参与，充分发挥家庭成员的健康潜能，以预防、应对、解决家庭发展阶段的各种健康问题，确保家庭健康的一系列护理活动。提供家庭健康护理的基本工作方法是家庭访视和居家护理。

二、家庭护理的作用

① 提供连续性的医疗照护，使患者在出院后仍能获得完整的照顾，在熟悉的环境中增进患者和其家属的安全感。
② 提高患者的生活质量和鼓励患者学习自我照顾的方法。
③ 减少患者住院天数，增加医院床位的使用周转率。
④ 降低出院患者再住院率或急诊的求诊频率。
⑤ 减少患者及其家属往返医院路程奔波之苦，减轻家庭的经济负担。
⑥ 促进护理专业发展，扩展专业领域。

三、家庭护理的内容

（1）提供有关的医疗帮助 社区护士确定家庭存在的健康问题后，应劝导家庭成员及时就医和诊治，为家属提供疾病治疗期间有关的知识、技能方面的信息，使其促进疾病痊愈，健康恢复。
（2）提高心理和社会适应能力 社区护士应熟知每个家庭成员

在不同发展阶段的社会需求、心理，应认真积极指导，使其具有健康的心理、良好的社会适应能力及道德健康。

（3）建立与改善有利于健康的行为和生活方式 社区护士了解家庭成员发展中的健康信念和行为，提供相应的卫生宣教和资源，利用家庭现有的条件和经济能力，最大限度地改善生活方式和生活环境，维持或促进家庭成员的健康水平。

（4）合理利用健康资源 社区护士可以指导和帮助家庭合理有效地利用现有资源，如家庭本身的条件、社会支持性团体、社会福利机构等，以自己最大能力解决家庭健康问题。

四、家庭护理的技能

1. 基础护理技能

① 熟知社区个体与人群健康促进有关的保健知识及疾病预防、治疗、护理、康复等方面的方法与技能。

② 对常见危重症患者在现场做紧急处理，并根据情况联系急救。

③ 在社区卫生服务中，能积极配合医生根据生物、心理、社会相关因素开展家庭健康教育指导、家庭基础护理及慢性病患者、残疾人、临终患者的家庭护理。

④ 运用整体护理模式，为患者规范地填写护理病历和收集患者的健康问题并记录。

2. 专科护理技能

① 采集各种血液、尿液、粪便标本并及时送检。

② 徒手心肺复苏。

③ 心电图操作、静脉输液、静脉注射、鼻饲、洗胃、灌肠、导尿术等。

④ 一般伤口的切开缝合。

⑤ 烧伤和骨折的初步简单处理。

⑥ 孕期预防保健指导、围生期访视。

⑦ 五官、眼科的一般治疗（包括眼内异物和泪囊冲洗），取外

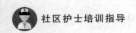

耳道耵聍及异物。

⑧ 超声雾化吸入。

⑨ 各种慢性病的病情观察、家庭康复护理、临终护理等。

五、社区护士在家庭护理中的作用

对于社区护士来说，了解家庭的生活周期，明确家庭护理的内容，有助于鉴别家庭的状态，预测和识别在某一阶段可能或已经出现的常见问题，及时提供帮助和健康教育，采取必要的预防、干预措施，以此达到维持和提高家庭的健康水平及自我保健功能的目的。

（1）直接提供护理　是指在家庭护理中执行的各种护理活动。包括评估护理对象的健康问题、执行护理操作和健康指导等；拟定家庭护理计划，提供照护并监督照护情形和结果，建立家庭档案。社区护士在提供直接护理的同时，应指导患者和家属，使其达到自我护理的目的。

（2）健康教育　健康教育是社区护士的重要工作之一，为家庭提供信息及应用各种保健知识促进和维持家庭的健康功能。

（3）协调、合作服务　社区护士在评估社区和家庭环境后，发现影响健康的生活环境因素，通过与其他专业的团结协作，最大限度地满足护理对象的需求，提高家庭的健康水平。

（4）介绍其他资源　了解家庭资源情况，评估可利用的家庭内、外资源，当家庭资源不足或缺乏时，社区护士介绍社区中存在一切可以利用的机构、组织、服务或项目等，促进家庭健康水平。

第四节 ▍家庭访视的形式

一、家庭访视

（一）家庭访视的概念

家庭访视简称家访，是为了维护和促进个体和家庭的健康，社区护士深入服务对象的家庭进行有目的的交往活动。家庭访视是社区护士开展社区护理的重要形式。

（二）家庭访视的目的与内容

1. 家庭访视的目的

社区护士通过家庭访视，了解社区居民的健康状况，早期发现访视对象现存的或潜在的健康问题，确定影响家庭健康的危险因素，根据实际需求和现有的内在、外在资源合理地制订和实施家庭护理计划，帮助社区居民解决家庭问题，预防疾病和促进家庭健康。

2. 家庭访视的内容

主要包括以下 4 个方面。

① 判断家庭存在的健康问题，按照援助计划落实。

② 提供护理服务，是指实施的护理活动，如为居家患者伤口换药，为高血压患者提供生活和安全用药等方面的知识。

③ 社区护士寻求解决家庭内部问题的方法，同时应具备与相关部门进行协调和联络的能力，提供如何利用各种社会健康资源的咨询指导。

④ 为家庭提供知识信息，指导家庭成员有效应用各种保健知识，进行自我保健，内容包括有关家庭健康的行为。

（三）家庭访视的类型

根据访视的目的可分为以下 4 种类型。

（1）预防性家庭访视　目的是疾病预防和健康促进。主要用于妇幼保健性访视和计划免疫等。

（2）评估性家庭访视　评估个体、家庭的健康需求和状况，为制订护理计划提供依据。常用于有健康问题患者的评估，年老体弱者或残疾人的家庭环境评估。

（3）连续照顾性家庭访视　为有后续护理照顾需求的患者提供连续性的护理服务。主要用于慢性病患者、行动受限者、需要长期康复护理的患者以及临终患者的家庭护理。

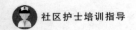

（4）急诊性家庭访视　解决临时的、紧急的情况或问题，多为随机性。如外伤、家庭暴力等。

（四）家庭访视的程序

家庭访视的程序可分为访视前准备、访视中工作、访视后工作。

1. 访视前准备

是访视工作成功与否的关键环节，准备的内容包括选择访视对象、查看访视对象资料、确立访视目标、准备访视用物、联络被访视家庭以及安排访视路线等。

（1）选择访视对象　当需访视的家庭较多时，应在有限的时间、人力、物力情况下，有计划、有目的、有重点地安排访视对象的优先顺序。优先考虑健康问题影响人数多的家庭、健康问题对生命有严重影响的家庭、易产生后遗症的健康问题的家庭、利用卫生资源能控制疾病的家庭。在实际工作中，既要参照优先原则安排访视顺序，也应根据具体情况进行适当调整。

（2）查看访视对象资料　选择家庭访视对象后，应先查看访视对象的家庭健康档案资料，对访视对象有初步了解。

（3）确定访视目标　进行家访前，社区护士分析收集到的访视对象资料，作出护理诊断，制订访视计划，确定访视目标。对需要连续性访视的家庭，每次访视前需了解以前的家庭护理记录及相关信息。

（4）准备访视用物　根据访视目的和家庭的具体情况准备访视用物，访视用物分为基本用物和增设用物。基本用物有：体温计、听诊器、血压计、棉签、纱布、剪刀、纸巾、压舌板、注射器、乙醇、手电筒、皮尺、口罩、帽子、工作衣、消毒手套、家庭护理手册、记录本等。增设用物一般根据访视目的临时增加，如对新生儿的访视要增加体重秤、预防接种和母乳喂养的宣传材料等。

（5）联络被访家庭　原则上需事先与被访家庭预约具体访视时间，一般通过电话预约。如果因预约可能使家庭有所准备而掩盖想要了解的真实情况，如虐待儿童等特殊情况，可安排临时性突击访视。

（6）安排访视路线　一般个案的访视，路线安排可由远及近或者由近及远，节约时间。原则上将问题较重、有时间限制、易受感染的对象优先安排，如果没有特殊情况发生则按既定计划进行访视。

2. 访视中工作

（1）确定关系　访视目标的实现与服务对象及家庭成员的积极配合有密切关系，社区护士要与服务对象及家庭建立信任、友好、合作的关系。首次家访时，社区护士首先要自我介绍，说明来访的目的和所需要的时间。

（2）评估、计划与实施

① 运用沟通技巧，全面、客观地收集访视家庭的资料，评估现存的健康问题。

② 与访视对象一起制订或调整护理计划，以提高访视对象与其家庭的参与意识。

③ 实施护理干预，进行健康教育或护理操作。

（3）简要记录访视情况　记录的重点为护理人员提供的护理服务及患者的反应。

（4）结束访视　结束访视时需与访视对象一起复习总结，确认有无被遗漏的问题，征求家庭对此次访视的意见与建议。如有需要预约下次访视时间，社区护士将自己的姓名、社区服务站的地址、电话留给访视对象，以便随时咨询。

3. 访视后工作

（1）物品的处理　访视后，要及时检查、消毒、整理使用过的物品，对访视的基本用物补充完整。

（2）记录和总结　整理和补充访视记录。有家庭健康档案者，应更新信息；无家庭健康档案者，应及时建立。

（3）制定和完善护理计划　根据家庭访视中收集到的资料和新出现的问题，制定和完善护理计划。对已解决的健康问题，应及时终止护理计划。

（4）协调合作　针对家庭访视中出现的问题，可以与社区其他卫生人员协商，找到解决问题的办法，如个案讨论、汇报等。对于

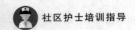

社区内现有资源不能解决的问题，在征得访视对象同意的情况下，应与其他卫生服务机构联系，为访视对象提供转诊服务。

（五）家庭访视的注意事项

1. 仪表端庄

着装得体、整洁，随身带身份证、工作证便于工作，一般情况下，穿工作服比较容易开展访视工作。

2. 态度和蔼

说话要注意语速，注意专心倾听、行事合乎礼节。对访视对象关心、尊重，与访视对象交谈时要注意交流方式，不能以暗示的言语影响访视对象对问题的认识和判断，要保守被访视家庭的秘密。要保持中立的态度，客观、真实地收集访视家庭的资料，不以自己的态度、信仰、价值观等影响访视对象的判断与决策。

3. 观察仔细

发挥敏锐的观察能力，密切注意访视对象语言和非语言的表现，有助于发现细微问题，帮助社区护士作出明智的决定。

4. 方式得当

进入访视家庭后，说明来意和目的、所需要的时间等，取得访视对象的同意与配合。访视中，要引导访视对象尽快进入主题，切勿随意闲聊，偏离主题。

5. 时间合适

选择合适的时间，家访的时间不宜过早或过晚，避开吃饭、午休、会客的时间。家访时间控制在 0.5～1h 为宜。最好在家庭成员都在的时候进行家访。

6. 项目明确

护患双方明确收费项目与免费项目，一般家访人员不直接参与收费。访视护士不应接受礼金、礼物等。

7. 注意安全

① 家访前应事先与被访家庭电话联系，询问家庭地址、交通

路线；特殊情况时社区护士可以要求陪同人员同行，如为单身的异性进行家访。

② 避免去一些偏僻的场所进行家访，如地下室、小胡同、空旷的建筑或偏远的地区；在访视对象的家中看到一些不安全因素，如打架、酗酒、有武器、吸毒等，可立即离开，并与有关部门联系。

③ 护理包应在社区护士视线范围内，避免儿童接触而发生意外。

④ 家访前应做好路线安排并严格遵守，访视前尽可能用电话与访视对象取得联系。切忌为了节约时间而随意改变家访路线。途中遵守交通规则，做好自身防护，注意路途安全。

⑤ 家访时尽量要求护理对象的家属在场，遇到有敌意、情绪反常、发怒的访视对象，在提供急需的护理后，立刻离开现场。

二、居家护理

居家护理是社区慢性病患者、行动不便的偏瘫患者、老年人以及临终患者较为适宜的卫生服务方式，是住院服务的院外补充。居家护理确保了医疗护理活动的连续性，从而达到促进健康、恢复健康、减轻痛苦的预防与康复的目标。

（一）居家护理的概念

居家护理是在医嘱的前提下，社区护士直接深入患者家中，提供定期的专业健康照顾和护理服务，运用护理程序，达到预防疾病、促进和维护健康的目的。针对出院后的患者或长期家庭疗养的慢性病患者、残障者、精神障碍者，提供连续的、系统的基本医疗和护理服务。

（二）居家护理的目的

1. 患者方面

① 出院后得到连续性的治疗和护理，延缓疾病的恶化，预防

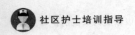

并发症。

② 患者在熟悉的家庭环境中接受护理服务，生活方便，心情愉悦，乐于接受治疗、护理，有利于疾病的康复。

③ 增强自我照顾的意识和能力，维护患者尊严，提高生活质量。

④ 避免因住院引起交叉感染而加重病情。

2. 家庭方面

① 维持家庭的完整性，提高家属照顾患者的意识。

② 减少家属往返医院护理时的路途辛苦，降低患者的医疗费用，减轻家庭的经济负担。

3. 社会方面

① 合理运用卫生资源，缩短患者住院时间，增加病床的周转率，有利于卫生资源的合理分配。

② 拓展护理专业的工作领域，促进护理专业的发展。

（三）居家护理的形式

① 以社区卫生服务中心为基础的居家护理服务是我国目前主要的居家护理服务形式，由社区护士为本社区的服务对象提供相应的居家护理服务，是目前我国主要的居家护理服务形式。

② 家庭病床是以家庭作为检查、治疗与护理的场所，选择适宜的病种，让患者在熟悉的环境中接受治疗，最大限度满足社会医疗需求。

③ 家庭护理服务中心是对有需要照顾的居民提供入户护理服务的专门机构，美国称之为家庭服务中心，日本称之为访问护理中心。其服务方式首先是有需要照顾的居民到服务中心提出并办理申请手续，接到申请后，社区护士进行评估，具体了解需要哪些护理服务，评估是否需要改善其生活环境，是否需要护理人员进行生活护理和家庭服务。根据评估结果与家庭共同协商制订居家护理计划，并依据计划定期入户提供居家护理。

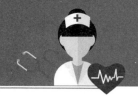

第七章

社 区 急 救

社区是广大群众居住生活的区域，在社区意外事件时有发生，社区护士不仅需要掌握各种常见的急救技术，还需具备社区突发公共卫生事件的处理能力，而且应向社区居民普及基本急救知识和突发卫生事件的常识，提高居民现场自救和互救的能力。

第一节 ▌ 社区急救护理的概念与范畴

一、社区急救护理的概念

社区急救护理是对各类急性病、急性创伤、慢性病的急性发作以及急危重症患者在院前实施的抢救护理，包括伤病员现场自救互救、对医疗救护的互救力、现场救护、运送和途中监护等。

二、社区急救护理的工作范畴

（1）现场自救与互救　社区急救总的任务是采取及时有效的急救措施和技术，最大限度地减少伤病员的痛苦，降低病死率，为进一步诊断打基础。在社区大力普及急救知识和急救技能，实现非医务人员与专业医务人员救护相结合，做到自救和互救，进一步提高现场急救效率。

（2）伤员的转运与救护　转运和救护伤员任务是一致的，尽快

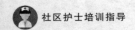

向医院转运，转运途中加强救护。

（3）现场专业救护　现场专业救护包括社区卫生服务中心或社区服务站，事发现场的救护，社区卫生服务中心（站）是完善的医疗服务网络中最前沿的医疗机构，是接到呼救信息最先到达现场，实施救援的。在一些突发意外或创伤救护中，尤其是对心搏骤停的伤员，现场专业救护是否到位直接关系到伤员的生死存亡。

（4）急救判断　伤情判断贯穿急救过程的始终，社区急救护理有别于院内的急诊护理，社区护士要单独完成对伤员的判断，并及时作出准确的判断，迅速实施现场急救，因此，社区护士须具备独立判断的能力，要有丰富的医学知识、工作经验和良好的全科素质。

第二节　中暑

一、概念

中暑又称为急性热致疾患，是指在高温环境或烈日暴晒等情况下，由于体温调节中枢功能障碍、汗腺功能衰竭和水、电解质代谢紊乱及神经系统功能损害所致的急性疾病。中暑可分为先兆中暑、轻症中暑、重症中暑。根据发病机制不同，中暑分为 4 种类型，分别为热射病、日射病、热衰竭和热痉挛。

二、原因

（1）机体产热过多　高温环境（室温超过 35℃）下，劳动或活动强度大、时间长，高温通风不良环境下，防暑降温措施不足等，使机体代谢产热增多，容易发生热蓄积。

（2）机体散热障碍　高温、高辐射、湿度高、气压低等环境，穿紧身或透气不良衣服及汗腺功能障碍等均可导致散热障碍。

（3）机体对高温耐受力差　如年老体弱、产褥期女性、糖尿病患者、心血管疾病患者、过度疲劳者、肥胖者等，对高温耐受力较差，易发生中暑。

三、临床表现

1. 热射病

又称为中暑，高热多见于老年人、心血管疾病者，是致命性急症，以高热、无汗、意识障碍"三联征"为典型表现。早期表现为头痛、头晕、疲乏无力、多汗，随之表现为体温迅速升高，皮肤干热无汗，嗜睡，甚至谵妄、昏迷、抽搐、脉搏细速、血压下降、呼吸表浅等。严重者出现脑水肿、肺水肿、休克、弥散性血管内凝血、肝肾功能损害等。

2. 热衰竭

又称为中暑衰竭，此型最常见，是由于大量出汗导致体液和体盐丢失过多，常发生在炎热环境中，工作或者运动而没有补充足够水分的人中，也发生于不适应高温潮湿环境的人中，多见于慢性病患者、老年人、儿童。表现为疲乏无力、头晕、头痛、面色苍白、出冷汗、脉搏细数、血压下降、体位性晕厥、意识模糊等。热衰竭可以是热痉挛和热射病的中介过程，治疗不及时，可发展为热射病。

3. 日射病

此型可发生于任何年龄的人，以老年人或有心血管疾病者较多见。以高热、无汗、意识障碍"三联症"为典型表现，患者体温短时间内急骤升高，出现超高热，可达 42℃ 以上。在高热作用下，脑组织充血、水肿、散在出血，脑细胞变性、坏死，中枢神经系统功能严重紊乱，患者出现躁狂、昏迷、手足抽搐、呼吸急促、瞳孔缩小、大小便失禁，还可出现心力衰竭、肺水肿、肾功能衰竭等多器官衰竭，是一种致命性疾病，是中暑最常见最严重的类型。

4. 热痉挛

又称为中暑痉挛，是突然发生的活动中或者活动后痛性肌肉痉

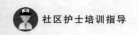

挛，多见于健康青壮年，表现为四肢无力、肌肉痛性痉挛、通常发生在下肢背面的肌肉群，也可以发生在腹部疼痛，以腓肠肌痉挛最多见，也可引起腹直肌、肠道平滑肌痉挛性疼痛。

四、急救护理

急救原则为尽快使患者脱离高温环境、迅速降温，并注意保护重要脏器的功能。

1. 脱离高温环境

迅速将患者从高温环境运送到通风良好的阴凉环境（20～25℃）中，患者取平卧位，必要时帮助患者松解或脱去衣物。

2. 迅速降温

① 轻症患者可用冷水反复擦拭全身，直至体温降到38℃以下，或用冷水和冰袋置于患者头颈、腋下、腹股沟等处。饮用含盐冰水或饮料。

② 重度中暑将环境降温室温在20～25℃，用25％～35％乙醇或冰（冷）水擦拭全身皮肤，边擦拭边按摩，使血管扩张、促进散热，药物降温与物理降温同时应用，地塞米松10～20mg静脉注射；氯丙嗪8mg、盐酸哌替啶25mg、盐酸异丙嗪8mg，并从莫非管内滴入，1h后无反应，可反复给药。

3. 及时补充水和电解质

静脉给予输注5％葡萄糖生理盐水或复方氯化钠溶液，维持水电解质及酸碱平衡，改善微循环，防治休克，鼓励患者多饮水，监测尿量。

4. 监测生命体征

降温过程定时监测并记录肛温、血压、脉搏、呼吸、尿量变化。热衰竭者15～30min测量血压一次。物理降温同时使用药物降温时15min测肛温一次，肛温降到38℃时应暂停降温，注意观察药物副作用。

5. 防治并发症

保持呼吸道通畅，给予吸氧、吸痰；纠正水、电解质与酸碱平衡紊乱。如急性肾功能衰竭应用 20% 甘露醇、呋塞米，保持尿量在 30mL/h 以上，也可行血液透析治疗。昏迷患者头偏向一侧，保持呼吸道通畅，做好口腔、皮肤护理，预防感染。惊厥者肌内或静脉注射地西泮，防止舌咬伤。老年人、心肺功能不好者，控制输液速率，防止左心衰竭。

6. 心理护理

关心体贴患者，告知病情状况，解除恐惧心理，说明治疗的重要意义，使其配合治疗。

7. 安全护理

病情危急患者可表现为烦躁不安，易发生坠床，应使用床栏或约束带，以保证患者的安全。

第三节 ▍气道异物阻塞

一、概念

气道异物阻塞通常指异物误吸入气管或支气管，以咳嗽、呼吸困难为主要表现，所造成的呼吸道阻塞症状常可引起窒息，为社区急症。气道异物阻塞可发生在任何年龄段的人群，但多见于婴幼儿和老年人，且好发于进食或儿童玩耍过程中。气道异物阻塞发病突然，若未获得及时有效的救治将会造成严重后果，甚至致死。

二、原因

（1）儿童 儿童在进食或口含物品时，因哭闹或突然跌倒或被打惊吓等原因不慎将异物吸入呼吸道内。

（2）成年人 成年人进食急促、过快、吞咽过猛，或大量饮酒后咽喉部肌肉松弛而吞咽失灵，容易使食物滑入呼吸道。成人在工作时有把针、钉等物咬在嘴里的习惯。

（3）老年人　个别老年人不慎将义齿或牙托误吸入呼吸道。

（4）昏迷患者　昏迷患者将呕吐物误吸入呼吸道。

三、临床表现

（1）特殊体征　由于异物进入气道时感到极度不适，患者不由自主地表现为手呈"V"字状紧贴于颈前喉部，以示痛苦和求救。

（2）呼吸困难、呛咳　如异物卡在喉部常有声嘶、呼吸困难等；异物吸入气管、支气管即发生剧烈呛咳、喘憋、面色青紫、呼吸困难。较大异物完全阻塞喉部或气管，患者面色青紫，不能咳嗽，不能呼吸，无法发音说话，如不及时处理，数分钟即意识丧失，昏倒在地，可引起心搏骤停导致死亡。

（3）典型特征　阵发性、痉挛性咳嗽是气管、支气管异物的典型症状。

（4）三凹征　气管异物患儿多有吸气性呼吸困难，重症有明显的三凹征（胸骨上窝、锁骨上窝、肋间隙或腹上角凹陷）。异物进入支气管后，患儿咳嗽、呼吸困难及喘鸣症状减轻或无症状。仅有轻度阵发性咳嗽伴喘息。

（5）并发症　支气管异物可引起肺炎、肺脓肿、肺气肿、肺不张、气胸等并发症。

四、急救护理

1. 腹部冲击法

（1）立位腹部冲击法　适用于神志清楚的患者，患者取立位，抢救者站在患者身后使其弯腰头部前倾，同时用双臂环绕患者腰部，一手握拳，使拇指顶住患者剑突与脐之中点的位置，另一手固定此拳，并突然连续用力向患者上腹部的后方快速冲击，直至气道内异物咳出。

（2）卧位腹部冲击法　适用于神志丧失的患者，也适用于救护者身体矮小，不能环抱住清醒者的腰部时，患者置于仰卧位，使头后仰，开放气道，抢救者跪在患者身旁，骑跨在两大腿上，将一手掌根部置于患者脐与剑突之间，另一手重叠其上，并突然、连续、快速向内上冲击患者的腹部，连续 6～10 次，检查口腔，如异物排出，在口腔内，用手取出异物，若无，可冲击腹部 6～10 次，再进行检查。

2. 头低俯卧拍背法

拍背法适用于儿童或体型较小的患者。

（1）立位或坐位拍背法　一手置患者胸部，另一手用掌根部在患者肩胛骨之间的背部速连续拍击 4～6 次。注意：让患者头部保持在胸部或低于胸部水平，以促进异物排出。

（2）卧位拍背法　患者屈膝侧卧位，救护者以膝部和大腿抵在患者胸部，按上法迅速有力拍击背部 4～6 次。

3. 自救腹部冲击法

抢救者取坐位，使患者面朝前、坐在自己双腿上，双手环抱其腹部，双手中指和示指并拢、重叠，置于剑突与脐间，冲击其上腹部。

4. 内镜下取出异物

如经过上述处理异物仍未排出，做好支气管镜检查术前准备，检查前禁食 6～8h，禁水 4h。必要时气管切开。

5. 心理安慰

告知患者全身放松，不要紧张。如患者为婴幼儿或儿童时，嘱患儿不要哭闹，以免加重病情。

第四节 ▍ 机械性损伤

一、概念

机械性损伤指人体遭受外界各种致伤因子作用而造成的组织结

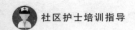

构连续性破坏和功能障碍。随着交通运输业和建筑业的发展，各种交通事故、工矿业事故、高空坠落、刀刺伤及挤压伤等机械性损伤时有发生，且伤势严重，病情变化迅速，致死率高。

二、原因

骨折是由直接暴力、间接暴力、肌力牵拉、劳力受损及骨质病变引起。在社区中，老年人因视力、听力减退、认知功能障碍、一些慢性病等引起行动不便，在日常生活中跌倒是骨折的主要原因，骨质疏松的老年人在骨折时易呈粉碎性骨折。儿童、青少年的骨折多为在户外活动或游戏中因对环境认知或对危险认识不足，因碰撞、跌倒而引起。

三、临床表现

（1）局部表现　骨折部位的体征为畸形、骨擦音或骨擦感、异常活动。一般表现是疼痛、压痛、出血或血肿、皮肤瘀斑和关节活动障碍。

（2）全身表现　骨折可以引起全身状况的改变，如休克、呼吸窘迫综合征和弥散性血管内凝血。骨骼和肌肉损伤所特有的全身改变主要有脂肪栓塞和挤压综合征。

四、急救护理

① 在安全地带，快速评估患者可能危及生命的紧急情况并优先给予处理。

② 制止活动性大出血并给予静脉输液、输血。

③ 开放性骨折不可在现场复位，以免引起感染，最好用无菌敷料覆盖伤口。如果现场没有敷料，可用清洁的无绒毛的衣物、床单等替代。

④ 减少不必要的搬运，怀疑椎体骨折时，使用相应的固定器材。

⑤ 安全转运，转送到医院做进一步的检查和治疗，转运前做

好暂时的骨折外固定。

第五节 ▌一氧化碳中毒

一、概念

一氧化碳是一种无色、无臭、无刺激性的气体，俗称煤气，是由于含碳物质燃烧不完全时而产生的。一氧化碳进入人体之后会和血液中的血红蛋白结合，使血红蛋白不能与氧气结合，引起机体组织出现缺氧，导致人体窒息死亡。

二、原因

① 家中煤气（煤炉）使用不当在使用燃煤的房间里如通风不良，没有专门的通风管道，极易引起一氧化碳中毒；在使用煤气的家庭中因管道损坏，阀门没有及时关闭，燃气热水器安装使用不当等原因，都可造成一氧化碳中毒。

② 生产安全事故煤矿中的通风条件不良及工业生产中使用一氧化碳气体时使用不当、泄漏等可导致中毒。

③ 汽车内通风不良尤其是长时间在空调车内，由发动机产生的一氧化碳聚集，在达到一定浓度时可导致中毒。

④ 有自杀倾向的人会因某些原因以吸入一氧化碳的方式轻生。

三、临床表现

一氧化碳中毒分为轻度、中度和重度中毒。轻度中毒仅表现为头晕、头痛、耳鸣、眼花、恶心、心悸、无力等，可有短暂晕厥史，如果及时脱离有毒环境，吸入新鲜空气和氧气后能很快缓解；中度中毒除上述表现外，尚有视物模糊、皮肤黏膜呈樱桃红色、烦躁、谵妄、呼吸困难；重度中毒则表现为昏迷、各种反射消失、呼吸衰竭、心律失常、痉挛，皮肤黏膜苍白、发绀等。

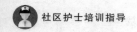

四、急救护理

（1）脱离中毒现场　迅速将患者转移至空气新鲜、流通处，卧床休息，保持安静，并注意保暖。

（2）保持呼吸道通畅　解开患者衣扣，女性患者松开文胸扣，重度中毒的患者要清除呼吸道分泌物，打开气道，建立或保持呼吸，如发生心搏骤停，行心肺复苏术，必要时给予气管切开。在条件允许的情况下迅速建立静脉通道。

（3）迅速做好转运准备　拨打当地急救系统电话或联系有条件的医疗机构以便进一步诊断治疗。一氧化碳中毒有效的治疗方法是高压氧治疗，在病情允许的情况下，建议中度或重度中毒患者在4h内进行高压氧治疗。在转送医院的途中，一定要严密监测中毒患者的神志、面色、呼吸、心率，血压等病情变化。

（4）记录　转运时对接诊人员做好交接记录。

第六节　蛇咬中毒

一、概念

蛇咬是指被蛇牙咬入了肉，当毒蛇咬人时，毒液从唇上腺经毒牙上的导管注入人体内，蛇毒进入血循环，引起全身中毒。被毒蛇咬伤后，被咬处皮肤留下一对大而深的牙痕，并出现全身中毒症状。

二、原因

蛇毒是含有溶组织酶、多种毒性蛋白、多肽的混合物，蛇毒按其毒性质可分为血液毒素和神经毒素。

（1）血液毒素　以竹叶青蛇、五步蛇、蝰蛇为主。毒素由透明质酸酶、磷脂酶、溶蛋白酶等组成，对血管内皮细胞、血细胞及组织有破坏作用，导致溶血、出血等。

（2）混合毒素　以眼镜蛇、眼镜王蛇、蝮蛇为主。兼有神经毒素和血液毒素特点。

（3）神经毒素　以金环蛇、银环蛇、海蛇等为主。毒素主要对中枢神经和神经肌肉节点有选择性毒性作用，引起呼吸麻痹和肌肉瘫痪。

三、临床表现

中毒程度与蛇毒类型、咬伤深度、吸收速度及量等有关，其症状表现依蛇毒性质而异。

（1）血液毒素中毒　咬伤后，伤口剧痛，出血不止，局部明显肿胀，出现瘀斑和血性水疱。

（2）神经毒素中毒　咬伤后疼痛轻，局部红肿不明显，出血少，10～15min 内，伤口处开始发麻，并向肢体近侧蔓延。

（3）混合毒素中毒　兼有上述两种征象，以神经毒素为主，局部损害也较严重。主要死于呼吸麻痹、循环衰竭。

四、急救护理

（1）肢体制动　保持安静，切勿奔跑，伤肢给予制动并放低，减少毒素吸收。

（2）止血带绑扎　立即在伤口的近心端5～10cm 处绑扎，松紧度以阻止静脉血和淋巴液回流为宜。每 20～30min 松开 1～2min，待清创排毒后 3h 解除绑扎。

（3）清创排毒　首先使用冷盐水冲洗伤口，再用 3% 过氧化氢冲洗。手自上而下、由外向内挤压伤口，尽量使蛇毒排出。被毒蛇咬伤者禁忌切开。救护者也可用口吸吮伤口，随吸随漱口，排毒效果更好。用拔火罐、吸乳器等方法抽吸残余蛇毒，每 0.5h 一次。

（4）局部降温　可将咬伤肢体浸泡在 47℃ 温水中，3～4h 后用冰袋。

（5）排毒、解毒 静脉给予输液，正确使用利尿剂，促进利尿排毒，应用单价或多价抗蛇毒血清，需做过敏试验，结果阳性者脱敏注射。口服和外敷解蛇毒中成药，如南通蛇药、上海蛇药等。胰蛋白酶（为强力蛋白水解酶）2000U 加入 0.5％普鲁卡因 10～20mL，在伤口四周做局部浸润，在伤口上方做环状封闭促进蛇毒分解。

（6）病情观察 密切观察记录患者意识状态、测量生命体征、记录尿量等，观察局部肢体状况、伤口引流情况等。

（7）对症处理 给予高热量、高维生素饮食，给予抗生素预防感染，注射破伤风抗毒素。静脉给予补液药物输入，纠正水电解质、酸碱平衡紊乱。扩充血容量，预防休克及多器官功能障碍。

第七节 ▌ 急性上消化道出血

一、概念

上消化道出血是指屈氏韧带以上的消化道，包括食管、胃、十二指肠、胆道、胰以及空肠上段病变引起的出血，胃空肠吻合术后的空肠病变出血亦属这一范畴。上消化道大量出血一般是指在数小时内失血量超过 1000mL 或循环血容量的 20％，是常见的临床急症。其临床表现以呕血和黑粪为主，或仅有黑粪。

二、原因

（1）食管疾病 包括食管和（或）胃底静脉曲张、食管癌、消化性溃疡等。

（2）胃十二指肠病变 包括消化性溃疡、胃黏膜脱垂、胃癌、急性胃扩张、十二指肠憩室炎、胃手术后病变等。

（3）全身性疾病 应激性溃疡、血液病、弥散性血管内凝血及其他凝血机制障碍、尿毒症等。

（4）血管异常　先天性血管畸形、Dieulafoy病（又称胃黏膜下恒径动脉破裂出血）等。

（5）邻近器官或组织的病变　胆道病变引起，如胆囊或胆管结石或癌症、胰腺癌等。

三、临床表现

（1）呕血和黑粪　是上消化道出血的特征性表现。一般来说，幽门以上的出血易致呕血，幽门以下的出血易引起黑粪。如果出血量小，血液都自下排出。如果出血量很大，幽门以下的血液反流到胃里，便可引起呕血。在血液颜色方面，如果出血量小，血液在胃内储存时间较长，呕吐出的血液呈咖啡色或深褐色。如果出血量很大，血液在胃内停留时间短，则呕吐出的血呈暗红色或鲜红色。血自下排出时，经过肠道内肠液的作用，使血红蛋白的铁形成硫化铁，则排出柏油样或紫黑色大便。如果短时间内出血量较大，则排出的血也可能是暗红色甚至鲜红色。

（2）周围循环衰竭　上消化道出血所引起的外周循环衰竭其程度与出血速度有关。出血量500mL以内者，唯一的表现为体位性低血压。出血量800～1000mL，头晕、软弱无力、口渴、肢体冷感及血压偏低。出血量超过1500mL，达全身血量30%～50%时即可导致休克。休克状态下，患者皮肤湿冷呈花斑样或灰白色，面色苍白，口唇发绀，呼吸困难，继而出现烦躁不安，意识模糊，血压下降，收缩压在80mmHg以下，甚至血压测不到。患者出血量大时，若处理不当或治疗不及时可引起机体的组织血液灌注减少和细胞缺氧，甚至导致死亡。

（3）氮质血症　氮质血症是指血中的尿素氮、非蛋白氮或肌酐超出正常范围，可分为肠源性、肾性和肾前性氮质血症3种。

（4）发热　大量出血后多数患者在24h内出现发热，一般不超过38.5℃，可持续3～5天，发热机制可能与循环血容量减少、急性周围循环衰竭，导致体温调节中枢功能障碍有关。

（5）贫血　大出血后均有失血性贫血。血红蛋白测定、红细胞计数和血细胞比容等在出血早期并无明显变化。出血后组织液被重

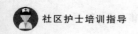

吸收入血管内使血液稀释，一般需要经 3～4h 才能反映出失血程度。

四、急救护理

（1）迅速判断病情　急救人员以最快速度赶到现场，评估周围环境，迅速进行体格检查，判断患者意识，检查瞳孔，测量生命体征，迅速对患者情况作出判断。

（2）保持呼吸道通　如是呕血患者，立即将患者头部偏向一侧，并对呼吸道中的积血及残留物用纱布进行清理，保持患者气道畅通。对于心搏骤停引起休克的患者，要及时进行心肺复苏。对呼吸困难者可给予吸氧。对于呼吸功能差者应立即予简易呼吸器辅助呼吸，如有需要，可行气管插管术。

（3）快速建立静脉通路　由于大量出血，易出现休克症状，故应快速补充血容量，必要时建立 2～3 条静脉通路，尽早输入复方氯化钠注射液、低分子右旋糖酐等药物进行扩容治疗。补液与输血量应视患者血流动力学、尿量情况而定。此外，由于体内循环血量降低，机体将通过神经体液调节系统重新分配血液，以保证重要脏器的血液灌注。在进行输液的过程中要根据医嘱适当加入血管活性药物，防止出现肝、肾等脏器由于血液灌注不足而发生功能障碍。

（4）氧疗　多数上消化道出血患者会由于血液灌注不足而出现缺氧情况，及时给予吸氧能够防止患者出现脏器功能障碍，并能改善休克症状。

（5）转运及途中的监测护理　在运送过程中患者要采取平卧位，头偏向一侧，防止在运送过程中出现窒息。也可采取头低足高位，有利于血液回流至心脏，改善大脑供血。运送途中注意保暖，加强生命支持性措施，监测生命体征及观察意识、面色变化、出血等情况，如病情发生变化，在途中进行紧急救护。

（6）重视患者和家属的心理护理　上消化道出血患者常伴有恐惧不安、紧张等情绪状态，这样不利于病情好转。所以，在实施急救时对于神志清醒的患者要给予安慰，鼓励患者，使其尽量消除恐惧心理，树立信心并积极配合医务人员的救治。同时也应做好家属的心理护理。

第八节 ▌ 心搏骤停

一、概念

心搏骤停是指各种原因引起的心脏突然停止搏动，有效泵血功能丧失，血流停止，虽偶有自发恢复，但通常会导致死亡。猝死是指既往生理功能正常的患者在急性症状发生后 24h 内发生的未能预测的自然死亡。它占了非创伤性死亡的三分之一，且大部分发生在院外。大约 75％的猝死患者是由心血管疾病引发，25％由非心源性疾病导致。

二、原因

心搏骤停的原因分为心源性和非心源性两大类。

1. 心源性

因心脏本身病变引发的循环、呼吸停止，称心源性心搏骤停。冠状动脉粥样硬化性心脏病是成人猝死最常见的原因，约占 80％，其他有心肌炎、先天性心脏病、风湿性心瓣膜病、严重心律失常等。

2. 非心源性

由心脏以外疾病所引发的循环呼吸停止，称非心源性心搏骤停，常见病因如下。

（1）意外事故 见于溺水、窒息、电击、雷击、麻醉或手术意外等。

（2）严重的电解质与酸碱平衡失调 可见于严重低钾血症、高钾血症、高镁血症以及酸中毒或碱中毒等。

（3）药物中毒或过敏 青霉素、链霉素及某些血清制剂发生严

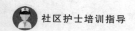

重过敏反应时可发生呼吸、心搏骤停。

（4）诊断性操作　血管造影、心导管检查、脑血管病变等。

三、临床表现

迅速判断心搏骤停及其原因有助于指导复苏和复苏后的管理，心搏骤停的临床表现有：突然意识丧失、听诊心音消失、血压测不到、昏迷、面色由开始的苍白迅速转变为发绀；颈动脉搏动消失；无效呼吸或呼吸停止；双侧瞳孔散大；个别患者可有短暂的抽搐和大小便失禁，伴有口眼偏斜，随即全身肌肉松软；心电图表现为心室颤动、无脉性室性心动过速、无脉性心电活动、心室静止、心电-机械分离。

四、生存链

心搏骤停导致全身血流的急性中断，人体不同器官对缺血性损伤的易感性有一定差异，脑是人体器官中对缺血性损伤最易受攻击的重要器官，心脏是第二位。心肺复苏是针对心搏骤停、呼吸骤停所采取的急救措施，包括胸外心脏按压或其他方法形成暂时的人工循环并最终恢复心脏自主搏动，用人工呼吸代替自主呼吸并最终恢复自主呼吸，达到挽救生命的目的。使心搏骤停、呼吸骤停的患者迅速恢复循环、呼吸和脑功能的抢救措施称为心肺脑复苏，简称CPCR。

由于心搏骤停的突发性，美国心脏协会采用"生存链"表明对心搏骤停患者紧急抢救的紧迫性、连续性，分为成人生存链和儿童生存链。

（一）成人生存链

① 立即识别和启动应急反应系统。

② 早期心肺复苏（CPR）强调胸外按压。

③ 快速除颤。

④ 高级生命支持。

⑤ 综合的心搏骤停后治疗。

（二）儿童生存链

① 预防心搏骤停。
② 早期高质量的旁观者心肺复苏。
③ 迅速启动急救系统（EMS）或其他应急反应系统。
④ 有效的高级生命支持和骤停后护理。

（三）心肺复苏

对于患者的基础生命支持的重点在于胸外按压（C）、开放气道（A）和人工呼吸（B）。

（1）循环支持　对于心搏骤停的成年人先给予胸外心脏按压，按压速率大于每分钟 100 次，每次按压深度至少 5cm，避免不必要的停顿，如果现场有两个人，可以轮流操作，避免一个人过于疲劳而降低按压的速率和深度。尽快使用除颤仪。

（2）呼吸支持　清除患者口、鼻、喉部异物、血块、呕吐物，解开患者衣领、腰带、文胸。采用仰头提颏法开放气道。当患者有多系统损伤或疑似头部或颈部受伤，怀疑存在脊柱受伤可能时，应采用推下颌法来开放气道，保护颈部，避免二次损伤。如有可能，在基础生命支持过程中，另一名救援者应用手固定患者头、颈部直至由携带器械的专业人员使用器械固定脊柱。气道开放后如无呼吸或仅喘息，应给予人工呼吸。切勿混淆临终呼吸和有效呼吸。

第九节 ▌烧伤和烫伤

烧伤和烫伤是由于热作用于人体所引起的损伤，不仅能引起皮肤及皮下组织、肌肉、骨骼的损伤，还会引起呼吸道等其他器官的损伤，严重时可危及生命。

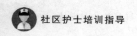

一、概述

烧伤和烫伤是常见的家庭意外，多见于 3～5 岁儿童。烧伤是指高热火焰、电能、化学物质、物理因素（如放射线）等作用于机体而引起的局部或全身的急性损伤性疾病。烫伤是由高温液体（如沸水、热油）高温固体或高温蒸汽等所致的损伤。

二、原因

家庭中常见的烧伤原因是室内起火、化学物质（酸、碱、磷）电流和电火花、日晒等；烫伤原因是沸水、热粥、沸油、火炭、热蒸汽等。伤情轻者，损伤仅局限于皮肤；伤情重者，损伤可深达肌肉、骨骼，引起全身性病理损害，甚至死亡。

三、临床表现

有接触高温物质、化学物质、电流或电火花等病史，并出现下列情况，即可判断为烫伤或烧伤。

（1）局部表现　皮肤发红、疼痛、水疱或失去弹性、蜡白、焦黄、炭化；若鼻毛烧焦、咳出炭末样痰，声音嘶哑、呼吸困难甚至窒息，提示呼吸道烧伤。

（2）全身表现　精神紧张、表情痛苦，甚至口渴、脉搏增快、神志恍惚等。

四、急救护理

① 迅速清除致伤原因，脱离现场。如附近有冷水，可用冷水浸泡（化学物质烧伤不可浸泡）或冲淋，在确保安全的情况下可以跳入附近的河中，以起到灭火、降温或稀释的作用。如果附近没有水源，要就地翻滚灭掉身上的火，剪开并去除身上的衣物，避免强脱，加重皮肤损伤。

② 较大面积烫、烧伤患者经体表丢失大量体液，对于Ⅱ度及以上烧伤面积较大或口渴患者，为防止休克发生，尽快静脉给予复

方氯化钠注射液等补充有效循环血量。如果现场没有条件，对于清醒患者，口服含氯化钠的液体或含钠离子的饮料（如汽水），但切忌饮用糖水、白开水等，以免加重组织水肿。

③ 对于气管灼伤者，为防止喉头水肿导致的窒息；尽早行气管切开术，争取在短时间内送医院治疗。

④ 灭火后，可用各种现成的敷料做初期包扎或清洁的衣服被单等覆盖创面，避免二次污染或损伤。贴身的衣服应剪开，不可撕脱，以防止扯破被粘贴的创面皮肤。创面不宜用甲紫、红汞等药物，以免影响创面观察。协助患者调整体位，避免创面受压，寒冷的环境，应注意保暖。

⑤ 受伤 20min 内，对有条件的创面进行冷却处理，不仅可以带走热量阻止烧（烫）伤进展，还可减轻疼痛、减少水肿，减轻烧伤深度，减少感染。通常的冷却处理方法有流动水冷水冲洗，忌用冰水。

第十节 ▎ 溺水

一、概念

溺水又称为淹溺，是人体淹没入水中或其他液体中，由于液体、污泥、杂草堵塞呼吸道及肺泡或反射性引起喉痉挛发生窒息和缺氧，并引起血流动力学及血液生化改变等一系列病理变化，严重者可因呼吸衰竭和心搏骤停而死亡。在我国，溺水是意外伤害致死的主要原因之一。约 90% 溺水者发生于淡水中，对于溺水者的抢救最关键的措施是尽快恢复其有效通气。

二、原因

溺水多发生于不慎落水且无自救能力的青少年、儿童，或不熟悉水流误入险情者，也可见于投水自杀者，意外事故见于沉船落水、洪涝灾害水下作业突发心血管疾病、癫痫、酒后游泳体育运动时设备故障或违反操作规程等。

① 溺水可分为干性溺水和湿性溺水。

人没于水中，本能的出现反射性屏气和挣扎，避免水进入呼吸道。但随后由于缺氧不能坚持屏气而被迫深呼吸，使大量的水进入呼吸道和肺泡，阻滞气体交换，加重人体缺氧和二氧化碳潴留，称为湿性溺水，约占溺水者的90％。此外，若人落水后，因受到强烈刺激，引起喉痉挛导致窒息，呼吸道和肺泡几乎没有水吸入，此类溺水称为干性溺水，约占溺水者的10％。

② 根据吸入水分的性质和病理生理变化不同，溺水可分为海水溺水和淡水溺水。

a. 海水溺水。海水含3.5％氯化钠及大量的钙盐和镁盐，为高渗性液体。因此，吸入海水后，其高渗压使血管内的液体或血浆大量进入肺泡内，引起急性肺水肿、血容量降低、血液浓缩、低蛋白血症、高钠血症，发生低氧血症。

b. 淡水溺水。低渗性液体迅速渗入肺毛细血管而进入血液循环，使血容量剧增、血液稀释引起肺水肿和心力衰竭；同时，红细胞肿胀破裂，发生溶血，引起高钾血症和血红蛋白血症，出现急性肾衰竭，严重的高钾血症可导致心搏骤停。

三、临床表现

（1）症状　可有头痛或视觉障碍、剧烈咳嗽、胸痛、呼吸困难、咳泡沫样痰。海水溺水口渴突出，可伴有寒战、高热。

（2）体征　患者烦躁不安，昏睡；皮肤发绀，面部青紫水肿，球结膜充血、口鼻充满泡沫和污泥；腹部膨隆、四肢厥冷；肺部可闻及干、湿啰音，偶尔有喘鸣音；可有心律失常，心音微弱或消失，有时可发现头、颈部损伤。

（3）溺水的判断　有确切的溺水史，并出现下列情况，即可判断为溺水：面部肿胀、结膜充血、口鼻腔充满血性泡沫或泥污、皮肤发绀、四肢厥冷、烦躁不安或神志不清、呼吸不规则、心音弱而不整、上腹部膨胀（系胃内充满水而扩张）、严重者心搏呼吸停止而死亡。

四、急救护理

（1）迅速将溺水者救出水面（救上岸）　施救者应镇静，尽可能保障自身安全，迅速游到淹溺者附近，使用木板、游泳圈、小船、绳索、竹竿等进行救护。若下水救人尽可能脱去衣裤、鞋袜，对于筋疲力尽者，可从头部接近。对神志清楚者从背后接近，一手抱住溺水者头颈，一手抓住溺水者手臂游向岸边。救护时应防止被溺水者紧紧抱住。

（2）保持呼吸道通畅　溺水者一救出水面，立即为其清除口鼻腔内污泥、杂草；如有活动性义齿应取下；舌根后坠者应将舌头拉出；对牙关紧闭者可先捏住两侧颊肌然后再用力将口开启，放置牙垫；松解衣领、紧身内衣胸罩及腰带等。

（3）排出肺和胃内积水　若溺水者尚有心跳和呼吸，在清理呼吸道后立即进行倒水处理，但倒水耗时不可过长。常用方法有膝顶法、肩顶法和抱腹法，其中最常用的是膝顶法。

（4）心肺复苏　对于无反应、无呼吸者立即进行人工呼吸。因患者溺水后肺泡张力降低，气体进入肺泡的阻力增加，所以施救者的吹气量要大，才能克服肺内阻力。胸外心脏按压必须与人工呼吸同时进行。如现场条件允许，必要时给予气管插管辅助呼吸。

（5）迅速转送　对呼吸和心跳恢复者，应在保暖（有条件者给氧）的情况下，快速转送到医院进行进一步救治，途中不断救护，在转运过程中如果溺水者的呼吸、心跳没有恢复、心肺复苏应继续进行。

第十一节 ▍急性会厌炎

一、概念

急性会厌炎是一种特殊的、主要累及喉部声门上区的会厌及其周围组织的急性炎症病变，以会厌高度水肿为主要特征。儿童及成人皆可出现，成人急性会厌炎的最常见症状是咽痛和吞咽困难，而且常发病比较隐蔽，虽然早期仅有轻微的咽痛症状，但病情会突然加重，咽痛难忍，甚至达到水都难以下咽的程度，有的患者还同时伴有流涎、喘鸣、呼吸困难等症状。

二、原因

感染是急性会厌炎的主要原因，致病菌有乙型流感杆菌、葡萄球菌、链球菌、肺炎双球菌，也可与病毒混合感染；变态反应也是急性会厌炎的原因之一，可继发细菌、病毒感染，也可为单独变态反应性炎症引起会厌明显肿胀；异物、创伤、吸入有害气体、误吸化学物质及放射性损伤均可引起会厌的急性炎症。

三、临床表现

急性会厌炎时，会厌黏膜充血肿胀，或会厌肿大呈球状，或会厌表面有溃疡，使患者出现咽喉疼痛、吞咽困难，病情严重者出现发热、呼吸困难，尤以夜间发病者病情发展迅速，容易造成上呼吸道梗阻。多数患者经及时治疗可获得痊愈，少数患者病情凶险，很快窒息，死亡率较高。

四、急救护理

（1）病情观察　患者卧床休息，注意观察患者咽痛、呼吸困难程度，如观察口唇、甲床发绀情况，呼吸深浅、喉鸣声响、鼻翼扇动的程度、咽痛加剧、吞咽困难、呼吸困难等。若出现胸骨上窝、锁骨上窝及肋间隙凹陷等"三凹症"，应立即报告医生。

（2）监测生命体征　给予吸氧、心电监测，密切观察患者的脉搏、血氧饱和度、血压、神志、面色、口唇颜色情况。加强巡视，密切观察患者的呼吸形态，有无呼吸困难、吸气性软组织凹陷、喉喘鸣等喉阻塞症状，有呼吸困难加重者，及时向医生汇报，特别要加强夜间的巡视，多数患者呼吸困难在夜间出现或加重，可能与睡眠时咽部软组织松弛，舌后坠加重了气道狭窄有关。

（3）呼吸道护理　急性会厌炎伴有吞咽困难或呼吸困难的患者口腔及呼吸道的分泌物较多，须及时清除呼吸道分泌物，以保持呼吸道通畅。为减轻咽痛、稀释痰液、促进水肿吸收，可同时局部用布地奈德混悬液 2mL 高频氧气雾化吸入。

（4）口腔护理　做好口腔护理，可用 0.9％氯化钠溶液和朵贝氏液漱口，即可减轻口腔异味，保持口腔清洁，又可促进会厌水肿、充血的消退。

（5）用药护理　遵医嘱应用抗感染、激素等药物，并观察药物疗效及副作用。

（6）生活护理　卧床休息，保持安静，避免人员走动和探视。做好口腔护理，进食后漱口，保持口腔清洁，加强个人卫生。

（7）饮食护理　鼓励患者进食，疼痛剧烈者可向咽部喷少许丁卡因表面麻醉后再进食，饮食宜清淡为主，应含高维生素、高蛋白、高热量易消化的流质或半流质食物，少量多餐，高热者多饮水。忌烟酒和辛辣粗硬等刺激性食物。

（8）心理护理　安慰患者，多与患者沟通。耐心讲解疾病相关知识，稳定患者情绪，积极配合治疗，以利于病情的恢复。

（9）转院准备　如果患者病情无改善，呼吸困难加重者，配合医生，为患者转院做准备。

第十二节　急性喉炎

一、概念

急性喉炎指喉黏膜及声带的急性非特异性炎症，病程通常在1个月以内，为呼吸道常见的急性感染性疾病之一，占耳鼻咽喉科疾病的 1％～2％。急性喉炎一般是指发生于成人的急性喉炎。常继发于急性鼻炎和急性咽炎。男性发病率高于女性，多发于冬春季。

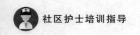

二、原因

本病多与感冒相关，发声不当或用嗓过度、吸入过多的粉尘和有害气体、喉颈部异物、咽喉部外伤、过敏也可造成急性喉炎。

三、临床表现

主要临床症状为咽喉肿痛、声音嘶哑、咳嗽、少许黏痰等，严重者可出现呼吸困难、吞咽困难等症状。急性喉炎在控制各种致病因素，积极治疗后通常可以治愈。若患者未得到充分的声带休息或未及时诊治，急性喉炎可迁延成慢性喉炎。

四、急救护理

（1）病情观察　给予心电监测，观察患者呼吸频率、节律，声音嘶哑、喉头水肿及梗阻、生命体征的情况。若出现胸骨上窝、锁骨上窝及肋间隙凹陷等"三凹症"、喉鸣、青紫、烦躁等表现，立即报告医生并配合抢救，以免吸气性呼吸困难而窒息死亡。

（2）保持呼吸道通畅　患者半卧位，将头颈垫高，及时清除呼吸道分泌物及异物，必要时可使用吸痰管和负压吸痰处理。给予吸氧，氧流量不宜过快，可面罩或鼻导管吸氧。给予雾化吸入，稀释痰液，利于咳出。鼓励翻身拍背，有效咳嗽排痰。

（3）药物治疗　遵医嘱给予的抗生素和激素治疗以控制感染，减轻喉头水肿。给予补液及营养药物治疗，改善全身营养状况。注意观察药物疗效及副作用。

（4）生活护理　患者卧床，保持床单位清洁干燥。做好口腔护理和会阴护理。

（5）饮食指导　嘱患者多饮水，给予清淡、易消化、高热量、高蛋白的流质或半流质饮食。忌烟酒和辛辣粗硬等刺激性食物。

（6）心理护理　关心、安慰患者，多与患者沟通，消除其焦虑、害怕、抑郁、恐惧等不良心理因素，增强患者治疗的信心和决心，积极配合治疗，以利于病情的恢复。

（7）健康指导　避免与过敏原接触，感冒流行期间，尽量减少到公共场合，以防感染。积极治疗上呼吸道感染及邻近病灶，如鼻窦炎、咽炎、气管炎等。注意保暖和个人卫生，适当锻炼，增强机体抵抗力。

（8）转院准备　如果患者病情无改善，呼吸困难加重者，配合医生，为患者转院做准备。

第十三节 ▎ 急性喉梗阻

一、概念

急性喉梗阻是因喉部或邻近组织的病变致喉腔急性变窄或阻梗而导致的呼吸困难。

二、原因

多见于儿童，常由喉部炎症、过敏、外伤、异物、肿瘤、痉挛、双侧声带外展性麻痹引起。如处理不及时可引起窒息，危及患者生命。

三、临床表现

主要临床表现为吸气性呼吸困难；吸气性喉鸣；吸气性锁骨上窝、胸骨上窝、剑突下及肋间软组织凹陷；可有声嘶；重症缺氧者表现呼吸快而浅，心率快、脉无力、面苍白、出汗、发绀，甚至窒息、心衰死亡。

四、急救护理

（1）病情观察　给予吸氧、心电监护，测量生命体征，患者出现吸气性呼吸困难、声嘶、呼吸快而浅、心率快、脉无力、面苍白、出汗、发绀，甚至窒息等症状应及时报告医生。

（2）保持呼吸道通畅　吸氧时氧流量不宜过大，以免发生呼吸骤停。对Ⅰ度、Ⅱ度、Ⅲ度喉梗阻患者，在应用糖皮质激素的同时，要保证气道畅通，酌情使用口咽通气管，也可采用托双下颌角的方法，如若为异物阻塞应迅速取出，并给予氧气吸入，及时改善缺氧状态。

（3）建立静脉通路　遵医嘱及早足量静脉推注射糖皮质激素，以达到快速有效地缓解喉梗阻症状。

（4）心理护理　注意安抚患者及家属保持镇静，尽量消除恐惧心理，积极配合治疗。

（5）健康指导　指导患者平时加强身体锻炼，增强体质，避免受凉、感冒引起急性喉炎、会厌炎，避免吸入有毒物质。养成良好的生活习惯，吃饭时不大声谈笑，避免吃花生、豆子等易呛咳的食品。

（6）转院准备　如果患者病情无改善，呼吸困难加重者，配合医生，为患者转院做准备。

第十四节 ▎ 药物过敏性休克

一、概念

药物过敏性休克是药物进入机体后，通过免疫机制在短时间内触发的一种严重的全身性过敏性反应，多突然发生且程度严重，若不及时处理，常可危及生命。

二、原因

绝大多数的过敏性休克属Ⅰ型变态反应。外界的抗原性物质（某些药物是不全抗原，进入人体后与蛋白质结合成为全抗原）进入体内能刺激免疫系统产生相应的IgE抗体，其中IgE的产量因体质不同而有较大差异。这些特异性IgE有较强的亲细胞特质，能与皮肤、支气管、血管壁等的"靶细胞"结合。此后当同一抗原物质再次与已致敏的机体接触时，就能激发广泛的Ⅰ型变态反应，其中各种炎性细胞释放的组胺、血小板激活因子等是造成组织器官水肿、渗出的主要生物活性物质。

三、临床表现

1. 过敏性休克

过敏性休克是最严重的反应。可发生在青霉素皮试或注射药物过程中。一般在用药后数秒或数分钟内发生，呈闪电般出现，有时也可在用药半小时后发生，极少数患者发生于连续用药的过程中。主要表现如下。

（1）呼吸道阻塞症状 由喉头水肿和肺水肿引起，患者表现为呼吸困难、胸闷、气促伴濒死感。

（2）循环衰竭症状 由于周围血管扩张，导致循环血量不足，患者表现为面色苍白、出冷汗、发绀、脉细弱、血压下降等。

（3）神经系统症状 因脑组织缺血缺氧所致，表现为头晕眼花、面部及四肢麻木、意识丧失、抽搐、大小便失禁等。

（4）皮肤过敏反应 瘙痒、荨麻疹等。

上述症状中常以呼吸道症状或皮肤瘙痒最早出现，因此需注意倾听患者的主诉。

2. 血清病型反应

一般于用药后7～14天发生，临床表现和血清病相似，有发热、关节肿痛、全身淋巴结肿大、皮肤发痒、荨麻疹、腹痛等。

3. 各器官或组织的过敏反应

（1）皮肤过敏反应 轻者荨麻疹，严重者可发生剥脱性皮炎。

（2）呼吸道过敏反应 可引起哮喘或促发原有的哮喘发作或发作加重。

（3）消化系统过敏反应 可引起过敏性紫癜，以腹痛和便血为主要症状。

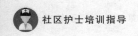

四、急救护理

① 立即停药、平卧、保暖，同时报告医生。

② 即刻皮下注射 0.5～1mL 的 0.1％盐酸肾上腺素，儿童减量。如症状不缓解，每隔 30min 再行皮下注射或静脉注射，也可气管内滴入，可重复使用，直至患者脱离危险期。此药是抢救过敏性休克的首选药物，具有收缩血管、增加外周阻力、兴奋心肌、增加心排出量及松弛支气管平滑肌的作用。

③ 改善缺氧症状。给予氧气吸入，改善患者缺氧。如发生心跳、呼吸停止，立即行心肺复苏。呼吸受抑制时，应立即行口对口人工呼吸，并肌内注射尼可刹米或洛贝林等呼吸兴奋剂。喉头水肿影响呼吸时，应立即准备气管插管或配合施行气管切开。

④ 根据医嘱给药。地塞米松 5～10mg 静脉推注或氢化可的松 200mg 加入 5％或 10％葡萄糖液 500mL 静脉滴注，此药有抗过敏作用，能迅速缓解症状；并根据病情给予升压药多巴胺、间羟胺等；纠正酸中毒和抗组胺类药物等。

⑤ 密切观察患者生命体征、尿量及神志等变化，并记录。不断评价治疗与护理效果，为进一步处理提供依据。患者未脱离危险期前不宜搬动。

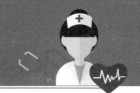

第八章

社区特殊人群保健与护理

社区特殊保健人群是指社区中的儿童、青少年、妇女、老年人等。这些人群由于自身生理和心理特点，容易出现各种健康问题，故社区保健工作应以这些人群为重点对象，以促进和维护其健康为中心，满足其健康需求为目的所提供的以预防、保健、健康教育等全方位的服务。

第一节 ▌ 社区儿童保健与护理

一、社区儿童保健的概念

社区儿童保健是根据儿童不同时期生长发育的特点，以社区内儿童的健康为中心。保健内容主要通过儿童生长发育监测、预防接种、健康教育等措施，促使儿童身体和心理的正常发育，增强儿童身体素质，增加抵抗力，预防儿童常见病、多发病，降低儿童患病率和死亡率，促进儿童在身心方面的健康成长。

二、社区儿童保健的基本任务

社区护士是社区儿童保健的主要实施者，为了更好地保障社区儿童的健康，儿童保健工作应采取整体、连续、主动且系统的管理。基本任务包括如下。

（1）儿童保健系统管理　以新生儿为重点，对新生儿、婴幼儿及体弱儿（早产儿及低体重儿、营养不良、佝偻病、缺铁性贫血等）建立系统管理卡片和访视制度。7岁以下儿童要根据年龄定期体检，观察生长发育情况，早期发现和消除不利于儿童生长发育的因素，做到早发现早治疗。

（2）预防接种和传染病管理　做好儿童基础免疫工作，督促父母定时对儿童接种卡介苗、麻疹疫苗、乙肝疫苗等。有效控制相应传染病的流行。

（3）儿童常见病、多发病防治　婴幼儿腹泻、小儿肺炎、维生素D缺乏性佝偻病、营养缺铁性贫血是影响婴幼儿健康的常见病，进行早发现，及时治疗。

（4）加强健康教育　宣传科学育儿知识，指导做好产前检查、合理营养与平衡膳食、儿童心理发育、体格锻炼、早期教育、养成良好生活和卫生习惯的形成。

（5）做好儿童保健的统计管理　做好新生儿访视、儿童生长发育监测、定期健康检查及预防接种等记录和统计工作，为开展儿童保健与护理工作提供科学依据。

三、预防接种

（一）预防接种的概念

预防接种是指有针对性地将生物制品接种到人体内，使人对某种传染病产生免疫能力，从而达到预防、控制乃至消灭传染病。

（二）疫苗种类与社区疫苗接种程序

1. 疫苗种类

我国《疫苗流通和预防接种管理条例》规定疫苗分为两类。

（1）第一类疫苗　是指政府免费向公民提供。公民应当依照政府的规定受种的疫苗，包括国家免疫规划确定的疫苗，省级人民政府在执行国家免疫规划时增加的疫苗，以及县级以上人民政府或者其卫生主管部门组织的应急接种或者群体性预防接种所使用的疫苗。

（2）第二类疫苗　是指由公民自费并且自愿受种的其他疫苗。

2. 接种工作

社区护理人员应全面掌握所管社区的儿童免疫接种情况，为儿童建立预防接种卡片或手册，保证每位儿童能准确地得到预防接种。

（1）接种前的工作　根据国家免疫规划疫苗规定的受种对象。采用预约单、电话、信息等方式，通知儿童监护人，儿童接种疫苗的种类、时间，地点和相关要求。接种工作人员对儿童接种前应查验儿童预防接种证、薄或电子档案，查对受种者姓名、性别、出生日期及接种记录、接种疫苗的品种。询问受种者的健康状况以及是否有接种禁忌等。

（2）接种时的工作　接种场所应按照登记、接种、记录、观察、健康咨询等内容进行合理分区，确保接种工作有序进行。

① 接种工作人员应查验儿童预防接种证、薄或电子档案，查对受种者姓名、性别、出生日期及接种记录、确认是否为本次受种对象、接种疫苗的品种。

② 告知接种疫苗的种类、作用、禁忌、不良反应及注意事项，询问受种者的健康状况以及是否有接种禁忌等。

③ 检查接种疫苗的品种，外观质量，有无过期、变质、浑浊、污染、标签不清、有摇不散凝块或异物等情况一律不得使用。活疫苗超过半小时、灭活疫苗超过 1h 未用完，应将疫苗废弃。

④ 接种前再次确认受种者姓名、性别、接种疫苗品种，无误后予以接种。接种部位避开疤痕、硬结和皮肤病变等。

（3）接种后的工作　接种后在预防接种证、薄或计算机上录入接种疫苗的年、月、日及批号。告知监护人，接种后留在观察室观察 15～30min，如出现预防接种异常反应，及时报告接种工作人员。按医疗废物处理使用的注射器及空安瓿。与监护人预约下次接种疫苗的种类、时间和地点。

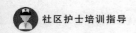

（三）预防接种的禁忌证

每种疫苗的禁忌不尽相同，接种时必须询问或简单体检进行判断。如下情况不得接种：①正在患某些疾病者，如严重器官疾病、较重的心脏病、风湿病、慢性病急性发作、感冒、腹泻。②免疫功能不全者，如正在免疫抑制剂者、放化疗、白血病、恶性肿瘤等。③神经系统患者，如癫痫、脑病、癔症等患者。④如对鸡蛋或新霉素过敏者不能接种麻疹减毒疫苗，对牛奶过敏者，禁用骨髓灰质炎活疫苗糖丸。

（四）预防接种的反应及护理措施

疫苗接种异常反应是指在预防接种后发生的怀疑与预防接种有关的反应或事件。

（1）局部反应　接种后数小时至24h左右，注射局部出现红、肿、热、痛等反应。或伴有局部淋巴结肿大、淋巴结炎、疼痛等。局部反应一般持续2～3天。

处理：轻度局部反应一般不需要处理。较重的局部反应可用干净毛巾热敷（卡介苗引起的硬结不能热敷）。活疫苗接种后局部反应出现较晚，持续的时间也较长。

（2）全身反应　接种灭活疫苗后5～6h或24h左右，减毒活疫苗在注射后6～10天出现中低度发热，伴有恶心、呕吐、乏力、头痛、眩晕等不适。

处理：轻度全身反应时加强观察，一般不需要处理。多喝开水，适当休息。严重全身反应时对症处理。密切观察病情变化，必要时紧急送医。

（3）过敏性休克　在接种后数分钟至2h后发病。接种者出现面色苍白、胸闷、气急、呼吸困难、缺氧、出冷汗、恶心呕吐、四肢冰冷、脉搏细而弱、血压下降，甚至昏迷等过敏性休克的表现，如不及时抢救会有生命危险。

处理：应立即使患者平卧、头部放低、立即皮下注射1：1000的肾上腺素，吸氧、保暖和其他抗过敏性休克的抢救措施。病情好转后立即转至医院进一步处理，以防晚期过敏反应的出现。

（4）晕厥 在接种时、接种后数分钟或准备接种时发生。轻者有心慌、胃部不适伴轻度恶心、手足麻木等。重者出现面色苍白、恶心、呕吐、出冷汗、手足冰冷、甚至血压下降、呼吸缓慢、瞳孔缩小，失去知觉。数 10min 至数分钟即可意识清楚，一般在短时间内恢复或 1～2 天头晕无力。

处理：应立即使患者平卧、头部放低、解开衣扣，注意保暖。轻者一般不需特殊处理，给予开水，适当休息，短时间内可恢复。经处理仍不见好转者，按过敏性休克处理，立即送医治疗。

四、社区各年龄阶段儿童保健与护理

儿童的生长发育处于动态变化过程中，随着身体形态与功能的逐渐完善，心理与社会行为也逐步发展。社区卫生工作人员应根据儿童各年龄阶段身心发育的特点进行儿童保健和护理工作。

（一）新生儿期保健与护理

自胎儿娩出、脐带结扎起到刚满 28 天为止，称新生儿期。新生儿期身体各器官的功能发育尚不成熟，生理调节能力和对外界变化的适应性差，机体免疫能力弱。对新生儿进行有计划的家庭访视是新生儿保健与护理的重要措施，主要从以下几方面进行指导。

1. 保暖与衣着

新生儿体温调节中枢发育不完善，体温常受环境影响，居室应阳光充足，空气新鲜，适宜室温应保持在 22～24℃，相对湿度为 55%～65%。体温应保持在 36～37℃。冬季若室温过低，应注意保暖。夏季若室温过高，要预防脱水热。新生儿的衣着和尿布要选择清洁、柔软、宽松、吸水性好、颜色浅的布料，衣被不宜包裹过紧，影响新生儿自由活动和肢体的发育。

2. 喂养与营养

鼓励坚持母乳喂养。母乳是新生儿最理想的天然食物，纯母乳喂养满足婴儿 6 个月内所需的全部能量和营养成分。指导母亲正确的哺乳方法及技巧，及时评估乳汁分泌情况和乳房、乳头的保护与清洁。新生儿出生后，尽早开始吸吮母亲乳头可促使乳汁分泌，指导按需哺乳，不要过分强调哺乳次数与间隔时间，特别是3月龄以前的婴儿。婴儿出生后不能母乳喂养（因母乳不足或其他原因不能满足婴儿需要）可采取混合喂养，或用其他代乳品（如牛奶、配方奶粉等）进行人工喂养。

3. 皮肤护理

新生儿应恰当沐浴，保持皮肤清洁，增进婴儿舒适感，并可对新生儿一般状况进行观察与评估，早期发现问题，早期治疗，还可以提高机体免疫力，预防感染。沐浴前应洗净双手，预防交叉感染，脐带未脱落之前，洗澡时要保持脐部干燥清洁。沐浴后可对新生儿进行抚触，促进新生儿神经发育，刺激婴儿淋巴系统而增强抵抗力，促进提高睡眠质量，增进母婴间情感交流及乳汁分泌。

4. 排便护理

新生儿期每日3～5次左右。母乳喂养儿大便为黄色、粥样、微带酸味。牛奶喂养的婴儿大便呈淡黄色，较母乳喂养儿的大便干燥。如有异常及时就诊。每次大便后要用温水清洗臀部，保持臀部清洁干燥，勤换尿布，预防新生儿尿布疹。

5. 早期教育

新生儿的视、触、听觉已初步发育，母亲可通过哺乳、怀抱、抚触时多与新生儿交流，用发声、颜色鲜艳的玩具刺激新生儿听觉、视觉的发育，增进母子感情、促进其心理和智力发育。

6. 常见健康问题的预防及护理

（1）新生儿感染　新生儿免疫系统发育还不完善，抗病能力差，容易发生感染。减少来访者接触新生儿，母亲在哺乳和护理前要洗净双手，保持室内清洁通风，空气新鲜，新生儿的用具要专用并及时消毒。

（2）新生儿生理性黄疸　大多数新生儿在出生后2～3天出现不同程度的黄疸，4～5天达高峰，以后逐渐消退，多在2～3周消失，称生理性黄疸。提早哺乳可促进胎粪排出，有利于预防或减轻新生儿黄疸，不需特殊治疗。若出现过早或消退过晚，黄疸持续时间长或退而复现，应立即到医院就诊。

（3）新生儿窒息　是0～3个月婴儿常见的意外伤害。社区护士应指导母亲学会正确的哺乳方法，避免乳房堵塞婴儿口、鼻，每次哺乳后将婴儿竖立抱起、轻拍后背，待胃内空气排出后让婴儿右侧卧位，防止其发生呛咳而窒息。冬季要避免将婴儿包裹过紧、过厚、过严。

（二）婴幼儿保健与护理

从出生后到满1周岁之前为婴儿期。自1周岁后到满3周岁前为幼儿期。婴幼儿期是儿童生长发育最迅速的时期，对各种营养物质的需求量高，但消化吸收功能发育还不完善，易发生消化和营养紊乱。加之从母亲获得的免疫力逐渐消失，自身免疫力弱，容易患各种感染性和传染性疾病。婴幼儿的自主运动能力发育很快。逐步学会爬、站、握持和行走等，但平衡能力较差及缺乏自我保护意识，容易发生意外。

1. 营养与喂养

（1）婴儿期膳食　继续母乳喂养，母乳仍能为6月龄后的婴幼儿提供优质蛋白、能量、钙等重要营养素。但从4个月后应开始逐步添加辅食，添加辅食时必须遵循每次只能添加一种食物，由少到多、由稀到稠、由细到粗、由流食到半流食再到软食，循序渐进的原则。4～6个月开始添加蛋黄、水果汁（水果泥）、蔬菜汁（蔬菜泥）、鱼泥等。7～9个月添加粥、烂面条及鱼、肉、肝等碎末。10～12个月可添加软饭、面、碎菜、碎肉等。同时注意观察婴儿粪便判断辅食添加是否合适等。

断奶指终止母乳喂养。断奶季节选择以春、秋季为宜。断奶时应采用渐进的方式，逐步减少母乳的次数直到完全断奶，避免由于突然断奶造对婴儿心理造成不良影响。

（2）幼儿期膳食　断奶后，婴幼儿的主要食物仍然为奶类，膳食安排实行"三餐两点制"，食物应多样化，食物制作要细、软、烂、易消化、营养丰富，而且经常变换口味，同时指导鼓励幼儿自

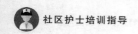

己进食，以便增进幼儿食欲。社区护士应指导家长掌握合理的喂养方法和技巧，合理安排膳食时间。

2. 早期教育

婴幼儿早期以感知、语言、动作训练为主，按小儿动作的发展规律"二抬四翻六会坐，七滚八爬周会走"对其进行动作训练。并且可通过讲故事、做游戏、背儿歌、听音乐、玩玩具等各种活动，促进智力发育和动手能力培养。5～6 个月开始培养婴儿对简单语言做出动作反应，发展对语言的理解能力。8～9 个月开始培养有意识地模仿发音，如"妈妈""爸爸"等，通过说、做、模仿口型等，训练小儿的表达能力。6 个月后开始训练小便，逐步培养孩子形成良好的生活和卫生习惯，培养幼儿的独立性和自主性。

3. 体格锻炼

婴幼儿要多进行户外运动，可以提高身体素质，增强对外界环境的适应能力和抗病能力。

4. 常见健康问题的预防及护理

（1）常见病预防　婴幼儿腹泻、小儿肺炎、缺铁性贫血、维生素 D 缺乏性佝偻病是婴幼儿常见病，需早期预防。通过体格锻炼、加强营养、养成良好卫生习惯等措施提高婴幼儿的体质，增强抗病能力。

（2）意外事故预防　婴幼儿的好奇心很强，常通过触觉和味觉来探索接触的环境，容易发生意外事故，如跌倒、溺水、烫伤、中毒、气管异物等。社区护士应指导家长注意妥善放置物品、药品及容易吞入的危险品等，不让婴幼儿单独留在屋里、车里或较高的位置，所有门、窗、阳台安装防护装置，让婴幼儿远离电源、火源、热源，不让孩子在吃饭时嬉戏与玩耍；户外游玩时不可将婴幼儿单独留在湖泊及水池附近，以保障婴幼儿的安全。

（三）学龄前期保健与护理

满 3 周岁后到 6～7 周岁入小学前为学龄前期。学龄前期儿童的生长发育速度较之前下降，其独立活动范围扩大、智力发育迅速、好奇心、求知欲强，机体抵抗力增强，免疫系统发育较快，此期也是性格形成的关键时期。

1. 营养与膳食

学龄前期儿童的膳食结构接近成人，除主餐外加 1 次点心外引导儿童自主、规律进食。每日保证足量优质蛋白质的摄入，如饮用牛奶 200mL，培养儿童摄入多样化食物，养成良好的饮食习惯，以促进儿童正常的生长发育。

2. 学前教育

培养儿童的规律生活、养成良好的生活习惯、学习习惯。通过书籍、游戏等开发智力、提高学习兴趣、培养想象力，思维创造力，及与人交往的能力。在日常生活中锻炼儿童的毅力与独立生活能力，多给予儿童肯定与赞美，培养自信、自尊、自强的良好品格和社会适应能力。

3. 安全教育

鼓励儿童经常参加户外游戏与活动，实现对其体能、智能的锻炼及培养，也能促进维生素 D 的吸收与利用。但学龄前期儿童好动、善模仿，好奇心强但缺乏实践经验，容易发生意外伤害。因此，要多加强安全教育指导，预防意外事故的发生。

4. 常见健康问题与护理

（1）预防常见传染病　培养学龄前儿童良好的卫生习惯，注意个人卫生，食品的清洁，吃饭前后洗手，预防各种腹泻、细菌性肠炎和肠道感染等疾病。少去人员密集的地方，预防水痘、手足口病、腮腺炎等的发生。

（2）预防口腔卫生　儿童口腔卫生是较为常见的儿童健康问题，生活水平的提高，儿童糖的摄入增加，不重视口腔卫生。社区护士应对家长及儿童进行口腔卫生健康教育，指导每年进行 1~2 次牙齿检查，指导儿童正确的刷牙方法，使用含氟牙膏，注意口腔卫生，早期发现龋齿早期治疗。

（3）预防视力下降　近视、弱视是儿童常见视力问题，社区护士指导儿童每半年检查 1 次视力，日常生活中看书、使用手机等电

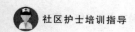

子产品，要保持距离及注意时间，养成良好的看、读、写的习惯，并注意用眼卫生，6 岁前是治疗弱视的最佳时机，以便早期发现视力问题及时纠正治疗。

（4）预防小儿肥胖症　随着社会环境的变化，人们生活水平的提高，儿童肥胖的发生率不断增加。多数儿童的肥胖与膳食结构不合理、运动量不足等有关，社区护士应定期进行儿童肥胖的筛查，纠正家长不正确的营养观念，指导儿童合理膳食、加强体育锻炼，预防肥胖的发生。

（5）预防意外伤害　社区护士应联合幼儿园或学校，通过健康教育活动、有意识地对儿童进行安全教育，如跌落、宠物咬伤、溺水、交通意外等，为儿童提供足够空间的同时注意保护自己的安全，避免意外伤害的发生。

（6）预防心理行为障碍　常见心理问题有儿童孤独症、注意缺陷多动障碍、受虐待、幼儿期分离焦虑等。会出现咬指甲、过度依赖、退缩行为、精神性尿频等。社区护士应对适龄儿童家长进行相关知识宣教，以便及早发现症状及早治疗。

（四）学龄期保健与护理

自入小学（6～7 周岁）到青春期来临前为学龄期。学龄期儿童体格发育稳步增长，至学龄期末，除生殖系统外已接近成人水平。智能发育更加成熟，求知能力增强，是增长知识、接受文化教育的重要时期，因步入小学，学校作息时间改变，出现作业负担，自由活动时间减少，需帮助儿童尽快适应，此时期也是培养社会交往能力和良好品质的关键时期。

1. 营养与饮食

学龄期儿童的膳食接近与成人相同，但仍需重视早餐的质量，保证吃好早餐，增加课间餐，保证儿童生长发育的所需要的营养。多食含钙丰富的食物，多进行户外运动，促进骨骼的生长发育。培养良好的饮食习惯，减少零食和含糖饮料的摄入。

2. 合理的生活作息和学习条件

合理安排课堂学习、课外活动及作息时间，保证睡眠充足，避免疲劳，培养良好的学习习惯，提高学习效率。

3. 心理保健与护理

正面引导儿童适应学校生活，尊重老师，爱护同学，学会感恩、互相谦让、互相帮助，纠正不文明行为，不可用简单粗暴的方式处理问题，给予儿童充分的信任、尊重，使儿童心理健康发展。

4. 安全教育

学龄期儿童好胜心、好奇心很强，喜欢刺激、喜欢探险，易发生运动外伤、车祸、溺水等意外事件，应加强运动安全的教育，学习意外事故的防范知识和交通规则，减少意外事故发生，保障安全。

5. 加强法制教育

根据儿童心理发育特点，需要学习法律知识，增强法律意识，认识到遵纪守法的重要性。

6. 常见健康问题与护理

定期进行体格检查，积极防治龋齿、近视等常见疾病。

第二节 ▌ 社区妇女保健与护理

一、社区妇女保健的概念

1. 概述

妇女保健是以维护和促进妇女健康为目的，预防为主，保健为中心，临床为基础，保健与临床相结合，以生殖健康为核心，面向基层，面向群众的保健工作。社区妇女保健工作要做到以人为中心，以护理程序为框架，以服务对象的需求为评价标准，强调妇女健康的社会参与和政府责任。

2. 意义

妇女保健是通过积极的预防、普查、监护和保健措施，做好妇

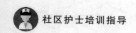

女围婚期、孕产期、围绝经期的各项保健工作，定期进行妇女常见病、多发病的普查，降低患病率及性传播疾病的感染，降低孕产妇和围生儿死亡率，从而提高妇女身心健康。

二、社区妇女保健的基本任务

妇女保健工作要以保健为中心，提高管理水平、工作质量和社会效益，以保障妇女的健康。在现阶段，妇女保健工作的基本任务有：

① 做好社区妇女经期、围婚期、孕期、产褥期、哺乳期、围绝经期等特殊时期保健与护理，促进妇女身心健康。

② 普及科学接生，提高产科工作质量，防治并发症，保障母婴安全。

③ 定期进行妇女常见病、多发病的普查普治，降低发病率，提高治愈率。

④ 做好妇女劳动保护，根据妇女生理特点，做好各年龄阶段职业妇女的劳动保健。

⑤ 开展妇女保健咨询工作，帮助妇女正确认识和对待本身的生理性或病理性问题，促进身心健康发展。

⑥ 开展健康教育，指导妇女形成良好的生活行为、卫生行为和性行为。

⑦ 加强计划生育技术指导。其主要内容是：a. 指导育龄夫妇知道并选择安全有效的节育方法；b. 普及节育科学技术及避孕技术指导；c. 加强节育手术质量管理，提供安全可靠的计划生育技术服务，防止术后并发症的发生。

⑧ 做好妇女保健的统计，为开展妇女保健工作提供科学依据。

三、社区妇女各期保健与护理

（一）围婚期保健指导

围婚期是指从确定婚配对象到怀孕前的一段时期，包括婚前、新婚及孕前三个阶段。围婚期保健是为保障婚配双方及其子代健康所进行的保健服务措施，包括婚前医学检查、婚前性教育、最佳生育年龄、适宜的受孕时机、孕前保健、计划生育咨询与指导。

1. 婚前医学检查

是指对准备结婚的男女双方进行常规体格检查和生育疾病的医学检查，对于保证婚后的婚姻幸福，有利于双方和子代的健康具有重要意义。婚前检查的内容包括询问病史、体格检查、实验室辅助检查三大部分。

2. 婚前性教育指导

是以生殖健康为核心的性教育指导、生育保健指导和新婚避孕指导。

（1）性教育指导　包括性生活知识、男女生殖系统解剖知识、性心理、性反应周期、性经验，性卫生习惯等，以及如何逐渐建立和谐的性生活等内容。

（2）最佳生育年龄　我国婚姻法规定的结婚年龄是男性 22 岁，女性 20 岁。依据法律规定结婚后即可怀孕。但从医学角度看，女性最佳生育年龄为 25～29 岁，男性为 25～35 岁最好。

（3）选择最佳受孕时机　①受孕应安排在双方工作或学习经松，心理、生理都处于最佳状态，新婚夫妇最好延缓到婚后 3～6 个月受孕。②受孕前，注意怀孕前工作与生活的环境，避免接触对胎儿有害的物质，如化学物质、放射线等。如有接触，应与有害物质隔离一段时间再受孕。受孕前 3 个月内停止接种疫苗。若服用避孕药者，应先停服药物，改用工具避孕半年后再受孕。③受孕的最佳季节最好是夏末秋初的 7～9 月份，此时期是蔬菜、瓜果的收获季节，有利于摄取足够的营养物质。而且在第二年 4～6 月份分娩，正值春末夏初，气候温和，有利于产妇顺利度过产褥期。

（4）避孕指导　避孕是指运用科学方法阻止精子与卵子的结合、抑制排卵，改变宫腔内的环境使其不适于受精卵的植入和发育，从而使妇女暂不受孕。避孕方法有工具避孕、安全期避孕、药物避孕、宫内节育器等。每个育龄妇女可选择适合自己的避孕方法。

（二）围生期保健指导

围生期保健是指一次妊娠从孕前、孕期、分娩期、产褥期（哺

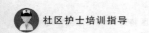

乳期）、新生儿期为孕母和胎婴儿的健康所进行的一系列保健措施，保证对母婴系统管理和重点监护，降低孕产妇和围产儿死亡率。

1. 孕前保健指导

选择最佳受孕时机，以减少多种危险因素和高危妊娠。国家免费孕前优生健康检查项目是孕前保健的重要内容之一，为准备怀孕的夫妇在受孕之前提供优生健康教育、病史询问、体格检查、临床实验室检查、影像学检查、风险评估等 19 项优生服务保健服务。准确的评估干预也可有效降低围孕期的风险，是预防出生缺陷的关键因素，提高了出生人口的素质、减少出生缺陷和先天残疾发生。

2. 孕期保健指导

指从确定妊娠起至临产前，为孕妇及胎儿提供的系列保健与服务。孕期分为 3 个时期：第 13 周末之前为孕早期，第 14～27 周末为孕中期，第 28 周及其后为孕晚期。

（1）孕早期保健指导　此期是各组织器官形成的阶段，重点是注意避免接触致畸胎源（药物、射线、感染等）影响，导致胎儿畸形或发生流产。

① 检查指导。早期做好孕妇登记，产前检查，建立孕期保健手册，指导口服叶酸 0.4～0.8mg/d 至孕 3 个月。

② 休息与睡眠。注意安静、起居规律、睡眠充足，避免过度劳累，以防引起流产。

③ 饮食与营养。补充叶酸，常吃含铁丰富的食物，孕吐严重者，可少量多餐，保证摄入含必要量碳水化合物的食物，尽量保证一定热量、蛋白质的摄入，多吃新鲜蔬菜水果、避免油腻食物。

④ 避免有害物质。避免感染、避免接触烟、酒、放射线、宠物等。

⑤ 运动指导。指导进行适量运动，如有不适及时停止。

⑥ 心理指导。保持心情舒畅，如有心理不适及时咨询与就诊。

⑦ 常见健康问题的处理与指导。

a. 恶心呕吐。约半数孕妇在妊娠 6 周会出现早孕反应，12 周左右消失，指导要点：帮助其认识到早孕反应是一种生理现象，鼓励进食，少量多餐，应避免空腹，可选择孕妇喜欢的食物，食物宜清淡，避免刺激、不宜消化的食物。

b. 尿频。由于逐渐增大的子宫压迫膀胱，早期会出现尿频、尿急现象，属于正常现象，不必过分担心。应给予孕早期孕妇精神鼓励与支持，以减轻心理忧虑与困惑。

（2）孕中期保健指导　此期是胎儿生长发迅速发育的时期。

① 检查指导。按时进行超声检查、妊娠糖尿病筛查、出生缺陷筛查。

② 休息与睡眠。保持充足的睡眠，夜间应有 8～9h，午间应有 1～2h，睡眠以左侧卧位为好。

③ 饮食指导。营养充足，饮食多样化，粗细荤素搭配合理，不偏食、不挑食，少吃辛辣刺激食物，多吃新鲜蔬菜、水果、豆制品、牛奶、鱼、肉、海鲜等。

④ 运动指导。进食适当的运动有助于增加肌肉张力和刺进新陈代谢。但要避免剧烈的跑、跳等运动，锻炼前应先排尿便，不宜进食，锻炼结束 30min 后再进食。

⑤ 胎动出现时间。主要是数胎动与听胎心。初产妇通常在孕 20 周，经产妇在孕 18 周左右感觉胎动，胎动是胎儿生存的象征。

⑥ 胎儿生长发育监测。测量宫底高度和腹围、胎心率。从耻骨联合到子宫底高度测量是反映胎儿生长发育情况的重要指标。孕 20～24 周，宫底高度平均每周增加 1cm，34 周后增加速度减慢。胎心率的正常值为 100～160 次/分。

⑦ 常见健康问题的处理与保健指导。

a. 便秘。妊娠期肠蠕动和肠张力减弱，且运动量减少，容易出现便秘。指导要点：孕妇养成排便习惯，多食纤维素多的食物，多吃蔬菜、水果，注意适当运动。

b. 腰背痛。妊娠期关节韧带松弛，子宫增大向前突出，重心向后移，腰椎向前突，背伸肌持续紧张，会有轻微腰背痛。指导要点：日常生活保持良好的姿势，避免过度疲倦。保持上身直立，保持脊柱的平直。

c. 静脉曲张。可因妊娠次数增加而加重。指导孕妇避免长时间站立或行走，并注意经常抬高下肢，促进下肢血液回流。会阴部静脉曲张者，可于臀部下垫枕，抬高髋部休息。

（3）孕晚期保健指导　孕晚期是胎儿生长发有最快的时期。

① 营养指导。确保蛋白质、热量、维生素、微量元素等各方面均衡增加。

② 胎儿生长发有监测。孕晚期体重每周增加 0.5kg 左右，足月妊娠时体重共增加 12kg。

③ 胎动监测。嘱孕妇每日早、中、晚各数胎动 1h，静坐或侧卧，2 次的胎动总和乘以 4，即 12h 胎动次数。如胎动次数在 30 次以上，反映胎儿情况良好，如不足 30 次或持续减少，应及时就医。

④ 心理指导。孕晚期孕妇对即将面临的分娩感到紧张、恐惧、担心有无出生缺陷、母子平安、家人的关心照顾等，易出现情绪不稳定，精神压抑。社区护士应鼓励孕妇表达内心感受，有针对性地进行心理护理。

⑤ 乳房护理与母乳喂养指导。孕妇应穿棉质、尺码合适的乳罩，每日用温开水擦洗乳头乳晕，按摩乳房，促进乳房血液循环，若有平坦、凹陷，应进行乳头牵拉与伸展练习。宣传教育使孕妇了解母乳喂养的好处、喂养方法等，树立其母乳喂养的信心。

⑥ 分娩先兆的识别。在分娩开始前，常出现假临产、胎儿下降感、见红。假临产是子宫会有不规则宫缩或宫缩持续时间短，常在夜间出现，白天消失。胎儿下降感是随着胎先露部下降入骨盆，宫底随之下降，多数孕妇会感觉上腹部较前舒适，进食量也增加，呼吸轻快。见红是分娩前 24～48h，因宫颈内口附近的胎膜与该处的子宫壁分离，毛细血管破裂经阴道排出少量血液，与宫颈管内的黏液混合并排出，是分娩即将开始比较可靠的征象。

⑦ 分娩准备。分娩准备是保证安全分娩的必要条件。指导孕妇用愉悦的心情来迎接宝宝的诞生。因分娩时体力消耗较大，分娩前保证充足的睡眠时间。同时做好入院前的身体清洁、指导腹部放松训练、呼吸运动训练，以及使用分散和转移注意力的方法，减轻分娩中的宫缩引起的疼痛感。并指导准备好分娩时所需的母婴用品及相关证件。

⑧ 常见健康问题的处理与保健指导。

a. 下肢水肿。孕妇后期多有轻度下肢水肿，休息后可消退，属正常现象。指导孕妇睡眠时取左侧卧位，下肢垫高 15°，改善下肢血液回流。如出现凹陷性水肿或经休息后不消退，应警惕妊娠期高血压及其他合并症，查明原因给予对症治疗。

b. 下肢肌肉痉挛。常于夜间发作。指导要点：孕妇在饮食中增加钙的摄入，必要时按医嘱补钙。减少腿部肌肉的紧张度，避免腿部疲劳、受凉。发生下肢肌肉痉挛时，孕妇应背屈肢体或站立前倾，以伸展痉挛的肌肉或局部热敷按摩。

c. 胸闷。孕后期，增大的子宫上推膈肌，引起呼吸困难。遇到这种情况，尽量卧床休息，头部多垫一个枕头。

（4）分娩期保健指导　分娩保健的目的是确保顺利分娩、自然分娩。做到"五防一加强"。"五防"即防滞产、防感染、防产伤、防产后出血、防新生儿窒息；"一加强"是指加强对高危妊娠的产时监护和产程处理，注意给予产妇生理、心理上的支持。

（5）产褥期保健指导　产褥期是指产妇除乳腺外的全身各器官从胎盘娩出至恢复正常或接近正常未孕状态所需的时期，一般为 6 周。产褥期保健的目的是通过各种措施对产褥期妇女进行保健，预防产后出血、感染等并发症的发生，以提高产后妇女身心、生理功能的恢复和新生儿的健康指导，社区护士应通过产后访视对产妇提供良好的产褥期保健。

（6）日常生活指导

① 休养环境。保持室内环境安静、冷暖适宜、空气新鲜、阳光充足、保持适宜的温度和湿度，防止过多探视。

② 卫生指导。日常用品要清洁卫生，应勤换内衣裤及床单，每天温水擦浴。每日擦洗外阴，保持外阴清洁和干燥，预防感染。如伤口肿胀疼痛，可用 50% 硫酸镁湿热数。

③ 饮食营养。哺乳期妇女需要分泌乳汁、哺育婴儿，还需要补充分娩时营养素损耗并促进各器官、系统功能的恢复。指导增加优质蛋白质及维生素的饮食计划，如鸡汤、鱼汤、排骨汤等。

④ 休息与运动。应保证充分的休息和睡眠，促进组织恢复。

产妇应根据自己身体状况尽早下床活动，活动量逐渐增加。社区护士可指导伤口愈合后做产后健身操，有助于体力恢复，防止尿失禁，并预防和矫正子宫后倾。

⑤ 家庭适应与协调。促进夫妻双方尽快适应为人父母的角色。指导夫妻双方与新生儿多进行语言交流、触摸、目光交流，促进亲子互动。接纳家庭的新成员，并且互相理解、体贴和关爱，共同分担家务、承担家庭责任，促进家庭和谐发展。

⑥ 产后检查及计划生育指导。产后检查包括产后访视及产后健康检查。目的是了解子宫、切口或剖宫产切口的愈合情况，检查在乳房及母乳喂养情况、婴儿的健康状况等，及时给予正确指导。及指导产褥期禁止性生活。产后 42 天起采取避孕措施，以工具避孕为好。

3. 哺乳期保健指导

社区护士在进行新生儿家庭访视时，讲解母乳喂养对婴儿生长发育的优点，并指导顺利进行母乳喂养。母乳喂养方法：

（1）哺乳时间　婴儿分娩后 30min 内即可开始哺乳。哺乳时间可由开始的 3～5min，逐渐延长至 15～20min。逐渐养成从最初的按需哺乳调整至每 3～4h 哺乳一次的习惯。

（2）哺乳方法　哺乳前，母亲应洗净双手，用温热水清洁乳房和乳头。哺乳时，选择舒适体位，将乳头和大部分乳晕放入婴儿口中，防止乳房堵住婴儿口鼻，注意使婴儿吸空一侧乳房后，再吸另一侧，勿让婴儿含着乳头睡。哺乳后，将婴儿抱起，轻拍背部 1～2min，排出胃内空气，防止吐奶。哺乳后尽量排空乳房，促进乳汁分泌，防止乳汁淤积引起胀痛等情况。

（三）围绝经期妇女保健

围绝经期是指妇女 45 岁左右出现的从卵巢功能逐渐衰退，生殖器官开始萎缩向衰退过渡的时期，是妇女正常的生理变化。是从接近绝经出现与绝经有关的内分泌、生物学和临床特征起至最后 1 次月经后 1 年。该期妇女将发生一系列生理和心理改变，例如生理改变有泌尿生殖道变薄缩短，出现月经紊乱、体重增加、骨质疏松、潮热出汗等。心理变化常引起一系列情绪和精神状态的改变，易产生注意力不集中、精神减退、烦躁、焦虑、抑郁、悲观、失落、多疑、头晕、失眠等症状。社区护士应对这一特殊时期进行保健指导，使妇女顺利度过围绝经期。主要措施如下。

1. 加强健康教育

是进行围绝经期妇女保健的关键措施。社区护士利用家庭访视，使其了解到围绝经期是一个正常的生理阶段，正确认识由于卵巢功能衰退而产生的生理变化、心理特点以及常见症状，指导患者适度从事力所能及的劳动，坚持适当的体育锻炼，有助于分散注意力，保持良好的生活。同时，对家属也提供健康教育。社区护士应使其了解女性围绝经期内分泌改变给带来的不适，协助围绝经期妇女度过这一特殊时期。

2. 心理指导

社区护士利用家庭访视的机会，与绝经期妇女及家属建立互相信任、信赖的关系，有助于指导患者表达出自身的不适，有针对性的给予保健指导。让妇女正视此期的心理问题，保持愉快的心境和乐观开朗的精神状态，学会利用运动、音乐、社交活动等自己感兴趣的事情调整情绪，解除不必要的顾虑与烦恼，顺利度过围绝经期。

3. 饮食健康指导

注意合理营养、平衡膳食，应控制热能摄入，限制高脂防、高胆固醇食物。多食蔬菜、水果，适量补充钙剂，避免高糖食物。食物选择可多样化，荤素搭配，多补充豆类、含膳食纤维及含维生素 E 丰富的食物，同时，多进行户外活动，多晒太阳，补充足够蛋白质，减少骨钙的丢失。

4. 正确用药指导

围绝经期使用雌激素替代治疗可减轻围绝经期症状，预防骨质疏松。社区护士要指导其了解用药目的，药物剂量、用法、药物的副作用及不良反应的发生。对长期使用雌激素治疗者进行监督，并及时调节用药，以寻求适于个体的最佳剂量。

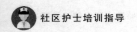

5. 避孕指导

围绝经期妇女仍有可能排卵，必须坚持避孕至月经停止 12 个月后。

6. 常见病预防与健康检查

围绝经期妇女易并发泌尿生殖系统、心血管系统、骨骼系统等多种疾病，也是妇科常见肿瘤的好发时期。建议妇女每年进行一次定期体检，做好常见病的普查。有选择地进行宫颈细胞学检查、超声检查等，及学会自查乳房，以便早期发现疾病和肿瘤。

四、计划生育技术

计划生育技术是指通过手术、药物、工具等技术手段，有目的地调节生育行为，并围绕生育、节育、不育开展相关的生殖保健服务技术。计划生育是我国的一项基本国策，实行计划生育要以避孕为主。社区护士应将计划生育技术的有关知识，避孕方法的选择结合育龄期妇女的具体情况进行指导，有计划地生育子女，使计划生育工作顺利进行。

（一）避孕

1. 工具避孕

是指利用工具方法阻止精子与卵子结合、抑制排卵，改变宫腔内的环境，使其达到避孕的目的。

（1）阴茎套　为男性孕工具，使用安全、方便，用以套在阴茎上，性生活时，将精液排在套内，以达到避孕的目的。

（2）阴道隔膜　为女性避孕工具，使用时将阴道隔膜放入阴道，盖在子宫颈上，阻止精液进入宫腔。患有急性阴道炎、重度宫颈糜烂、子宫脱垂的妇女不宜使用。

（3）宫内节育器　俗称避孕环，将节育器安放在宫腔内，从多方面起到抗生育的作用。是一种安全、有效、简便、经济的可逆性节育方法，是一次放置能长效避孕，取出后可以很快恢复生育力的避孕工具。凡已婚妇女无禁忌证自愿安装者是其适用范围，但对于生殖道急慢性炎症、子宫脱垂、月经过多或不规则出血等不宜放置。

2. 药物避孕方法

其机制为通过药物干扰下丘脑-垂体-卵巢轴的正常功能达到抑制排卵，或改变子宫颈黏液性状，不利于精子穿透，或改变子宫内膜形态与功能，不适于受精卵着床，以达到避孕的目的。包括长效口服避孕药、短效口服避孕药、缓释系统避孕药、探亲避孕药等。

3. 其他避孕法

① 安全期避孕。指避免在排卵前后易受孕期进行性交。多数育龄妇女排卵多发生在下次月经前 14 天左右，精子在女性生殖道内可存活 2～3 日，所以排卵前后 4～5 天为易受孕期。采用安全期避孕法，有月经周期推算法、基础体温测定法、宫颈黏液法。但存在月经周期不规律、新婚、情绪、外界环境影响，因此安全期避孕并不十分安全。

② 阴道内局部用药。将避孕药（如药膜、片、栓等）放入阴道内，以杀灭精子达到避孕目的。

③ 紧急避孕。在无保护性性生活，或避孕失败（如避孕套破损、滑脱或用法不当）后为防止非意愿妊娠而采取的暂时避孕方法，以减少不必要的人工流产。可在性交后 3～5 天服用避孕药和放置宫内节育器进行紧急避孕。

④ 避孕方法多种多样，每个育龄妇女可根据自身的情况，在社区护士的协助下，选择适合自己的避孕方法。

（二）人工终止妊娠术

人工妊娠术只能作为避孕失败后的补救措施，反复实施会影响受术者的身体健康，应采取积极有效的避孕措施。包括早期妊娠药物流产、人工流产术、中期妊娠引产术。

1. 药物流产

用药物的方法使早期妊娠终止称药物流产，目前最常用的药物是米非司酮和前列腺素联合使用。适用于妊娠 7 周内 18～40 岁的

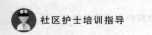

健康孕妇，药物流产后出血时间过长和出血量过多是其主要不良反应，用药后应严密观察，出血量过多或确诊为不全流产时应及时行清宫术。

2. 人工流产术

妊娠 14 周以内，采取人工终止妊娠的手术称人工流产术。有负压吸引术（适用于妊娠 6～10 周内）和钳刮术（适用于妊娠 11～14 周）。术后在观察室休息 2～4 周，并观察阴道出血和腹痛等情况。负压吸引术后休息 2 周，钳刮术后休息 2～4 周。1 个月内禁止性生活和盆浴。

3. 中期妊娠引产术

妊娠 13 周至不足 28 周之间用人工方法终止妊娠称中期妊娠终止。妊娠 13～14 周采用钳刮术，妊娠 15～28 周采用中期妊娠引产术，需住院进行引产。

（三）输卵管绝育术

输卵管绝育术是经腹壁或经阴道通过切断、结扎、电凝输卵管或用药物粘堵输卵管管腔，使精子和卵子不能在输卵管相遇，以达永久性不孕的目的。目前最常用的是经腹输卵管结扎术。适用于已婚妇女自愿接受绝育手术。时间应选择在月经干净后 3～4 天，人工流产术后或分娩后 48h 以内者，哺乳期或闭经者应排除早孕后再行绝育手术。患者急性生殖道炎症、身体较弱不能承担手术等不宜手术。

第三节 ▌ 社区老年人保健与护理

一、社区老年人保健的概述

1. 老年人

联合国对老年人的划分标准是：发达国家 65 岁及以上者、发展中国家 60 岁及以上者为老年人。我国划分老年期的标准是：60～89 岁为老年人，90 岁及以上为长寿老人，超过 100 岁的长寿期老人又叫百岁老人。

2. 老年人口系数

又称老年人口比例，指某国家或地区的总人口构成中老年人口数占总人口数的比例。它是评价人口老龄化的指标之一。WHO 提出的老龄化社会标准有两个。

（1）发达国家的标准　65 岁及以上人口数占总人口数的 7％以上，定义为老龄化社会（老龄化国家或地区），是多数发达国家采用的标准。

（2）发展中国家的标准　60 岁及以上人口数占总人口数的 10％以上，定义为老龄化社会（老龄化国家或地区），也是目前我国采用标准。

3. 社区老年人保健

在平等享用卫生资源的基础上，充分利用现有的人力、物力，以维持和促进老年人健康为目的，发展老年保健事业，使老年人得到基本的医疗康复、保健、护理等服务。

二、老年人的生理和心理特点

老化或衰老，是指人体达到成熟期后，随着年龄的增长，出现的全身性、慢性、进行性、退行性的变化。主要表现在生理和心理状态的改变。

（一）老年人的生理特点

1. 体表外形的变化

老年人在衰老过程中主要表现为：皮下脂肪和弹力纤维减少，皮肤变薄、松弛、失去光泽，皱纹加深，皮肤色素沉着；须发变白，脱落稀疏；皮下脂肪分布发生变化，腰部、腹部脂肪增多；牙龈萎缩，牙齿松动脱落；由于椎体压缩、脊柱弯曲度增加，随年龄增长而身高降低，关节活动不灵活，体重减轻。

2. 各器官系统功能变化

（1）神经系统与感官的变化　老年人大脑体积逐渐变小、重量逐渐减轻，脑沟增大，脑膜增厚，神经细胞和神经递质减少。易出现自主神经功能紊乱，性格改变，注意力不集中，记忆力减退，导致发生老年性精神症状和老年性痴呆。老年人视力下降、视野缩小，出现老花眼；眼底血管硬化、晶状体混浊、视网膜变薄，易患白内障等眼科疾病。

（2）呼吸系统的变化　老年人呼吸功能减退。肺的弹性降低，肺活量减少，残气量增多，气体交换能力下降；气管黏膜出现萎缩、纤毛运动减少，呼吸道分泌物不易排出，易发生痰液潴留，导致肺部感染。

（3）心血管系统的变化　随着年龄的增长，胶原纤维增多，血管壁弹性纤维减少，外周血管阻力增加，心排血量减少，动脉粥样硬化程度逐渐加重。动脉壁增厚、硬化程度增加，易导致血压升高。心脏传导系统的退行性变化，致使老年人易发生各种心律失常。冠状动脉和脑血管壁钙化、增厚、纤维化，血流速率变慢，因而老年人的心脏功能、血管功能、心血管活动调节功能都有所减退。

（4）消化系统变化　老年人牙龈萎缩、牙齿逐渐松动脱落，唾液、胃液分泌减少，影响食物的摄入和咀嚼而导致食欲减退。肝代偿功能降低，胆汁和胰液分泌减少，各种酶的活性降低，对脂肪的消化能力明显减退。胃肠蠕动减弱，排空时间延长，小肠吸收能力减退，肛门括约肌松弛，故易出现消化不良、便秘等。

（5）泌尿生殖系统变化　随着年龄的增加，肾血管硬化，肾血流量减少，肾小球滤过率下降，肾小管和集合管的重吸收和分泌功能也逐渐减退，尿液浓缩稀释功能降低。膀胱括约肌弛缩无力、容量减少、尿道逐渐纤维化而弹性组织减退，因此老年人常出现尿液稀释、尿频和尿失禁现象。老年女性子宫、卵巢萎缩，阴道的湿润性、弹性及酸性降低，易致感染；老年男性由于睾丸萎缩及纤维化，前列腺增生，常出现排尿困难或尿潴留。此外老年人性激素分泌减少，性功能减退。

（6）内分泌系统变化　脑垂体重量减轻，体积缩小，激素合成与代谢都发生变化；甲状腺重量减轻，激素分泌与摄碘量都减少，甲状旁腺激素及降钙素下降使机体基础代谢率降低；胰岛功能减退、胰岛素分泌减少，易患老年性糖尿病。

（7）运动系统变化 老年人脊柱缩短、椎间盘变薄，故身高变矮；骨质疏松或骨质增生、骨密度减小，易发生骨质疏松症、骨刺、骨折及骨软化。

（8）免疫系统变化 老年人胸腺萎缩，骨髓功能减退，免疫监护系统失调，防御功能降低，常出现感染性疾病。

（二）老年人的心理特点

老年人心理变化的总趋势是衰退或下降，主要表现如下。

1. 认知能力和智力衰退

感知觉发生显著退行性变化。记忆能力减退，其特点是以有意记忆为主，再认能力尚好，回忆能力较差。由于感知觉、记忆、动作与反应速度随年龄增长而出现不同程度的减退，因而使老年人的智力衰退，学习新知识、接受新事物的能力减退。思维有退化，尤其是创造性思维、逻辑推理等。

2. 情绪情感的变化

由于生理和心理的退行性变化、退休后社会角色转变、社会交往的变化、经济收入减少、病痛、空巢、丧偶等多种因素的影响，老年人的情绪情感表现为情绪不稳定、易激动、焦虑、抑郁、孤独、自卑等。

3. 个性的改变

人的个性特征并不因为年龄增大而发生根本性的变化，老年人的个性特征一般为稳定多于变化。老年人的个性改变主要表现为小心、谨慎、固执、多疑、保守，习惯按自己的观点看问题，不易接受新事物和他人意见。

（三）老年人的患病特点

老年人由于其器官组织功能衰退，机体防御能力和对疾病的反应性均有不同程度的减弱，存在以下特点。

① 患病率高，多种疾病并存。

② 临床症状不典型。

③ 病程长、恢复慢、并发症多。

④ 易引起药物不良反应。

⑤ 病情进展迅速，易出现危象。

三、社区老年人保健的基本任务

① 运用老年医学知识开展老年病的防治工作，加强老年病的监测，控制慢性病和伤残的发生。

② 有害健康的各种因素和废用都可以加速老化。应通过健康教育提高老年人对预防有害因素，防止废用的认识，从而在生活中能自觉维护健康，增强自我保健意识，加强自我护理能力。

③ 建立老年人健康档案，做好老年保健工作。

四、社区老年人日间照料中心设施设备配置

我国人口老龄化具有发展迅速、规模巨大、持续时间长的特点。目前，我国生活自理能力部分受损，日常生活需他人照料的半失能老年人的数量接近两千万。党和政府高度重视发展社区养老服务《中共中央、国务院关于加强老龄工作的决定》中明确指出"建立以家庭养老为基础、社区服务为依托、社会养老为补充的养老机制"。全国老龄委办公室、发展改革委、民政部等十部委联合发布的《关于加快发展养老服务业的意见》和《关于全面推进居家养老服务工作的意见》分别指出"要逐步建立和完善以居家养老为基础、社区服务为依托、机构养老为补充的服务体系"，"要在城市社区基本建立起多种形式、广泛覆盖的居家养老服务网络"。进一步加强和规范社区老年人日间照料中心的建设与发展，更好地为老年人服务。

（一）建设要求

社区老年人日间照料中心建设必须遵循国家经济建设的方针政

策，符合国家相关法律法规，从老年人实际需求出发，综合考虑社会经济发展水平，正确处理需求和可能的关系，避免不切实际的盲目建设。

根据社区老年人日间照料中心的性质和任务，其建设项目在选址时要综合考虑人口分布、市政条件和周边环境等因素，宜在建筑低层部分，相对独立，并有独立出入口。二层以上的社区老年人日间照料中心应设置电梯或无障碍坡道。无障碍坡道的建筑面积不计入规定的总建筑面积内。服务对象相对集中，交通便利，供电、给排水、通信等市政条件较好，环境安静，与高噪声、污染源的防护距离符合有关安全卫生规定，做到方便群众，便于开展服务。同时选址宜与其他为老年人服务福利设施邻近，临近医疗机构等公共服务设施，利于资源整合和共享。

社区老年人日间照料中心室内装修应符合无障碍、卫生、环保和温馨的要求，老年人休息室以每间容纳 4～6 人为宜。可内设卫生间，其地面应满足易清洗和防滑的要求。室内通道和床（椅）距应满足轮椅进出及日常照料的需要。用房应保证充足的日照和良好的通风，充分利用天然采光，用房门净宽不应小于 90cm，走道净宽不应小于 180cm，窗地比不应低于 1：6。

（二）建设内容及构成

① 社区老年人日间照料中心房屋建筑应根据实际需要，合理设置老年人的生活服务、保健康复、娱乐及辅助用房。

② 老年人生活服务用房主要满足日托老年人在休息、进餐、助浴等方面的需要，包括休息室、餐厅和沐浴间。

③ 老年人保健康复用房是为日托老年人提供简单医疗服务、基本康复训练及心理保健服务的用房，可包括医疗保健室、康复训练室和心理疏导室。

④ 老年人娱乐用房是供日托老年人开展娱乐活动和进行社会交往的用房，可包括阅览室（含书画室）、网络室和多功能活动室。

⑤ 辅助用房是保障社区老年人日间照料中心日常管理和后勤服务工作有序开展所必须设置的基本用房。包括办公室、厨房、洗

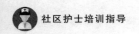

衣房、公共卫生间和其他用房（含库房等）。

五、社区老年人保健与护理

1. 心理保健

（1）树立积极的生活目标　树立"老有所为、老有所乐、老有所学"的生活目标，热心参与有利于家庭、社区的工作。

（2）保持稳定的情绪　老人应避免情绪激动，学会适宜的应对方法，如聊天、练书法、下棋来转移和化解各种心理刺激因素产生的不良情绪。

（3）保持良好的人际关系　与邻居、老朋友、老同事、老同学关系融洽，保持一定范围的人际关系有利于缓解或消除不良情绪。

（4）坚持脑力劳动　看书、练书法、下棋、读报、打牌、继续专业研究等都是很好的学习机会，可以预防或延缓老年痴呆的发生和增添生活情趣。

（5）接受心理健康教育和心理咨询　社区护士应重视老人心理健康教育，使老人学会管理好情绪，保持开朗、乐观、热爱生命的生活态度，发生心理问题或心理障碍时，能及时通过心理咨询得到疏导。

2. 营养保健

（1）合理饮食原则　①营养比例适当。在保证足够蛋白质的基础上，限制热量的摄入。②科学安排饮食。进餐定时定量，少食多餐，勿暴饮暴食及过饥过饱。

（2）老人膳食需求

① 蛋白质量足质优。老人每日蛋白质的摄入量以 $1.0\sim1.2g/kg$ 体重、占总能量的 $10\%\sim15\%$ 为宜，如豆、奶、蛋、肉、鱼虾等都是富含优质蛋白质的食物，其摄入量应占蛋白质总量的 50%。

② 碳水化合物以谷类为主。碳水化合物的摄入应占每日总热量的 $60\%\sim70\%$，要以粮谷类为主。多食水果蔬菜补充膳食纤维。

③ 脂肪不宜过多。脂肪摄入量以占总热能的 $20\%\sim25\%$ 为宜，应多摄入植物油，少吃动物油，避免引起肥胖、动脉粥样硬化等

疾患。

④ 无机盐摄入合理。老人应低盐饮食，每人每日摄入量以 5～6g 为宜。及时补充钙和铁，预防或降低骨质疏松及贫血的发生。

⑤ 水分充足。老人体内总水量较少，而且口感比较迟钝不易感到口渴，所以老人要主动补充水分，每日 1500～2000mL 为宜，饮水宜在白天进行，晚上可限制饮水量。

3. 生活保健

（1）居家环境　保持光线充足，空气清洁，通风良好，室温一般保持在冬季 20～22℃、夏季 24～26℃ 为宜，避免噪声、强光的刺激；室内布置尽量简洁，地面避免堆放过多的杂物，以便于老年人行走；常用物品摆放应高度合适，防止老年人跌倒；地面选用防滑的地砖和地板，马桶、洗浴设备处安装扶手。

（2）保持合理的生活规律　合理安排作息时间，保证充足的睡眠，晚上应满足 8h 睡眠时间，中午休息 1h 左右。因老年人活动度相对较少，易发生失眠，应注重休息的质量。

（3）保持良好卫生习惯和生活方式　注意口腔卫生，每日早晚刷牙，义齿要定期清洁；晨起时主动咳嗽防止肺部感染；定期去医院检查眼睛以预防白内障、青光眼；保持皮肤清洁，防止感染及外伤；社区护士应指导老人养成良好的生活行为方式，不吸烟、不酗酒，活动有节制，劳逸结合，坚持户外活动等。

4. 适量运动

生命在于运动，参加适当的体育活动，可以有效预防老年性疾病、延缓衰老。

（1）运动原则　运动时间因人而异，以每天 1～2 次、每次 20～30min，时间以饭后 1h 左右为宜。运动强度即运动后最适宜心率在 110～120 次/分，计算方法为：

最宜心率（次/分）＝170－年龄

（2）选择有氧运动　老人应选择动作缓慢，运动强度较小的全身性有氧运动，如散步、慢跑、骑自行车、爬山、健身操和太极拳等，其中散步和打太极拳最为常用和有效。

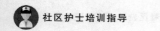

（3）运动注意事项

①避免空腹运动。②选择空气清新、污染少的运动环境和场地。③选用合适的运动衣和运动鞋。④运动中若出现不适，应立即停止运动。

5. 日常安全指导

（1）自身安全防护措施

①行动安全。变换体位时动作不宜过快，防止意外事件发生。②洗浴安全。洗浴温度不宜过高，时间不宜过长，以坐式淋溶为宜。

（2）用药安全

①老人用药原则。遵从医嘱用药，少用药，勿滥用药，切忌自行停药，密切观察用药反应。②常用药物的注意事项。应关注降压药和胰岛素等药物的注意事项。

6. 定期健康检查

为早期发现、早期诊断和治疗老年期常见疾病，老人应进行定期健康检查，一般每年进行1～2次健康检查。老人健康检查的主要内容有：

（1）一般情况检查　包括血压、脉搏、呼吸、心率、身高、体重、营养状态、皮肤等。

（2）临床各科检查　包括内科、外科、神经科、五官科等，男性包括泌尿科检查，女性包括妇科检查。

（3）辅助检查　心电图检查、胸正位片、腹部B超。

（4）实验室检查　血液、尿液、粪便常规检查，血液生化检查包括血糖、血脂、甲状腺功能等。

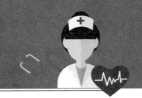

第九章

社区常见慢性病

　　随着社会的发展，人们生活、居住、卫生等条件的改善，疾病谱和死亡谱也发生了变化，慢性非传染性疾病已经取代急性传染性疾病而成为影响我国社区居民健康的主要问题，无论对于发达国家还是发展中国家，慢性病都给公共健康、经济发展带来了现实影响。由于慢性病患者的多数时间是在家庭和社区生活中度过的，因此，在社区环境中开展慢性病患者的保健与管理，提高社区慢性病人群的自我护理能力，对降低慢性病的发病率、致残率和死亡率，改善和提高患者的生存质量具有积极的作用。

第一节 ▍ 慢性病概述

一、慢性病的概念

　　慢性病是对一类起病隐匿、病程漫长且病情迁延不愈、缺乏明确的传染性生物病因证据、病因复杂或病因尚未完全确认的疾病的概括性总称。

二、慢性病特点

　　(1) 病因复杂　与急性传染病不同，慢性非传染性疾病的病因较复杂，大多数是多因素联合致病，有些慢性非传染性疾病的病因

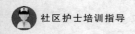

至今不明。

（2）发病隐匿，潜伏期长　慢性非传染性疾病的早期症状和体征往往比较轻而易被忽视，在病因的长期作用下器官损伤逐步积累，直至急性发作或者症状较为严重时才被发现。

（3）病程长　大多数慢性非传染性疾病的病程长，可达数年或数十年，甚至是终生患病。病情反复迁延，最终导致残废，甚至威胁生命。

（4）可预防　与慢性非传染性疾病相关的一些因素是可以预防的，例如吸烟、酗酒、肥胖等。改善环境、改变生活方式等也可预防或减缓疾病的发生、发展。

（5）病理改变不可逆　大多数慢性非传染性疾病的病因复杂或不明，病理改变不可逆转，在目前的医疗条件下是不可根治和治愈的，但是通过现代医疗技术的控制，如治疗用药、护理、康复等，可以延缓或暂时控制疾病的发展，减少残疾的发生，最大限度地促进疾病的康复，提高患者的自我照顾能力，提高生活质量。

三、慢性病分类

按照国际疾病系统分类法（ICD-10）的标准，慢性病分为以下7类。

（1）呼吸系统疾病　慢性阻塞性肺疾病（COPD）等。

（2）循环系统疾病　高血压、冠心病、脑血管病等。

（3）消化系统疾病　脂肪肝等。

（4）内分泌、营养代谢疾病　血脂异常、糖尿病等。

（5）肌肉骨骼系统和结缔组织疾病　骨关节病、骨质疏松症等。

（6）恶性肿瘤　食管癌、胃癌、肺癌等。

（7）精神和行为障碍　老年痴呆、抑郁等。

四、慢性病的高危因素

高危因素是指危害健康、与疾病发生有正相关关系、但又不是充分病因的因素。慢性病的危险因素通常具有作用时间长、特异性弱、多因素联合作用增强等特点。常见的慢性病危险因素主要有以下几个方面。

1. 不良生活方式

属于可改变的危险因素，主要包括吸烟、过量饮酒、不合理膳食、缺乏身体活动等，其中吸烟、不合理膳食和缺乏身体活动（静坐生活方式）是世界卫生组织强调的慢性病的共同危险因素。

（1）吸烟　烟草中含有苯和焦油，还有多种能致癌的物质。吸烟会引起肺部、心血管、胃肠道疾病和各种肿瘤，加重糖尿病，引起老年性痴呆。吸烟可导致不孕不育，孕妇吸烟可影响胎儿的正常发育。

（2）过量饮酒　超出机体肝脏正常代谢能力的饮酒为过量饮酒，如每次饮酒量啤酒超过 750mL 或白酒超过 100mL，每周饮酒次数超过 5 次。长期过量饮酒是肝硬化、脑萎缩、高血压、糖尿病、心肌梗死、恶性肿瘤、精神错乱等慢性病的重要危险因素。饮酒和吸烟的协同作用可使很多癌症的发病率明显增加。

（3）不合理膳食　主要包括不合理的膳食结构、烹饪方法和饮食习惯等，如高热量、高脂肪、高胆固醇、高盐及低纤维素饮食是高血压、糖尿病、心脑血管病、恶性肿瘤等慢性病的危险因素；高温油炸、腌制和熏烤的食物常含有致癌物质；暴饮暴食、饮食不规律等不良饮食习惯也可增加患糖尿病、高血压和消化系统疾病的风险。

（4）缺乏身体活动　适当的体力劳动和体育运动可以促进机体的新陈代谢，维持各组织器官的正常生理功能。缺乏身体活动是造成肥胖和超重的重要原因，也是高血压、冠心病、糖尿病、脑血管病、恶性肿瘤、骨质疏松等慢性病的主要危险因素。因此，提倡体力活动已经成为当今许多国家提高人民健康水平和预防慢性病的重要举措。

2. 环境因素

包括自然环境、社会环境、心理环境。

（1）自然环境　健康有害因素如空气污染、土壤污染、水污染等与恶性肿瘤、呼吸系统疾病、消化系统疾病等密切相关。

（2）社会环境　经济发展、医疗保障、文化教育、人口家庭等社会因素也影响着居民的健康。

（3）心理环境　中长期处于应激状态、愤怒、恐惧、焦虑、忧愁、悲伤、痛苦等不良情绪，而且强度过大或时间过久，都会使人的心理活动失去平衡，导致神经系统功能失调，对健康产生不良影响。如果这些消极情绪经常反复出现，引起长期或过度的精神紧张，还可产生如神经功能紊乱、内分泌失调、血压持续升高等病理改变，从而导致某些器官、系统的疾病。

3. 个人生物学因素

包括个人的性别、年龄及生物遗传因素等，属于不可改变的危险因素。研究表明，很多慢性病，如冠心病、高血压、糖尿病、脑血管病、恶性肿瘤等的发病率和死亡率都有年龄和性别的差异，多与年龄呈正相关，男性高于女性。而有些慢性病如原发性高血压、1型糖尿病、乳腺癌、胃癌等具有一定的遗传倾向，目前认为这些疾病的发生可能与遗传因素或家庭共同的生活习惯有关。

五、流行病学特征

（一）慢性病成为死亡的主要原因

据 WHO 发布的最新调查显示，慢性非传染性疾病已经发展成为当今世界最大的致死病因。每年仅心血管病在西太平洋区域造成的死亡就不少于 300 万。据我国第三次居民死因调查的数据显示：慢性非传染性疾病死亡率占总死亡率的比例从 20 世纪 90 年代初的 76.5％上升至 82.5％，我国城市前四位死亡原因依次是：恶性肿瘤、脑血管病、心脏病、呼吸系统疾病；农村依次是脑血管病、恶性肿瘤、呼吸系统疾病、心脏病，第五位是损伤和中毒，前五位的死亡原因累计占死亡总数的 85％。

（二）慢性病的危险因素日益流行

全球化和城市化对不健康生活方式和环境变化的发展起到推动

作用。这些常见的危险因素可以表现或发展为慢性病更直接的危险因素或中间危险因素，如高血压、高血脂、高血糖、肥胖和肺功能障碍。而中间危险因素又使个体易患"四种致命疾病"，即心血管病、癌症、慢性呼吸道疾病和糖尿病。

（三）慢性病相关的医疗费用上升

慢性病通常是终身性疾患，病痛、伤残不仅严重影响到患者的健康和生活质量，而且加重家庭和社会的经济负担。慢性非传染性疾病的卫生服务需求与利用的增加直接导致我国医行费用的迅速上升，其上升速度已经超过国民经济和居民收入的增长，带来社会和经济负担。

第二节 ▍ 糖尿病患者的社区护理与管理

一、概述

糖尿病是由于胰岛素分泌绝对或相对不足而引起的一组以糖代谢紊乱为主的代谢紊乱综合征，临床以高血糖为主要特点，是一种慢性、终身性疾病。如果病情控制不好，可引起酮症酸中毒、高渗性高血糖状态等急性并发症，也可导致眼、肾、神经、血管、心脏等器官的慢性损害，重者可以致残、致死，给患者及其家属带来巨大的痛苦。

糖尿病分为胰岛素依赖型（1型糖尿病）和非胰岛素依赖型（2型糖尿病）两种类型。1型糖尿病与遗传因素有关，起病早，多发生于儿童、青少年；2型糖尿病与环境、生活方式等后天因素有关，起病晚，多发生于中老年人，2型糖尿病占糖尿病的90%以上。社区糖尿病以2型糖尿病多见。随着人口老龄化，老年糖尿病的患病率明显增加。中国糖尿病协会最近调查发现，中国糖尿病发病率高达9.7%，总人数接近1亿。老年糖尿病严重影响着老年人的生活质量和寿命，其并发症是老年人致死、致残

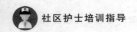

的主要原因。糖尿病已成为继心脑血管疾病、恶性肿瘤之后的第三位"健康杀手"。

二、临床表现

1. 一般症状

早期可无明显症状，仅于健康检查时发现高血糖，也可表现为典型的"三多一少"症状，即多食、口渴多饮、多尿和体重减轻，除典型症状之外，患者还常伴有疲劳、乏力、皮肤瘙痒、容易感染、伤口长时间不愈合、便秘、腹泻、四肢酸痛、麻木等症状。

2. 急性并发症

（1）低血糖　多由于进食过少、药物剂量过大、活动量过多等引起。轻者表现为心慌、大汗、无力、手足颤抖、极度饥饿感等；严重者可出现意识模糊、嗜睡、抽搐、昏迷；部分患者在多次低血糖症发作后会出现无警觉性低血糖症，可无先兆直接进入昏迷状态。

（2）酮症酸中毒　是糖尿病的严重急性并发症，常见于1型糖尿病患者。主要表现为糖尿病症状加重，患者出现极度口渴、多饮、多尿伴恶心、呕吐、头痛、头晕、烦躁、呼吸中有烂苹果气味等症状，如果血糖没有及时得到控制，病情继续恶化，重者将出现意识不清、昏迷等症状，甚至死亡。

3. 慢性并发症

（1）心脑血管病　糖尿病患者发生高血压、冠心病、脑卒中等循环系统疾病的概率是非糖尿病人群的2～3倍。冠心病和脑血管病已成为糖尿病患者的主要死因。

（2）糖尿病肾病　糖尿病肾病是一个逐渐发展的过程，早期一般没有症状，尿常规检查正常或只有微量白蛋白尿，经过合理治疗大多数患者的白蛋白尿消失；而一旦出现大量蛋白尿、全身水肿、高血压、贫血等症状，提示已经进入晚期阶段，此时病情已不可逆转，最后将逐渐发展至肾功能衰竭。

（3）糖尿病眼病　糖尿病引起的眼部病变包括视网膜病变、白内障、青光眼等。糖尿病眼病的发病率高，对视力损害严重，重者可导致失明。据统计，糖尿病患者失明的发生率是一般人的 25 倍。

（4）糖尿病足　糖尿病足是在糖尿病足部神经病变和血管病变的基础上合并感染而引起的。糖尿病患者足部神经病变使足部的感觉出现异常，从而使足容易发生损伤；血管病变则使足部损伤后伤口不易愈合，感染将使病情进一步恶化，如治疗不及时，则很可能引起足部溃疡和坏疽，是糖尿病患者致残的主要原因之一。

（5）其他　除上述并发症外，糖尿病患者还容易出现骨质疏松、牙周炎、皮肤感染、甲状腺功能亢进、性功能障碍等问题。

三、主要危险因素

1. 不可改变的危险因素

包括遗传因素、年龄、先天的子宫内环境营养不良等。

（1）遗传因素　国内外报道显示糖尿病具有遗传倾向性，表现为糖尿病有明显的家族聚集现象。有糖尿病家族史者的患病率显著高于无糖尿病家族史者，其中 2 型糖尿病的遗传倾向更为明显。

（2）年龄　由于身体各组织器官老化、功能下降，胰岛素分泌不足，加之运动、饮食和健康问题的积累等，糖尿病的发病率随着年龄增长而逐渐增加。

（3）先天的子宫内环境营养不良　子宫内营养不良可导致胎儿体重不足，低体重儿在成年后肥胖，则其发生糖尿病及胰岛素抵抗的概率增加。

（4）妊娠糖尿病或分娩巨大儿史　曾被诊断为妊娠糖尿病的女性或分娩体重 4000g 以上婴儿的女性患糖尿病的概率较大。

2. 可改变的危险因素

包括不良的生活方式、生物源和化学因素等。

（1）不良的生活方式　不合理饮食，包括高热量、高脂肪、高胆固醇、高蛋白质、高糖、低纤维食物；长期静坐的生活方式；酗酒；心态不良等。

（2）生物源和化学因素　病毒感染可启动胰岛素 B 细胞的自身免疫反应或直接损伤胰岛组织引起糖尿病，如 1 型糖尿病与柯萨奇

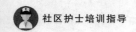

B病毒、腮腺炎病毒、风疹病 EB 病毒等感染有关。有专家指出，持续性病毒感染可引起自身免疫反应，T 淋巴细胞亚群的改变与 2 型糖尿病的自身免疫疾病有关。化学毒物和某些药物可影响糖代谢并引起葡萄糖不耐受，对这类药物敏感者可导致糖尿病。

四、社区护理

（一）糖尿病教育

健康教育能提高患者对糖尿病的认识，了解持久高血糖的危害性以及控制高血糖的可能性和重要性，加强自我监护和自我保健能力，主动与医务人员配合治疗。控制糖尿病，需要患者、家属和医务人员的密切配合，应为每一位患者制定一份有个性化的健康处方。

（二）饮食治疗与护理

饮食治疗是所有糖尿病治疗的基础，是糖尿病病程中预防和控制必不可少的措施。

1. 饮食治疗的目的

限制饮食中总热量的摄入，改善胰岛素的敏感性，降低血糖。

2. 饮食治疗的原则

平衡膳食，保证营养需要，达到和维持理想体重。

3. 饮食治疗中的注意事项

①严格按照医师制定的食谱，定时定量进食，避免随意增减食量，对于使用降糖药物的患者更应注意。②严格控制总热量是饮食治疗的关键，如果患者因饮食控制而产生饥饿感，可增加碳水化合物含量小于 5％的蔬菜，如小白菜、油菜、菠菜、芹菜、黄瓜、西红柿、冬瓜等。③多食含膳食纤维素高的食物；严格限制各种甜食、油炸、油煎食物；烹调时宜用植物油，以清淡为主；少食动物内脏、蟹黄、虾子、鱼子等含胆固醇高的食物。④每周测量体重 1次，如果体重的变化超过 2kg，应报告医师。⑤患者若生活不规

律，应随身携带一些方便食品，如饼干、糖果、奶粉等，以预防低血糖的发生。

（三）运动疗法

运动治疗是糖尿病治疗的另一基础措施。糖尿病患者运动指导的具体内容有：①运动要保证一定的强度和频率，每周至少运动3～5次，每次运动至少30min；运动方式应以有氧运动为主，如散步、慢跑、快走、爬楼梯、爬山、骑车、游泳等；老年糖尿病患者可以选择低强度的有氧运动，如慢跑、快走、气功、太极拳、保健操等。②选择合适的运动时间，一般以饭后半小时或1h为宜，不宜在空腹时进行运动。③运动过程要注意安全，选择合适的运动场地、穿合适的服装和鞋子；注意及时补充水分，随身携带易于吸收的含糖食物，如糖块、甜果汁等以防低血糖症的发生。④有下列情况的患者不宜运动：血糖未得到较好控制（血糖＞14mmol/L，尿酮体阳性）或血糖不稳定者；合并严重眼、足、心、肾并发症者，如近期有眼底出血，尿蛋白在（＋＋）以上，足部有破损、心功能不全等；新近发生血栓者。

（四）用药护理

糖尿病药物治疗主要包括口服降糖药物和胰岛素治疗。口服降糖药物主要用于2型糖尿病患者或1型糖尿病患者由于肥胖等存在胰岛素抵抗的情况。对于口服降糖药物治疗的患者，社区护士应指导患者遵医嘱服药，根据所服用药物的特点，掌握正确的服药方法，同时熟悉药物可能引起的不良反应，做好应对措施。使用胰岛素的患者，应详细了解胰岛素的名称、计量、给药方法和时间，并掌握正确的注射方法。注意轮换注射部位，并定期评估注射部位，预防脂肪萎缩和硬结形成。同时要防止发生低血糖，教会患者及家属掌握低血糖的表现及处理措施。

（五）并发症的护理

（1）低血糖 低血糖是糖尿病治疗过程中常见的并发症。轻度低血糖时会出现头昏、心慌、手抖、饥饿、出冷汗等表现，严重时会昏迷。预防低血糖应注意以下几点：按医嘱进行药物治疗；定时、定量进食；在控制总热量的前提下，运动前吃一些碳水化合物食物；不要饮酒过多。如出现上述低血糖症状，意识清醒的患者应尽快进食糖水、糖果等或静脉推注 50% 的葡萄糖 20～30mL，意识不清的患者应立即送医院治疗。要注意检查发生低血糖的原因，予以纠正。

（2）糖尿病足　糖尿病患者因血管病变和神经病变造成足部供血不足，感觉缺失并伴有感染。糖尿病足的主要表现有下肢疼痛、皮肤溃疡、间歇跛行和足部坏疽。创口久不愈合，严重者不得不截肢致残。预防糖尿病足要做到：经常检查双脚；鞋袜要舒适；正确修剪脚指甲；每天坚持小腿和足部运动 30～60min，小心处理伤口。对于小伤口应先用消毒剂分钟。对于小伤口应先用消毒剂（如酒精）彻底清洁，然后用无菌纱布覆盖，免使用碘酒等强烈刺激性的消毒剂，不要使用鸡眼膏等腐蚀性药物，以免发生皮肤溃，若伤口 2～3 天仍未愈合，应尽早就医。

（六）心理护理

糖尿病是一种慢性的终身性疾病，患病之初以及在长期治疗的过程中，患者常存在紧张、焦虑、愤怒、悲观、恐惧等心理，对生活及治疗缺乏信心，不配合治疗和护理。社区护理人员应关心体贴患者，及时对患者及家属进行健康教育，告知糖尿病虽不能根治，但通过饮食控制、运动锻炼等可以预防并控制并发症，糖尿病患者一样能正常生活、长寿。同时要取得患者家属的支持，使患者获得亲情温暖，鼓励患者树立战胜疾病的信心。

五、社区管理

根据《国家基本公共卫生服务规范（2017 年版）》的要求，糖尿病患者社区管理包括以下内容：筛查、随访评估、分类干预和健康体检 4 个方面。

1. 筛查

对工作中发现的 2 型糖尿病高危人群进行有针对性的健康教育，建议每年至少测量 1 次空腹血糖，并接受医务人员的健康指导。

2. 随访评估

对确诊 2 型糖尿病患者，每年提供 4 次免费空腹血糖检测，至少进行 4 次面对面的随访。

① 测量空腹血糖和血压，并评估是否存在危急情况，如出现血糖≥16.7mmol/L 或血糖≤3.9mmol/L；收缩压≥180mmHg 或舒张压 110≥mmHg；意识或行为改变、呼气有烂苹果样丙酮味、心悸、出汗、食欲减退、恶心、呕吐、多饮、多尿、腹痛、有深大呼吸、皮肤潮红；持续性心动过速（心率超过 100 次/分）；体温超过 39℃或有其他的突发异常情况，如视力突然骤降、妊娠期及哺乳期血糖高于正常值等危险情况之一，或存在不能处理的其他疾病时，须在处理后紧急转诊。对于紧急转诊者，乡镇卫生院、村卫生室、社区卫生服务中心（站）应在 2 周内主动随访转诊情况。

② 若不需紧急转诊，询问上次随访到此次随访期间的症状。

③ 测量体重，计算体重指数（BMI），检查足背动脉搏动。

④ 询问患者疾病情况和生活方式，包括心脑血管疾病、吸烟、饮酒、运动、主食摄入情况等。

⑤ 了解患者服药情况。

3. 分类干预

① 对血糖控制满意（空腹血糖值＜7.0mmol/L），无药物不良反应、无新发并发症或原有并发症无加重的患者，预约进行下一次随访。

② 对第一次出现空腹血糖控制不满意（空腹血糖值≥7.0mmol/L）或药物不良反应的患者，结合其服药依从情况进行指导，必要时增加现有药物剂量、更换或增加不同类的降糖药物，2 周内随访。

③ 对连续两次出现空腹血糖控制不满意或药物不良反应难以控制以及出现新的并发症或原有并发症加重的患者，建议其转诊到上级医院，2 周内主动随访转诊情况。

④ 对所有的患者进行针对性的健康教育，与患者一起制定生活方式改进目标并在下次随访时评估进展。告诉患者出现哪些异常时应立即就诊。

4. 健康体检

对确诊的 2 型糖尿病患者，每年进行 1 次较全面的健康体检，体检可与随访相结合。内容包括体温、脉搏、呼吸、血压、空腹血糖、身高、体重、腰围、皮肤、浅表淋巴结、心脏、肺部、腹部等常规体格检查，并对口腔、视力、听力和运动功能等进行判断。

第三节 ▋ 高血压患者的社区护理与管理

一、概述

高血压是指以体循环动脉血压增高（收缩压≥140mmHg 和/或舒张压≥90mmHg）为主要特征的一种临床综合征。病因不明的血压升高称为原发性高血压，占高血压患者总数的 95% 以上，也称为高血压病。有明确病因，血压升高仅是某些疾病的一种症状，称为继发性高血压，占高血压患者总数的 5% 以下。高血压是常见病、多发病，可引起心、脑、肾等脏器的并发症。在世界许多国家，高血压都是造成残废和死亡的主要原因之一，严重危害着人类的健康。我国高血压人群的特点可用"三高"和"三低"描述。即患病率高、危害性高、增长趋势高，知晓率低、治疗率低和控制率低。高血压被列为国家社区慢性病的管理和预防的重点疾病。根据 2005 年《中国高血压指南》，成人在未服用抗高血压药物的情况下，不同日 3 次测量血压，收缩压≥140mmHg 和（或）舒张压≥

90mmHg，同时，排除由其他疾病导致的继发性高血压，即可诊断为高血压。患者既往有高血压史，目前正在用抗高血压药，血压虽然低于 140/90mmHg，亦应诊断为高血压。高血压的分级标准，见表 8-1。

表 8-1　血压水平分级

级别	收缩压/mmHg		舒张压/mmHg
正常血压	<120	和	<80
正常高值血压	120～139	和（或）	80～89
高血压	≥140	和（或）	≥90
1 级高血压（轻度）	140～159	和（或）	90～99
2 级高血压（中度）	160～179	和（或）	100～109
3 级高血压（重度）	≥180	和（或）	≥110
单纯收缩压期高血压	≥140	和	<90

注：若患者的收缩压与舒张压分属不同的级别时，则以较高的级别作为标准；单纯收缩期高血压也可按照收缩压水平分为 1、2、3 级。

二、　临床表现

高血压的主要危害是血压持续升高所致的重要组织器官功能损害。

（1）脑血管　头痛、头晕是高血压患者常见症状，多发生在早晨。血压急剧升高可引起血管痉挛，短暂的脑血管痉挛可引起一过性脑缺血，患者可出现头痛、失语、肢体瘫痪，数分钟或数天恢复；广泛而剧烈的脑血管痉挛可引起脑水肿，使颅内压增高，表现为血压显著增高、头痛剧烈，可合并呕吐、抽搐或昏迷，这种情况又称为高血压脑病。血压骤然升高还可导致出血，表现为发病急、头痛、失语、面瘫、呕吐、嗜睡或昏迷。严重者可出现脑血栓形成、出血、脑病等。

（2）心脏　长期高血压可引起心脏结构和功能的改变，包括心肌肥厚、心脏扩大、冠状动脉硬化等。在心功能代偿期可无明显症状，到失代偿期时常发生左心衰竭；到病变的晚期可出现心律失常，合并冠状动脉硬化的患者可发生心绞痛或心肌梗死。

（3）肾脏 长期高血压造成肾小管硬化，可导致肾功能减退。患者可出现口渴、多尿、夜尿、血尿、蛋白尿、等渗尿；晚期可出现肾衰竭，表现为氮质血症和尿毒症。

（4）眼底改变 高血压可引起眼底病变，早期可见视网膜动脉痉挛，动脉变细，逐步发展至视网膜动脉狭窄，动静脉交叉压迫，眼底出血或棉絮状渗出、视神经盘水肿，视力下降。

（5）外周血管 高血压患者因外周血管病变可出现肢端发冷、间歇性跛行。

三、主要危险因素

原发性高血压的病因尚未阐明，目前认为病因为多因素，可分为遗传和环境因素两个方面。通俗地讲，高血压危险因素可分为不可改变因素、可改变因素。

1. 不可改变因素

遗传、年龄和性别是高血压病不可改变的危险因素。

（1）遗传 高血压有明显的家族聚集性，父母有高血压，其子女的高血压发病概率高达 46%，约 60% 的患者有高血压家族史。但并不是每个子女都会患高血压，环境因素也起到重要作用。

（2）年龄 高血压病发病的危险度随年龄而升高，老年心血管发病率高，绝对危险值很高。

（3）性别 男、女性别高血压总体患病率差别不大，青年期男性略高于女性，中年后女性稍高于男性。

2. 可改变的危险因素

体重、饮食、吸烟、活动、心理因素是高血压可改变的危险因素。

（1）体重 超重和肥胖（特别是腹型肥胖）是血压升高的重要危险因素，同时也是其他多种慢性病的独立危险因素。体重指数（BMI）与血压水平呈正相关，BMI 每增加 $3kg/m^2$，4 年内发生高血压的风险，男性增加 50%，女性增加 57%。身体脂肪的分布也与高血压的发生有关，腹部脂肪聚集越多，血压水平就越高。腰围男性≥90cm或女性≥85cm，发生高血压的风险是腰围正常者的4倍以上。因此，在加强对高血压控制的同时，也应强化对超重和肥胖者的管理，减轻体重，减少高血压发病的概率。

（2）饮食

① 高钠低钾饮食。世界卫生组织发布的标准是每人每天盐的摄入量不超过6g，中国营养学会发布的标准是每人每天盐的摄入量不超过10g，但目前我国每人每天盐的摄入量达到15～20g。流行病学和临床观察均显示食盐摄入量与高血压的发生和血压水平呈正相关。保持足量的钾盐摄入可使血压降低，也可以降低心血管疾病的发病率和死亡率。

② 饮酒。长期大量饮酒是高血压的重要危险因素之一。人群高血压患病率随饮酒量增加而升高。过量饮酒则使血压明显升高。如果每天平均饮酒＞3个标准杯（1个标准杯相当于12mL酒精，约合360mL啤酒、100mL葡萄酒或30mL白酒），收缩压与舒张压分别平均升高3.5mmHg与2.1mmHg，且血压上升幅度随着饮酒量增加而增大。

③ 高蛋白质饮食。蛋白质摄入过高会升高血压。

④ 高饱和脂肪酸饮食。饮食中饱和脂肪酸过多或饱和脂肪酸/不饱和脂肪酸比值较高也会升高血压。

⑤ 叶酸缺乏。叶酸缺乏会导致血浆同型半胱氨酸水平增高，与高血压发病呈正相关。尤其增加由高血压引发脑卒中的风险。

（3）吸烟　吸烟是一种不健康行为，是心血管病和癌症的主要危险因素之一。被动吸烟也会显著增加心血管疾病危险。应强烈建议并督促高血压患者戒烟，并鼓励患者寻求药物辅助戒烟（使用尼古丁替代品、安非他酮缓释片和伐尼克兰等），同时也应对戒烟成功者进行随访和监督，避免复吸。

（4）活动　缺少体力活动是造成超重/肥胖的重要原因之一。它可增加高血压患者发生心血管病的危险。

（5）心理因素　长期劳累、精神紧张、睡眠不足、焦虑、恐惧和抑郁，长期的噪音及视觉刺激都可引起高血压。

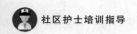

四、社区护理

1. 生活方式指导

对正常人群、高危个体、正常高值以及所有高血压患者，不论是否接受药物治疗者，均需针对危险因素进行改变不良行为和生活方式的指导。《中国高血压防治指南》指出，高血压发病的 3 个主要危险因素的措施是减重、限酒和低盐。超重者应注意限制热量和脂类的摄入，并增加体育锻炼。有饮酒习惯的高血压患者最好戒酒，特别是超重的高血压患者更应戒酒。食盐摄入量每日应低于 5g。此外，高血压患者生活方式指导的内容还包括合理膳食、戒烟、平衡心理、预防便秘、提高服药的依从性、规范监测血压等，并持之以恒，以达到预防和控制高血压及其他心血管疾病的发病危险。

2. 药物治疗的指导

常用的降压药物包括钙通道阻滞药、血管紧张素转换抑制药（ACEI）、血管紧张素受体阻滞药（ARB）、利尿剂和 β 受体阻断药五类，以及由上述药物组成的固定配比复方制剂。药物使用一般从小剂量开始，2～3 周后如血压未能得到满意的控制，可遵医嘱调整剂量或换用其他类药，必要时可用 2 种或 2 种以上药物联合治疗，不可自行增减或突然撤换药物，多数患者需长期服用；注意降压不宜过快过低，尤其对老年患者。

3. 血压监测指导

指导患者血压监测的时间、降压目标及注意事项等。上午 6～10 点和下午 4～8 点是一天中血压较高的时段，可测出血压的高峰值；服药后测量血压应根据药效长短确定监测时间，如短效药物服药 2h 测量、中效药物服药 3h 测量、长效药物服药 4h 测量等；降压目标应因人而异，普通患者血压降至 140/90mmHg 以下即可，年轻患者、糖尿病及肾病患者血压要降至 130/80mmHg 以下。

4. 直立性低血压的预防和处理指导

直立性低血压的表现为乏力、头晕、心悸、出汗、恶心、呕吐等，在联合用药、服首剂药物或加量时应特别注意。指导患者预防的方法：避免长时间站立，尤其在服药后最初几个小时；改变姿势、特别是从卧、坐位起立时动作宜缓慢；服药时间可选在平静休息时，服药后继续休息一段时间再下床活动；如在睡前服药，夜间起床排尿时应注意；避免用过热的水洗澡，更不宜大量饮酒。还应指导患者在直立性低血压发生时应取头低足高位平卧，可抬高下肢超过头部，屈曲股部肌肉和活动脚趾，以促进下肢血液回流。

5. 心理护理

原发性高血压是心身疾病，当机体长期处于抑郁或情绪激动、急剧而强烈的精神创伤等不良刺激时，可引起情绪激动使交感神经兴奋，血压升高。因此保持良好的心理状态十分重要。可通过了解患者性格特征及有关社会心理因素进行心理疏导，说明疾病过程，教会患者训练自我控制能力，加强自我修养，保持乐观情绪，学会对自己有益的保健方法，消除紧张和压抑的心理，达到治疗和预防高血压的目的。

五、社区管理

根据《国家基本公共卫生服务规范（2017年版）》的要求，高血压患者社区健康管理服务内容包括筛查、随访评估、分类干预和健康体检四个方面。

1. 筛查

① 对辖区内35岁及以上常住居民，每年为其免费测量一次血压。

② 对第一次发现收缩压≥140mmHg和（或）舒张压≥90mmHg的居民在去除可能引起血压升高的因素后预约其复查，非同日3次测量血压高于正常，可初步诊断为高血压。建议转诊到有条件的上级医院确诊并取得治疗方案，2周内随访转诊结果，对已确诊的原发性高血压患者纳入高血压患者健康管理。对可疑继发性高血压患者，及时转诊。

③ 如有以下6项指标中的任一项高危因素，建议每半年至少

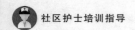

测量 1 次血压，并接受医务人员的生活方式指导：

　　a. 血压高值（收缩压 130 ～ 139mmHg 和/舒张压 85 ～ 89mmHg）。

　　b. 超重或肥胖和（或）腹型肥胖。超重：28kg/m² ＞ BMI ≥ 24kg/m²；肥胖：BMI ≥ 28kg/m²；腰围：男 ≥ 90cm（2.7 尺），女 ≥ 85cm（2.6 尺）为腹型肥胖。

　　c. 高血压家族史（一、二级亲属）。

　　d. 长期膳食高盐。

　　e. 长期过度饮酒（每日饮白酒 ≥ 100mL）。

　　f. 年龄 ≥ 55 岁。

2. 随访评估

对原发性高血压患者，每年要提供至少 4 次面对面的随访。

　① 测量血压并评估是否存在危急情况，如出现收缩压 ≥ 180mmHg 和（或）舒张压 ≥ 110mmHg；意识改变、剧烈头痛或头晕、恶心呕吐、视力模糊、眼痛、心悸、胸闷、喘憋不能平卧及处于妊娠期或哺乳期同时血压高于正常等危急情况之一，或存在不能处理的其他疾病时须在处理后紧急转诊。对于紧急转诊者，乡镇卫生院、村卫生室、社区卫生服务中心（站）应在 2 周内主动随访转诊情况。

　② 若不需紧急转诊，询问上次随访到此次随访期间的症状。

　③ 测量体重、心率，计算体重指数（BMI）。

　④ 询问患者疾病情况和生活方式，包括心脑血管疾病、糖尿病、吸烟、饮酒、运动、摄盐情况等。

　⑤ 了解患者服药情况。

3. 分类干预

　① 对血压控制满意（一般高血压患者血压降至 140/90mmHg，已 65 岁老年高血压患者的血压降至 150/90mmHg 以下，如果能耐受，可进一步降至 140/90mmHg 以下；一般糖尿病或慢性肾脏病患者的血压目标可以 140/90mmHg 基础上再适当降低）、无药物不良反应、无新发并发症或原有并发症无加重的患者，预约下一次随

访时间。

② 对第一次出现血压控制不满意，或出现药物不良反应的患者，结合其服药依从性，必要时增加现用药物剂量、更换或增加不同类的降压药物，2 周内随访。

③ 对连续两次出现血压控制不满意或药物不良反应难以控制以及出现新的并发症或原有并发症加重的患者，建议其转诊到上级医院，2 周内主动随访转诊情况。

④ 对所有患者进行有针对性的健康教育，与患者一起制定生活方式改进目标并在下一次随访时评估进展。告诉患者出现哪些异常时应立即就诊。

4. 健康体检

对原发性高血压患者，每年进行 1 次较全面的健康检查，可与随访相结合。内容包括体温、脉搏、呼吸、血压、身高、体重、腰围、皮肤、浅表淋巴结、心脏、肺部、腹部等常规体格检查，并对口腔、视力、听力和运动功能等进行判断。

第四节 ▌ 冠心病患者的社区护理与管理

一、概述

冠心病是冠状动脉粥样硬化性心脏病的简称，又称为缺血性心脏病，是指冠状动脉粥样硬化，使血管腔狭窄或阻塞和（或）冠状动脉功能改变（痉挛）导致心肌缺血、缺氧，甚至坏死而引起的心脏病。冠心病分有无症状性心肌缺血、心绞痛、心肌梗死、缺血性心肌病和猝死五种类型。临床以心绞痛、心肌梗死型最为常见。

二、临床表现

1. 疼痛

（1）心绞痛　主要临床表现为胸骨中段或上部之后压榨性

疼痛，可波及心前区，界限不清，常放射至左肩、左臂内侧、小指和环指等处。心痛持续时间多为 3～5min，一般不超过 15min，停止原有活动或含服硝酸甘油 1～5min 后可缓解。常由于体力劳动或情绪激动、饱餐、寒冷、吸烟、心动过速、休克等情况而诱发。

（2）心肌梗死　疼痛是早期最突出的症状，其性质和部位与心绞痛相似，但程度更剧烈，多伴有大汗、烦躁不安，恐惧及濒死感。一般无明显诱因，持续时间可达数小时或数天，休息和服用硝酸甘油不能缓解。急性心肌梗死患者会有明显的全身症状：一般在疼痛发生后 24～48h 后，可出现发热、心动过速、白细胞增高血沉变快。体温一般在 38℃ 左右，1 周内恢复正常。

2. 心律失常

见于 75%～95% 的患者，多发生在起病 1～2 天内，尤以 24h 内最多见，可伴有乏力、头晕、昏厥等症状。以室性心律失常最多，尤其是室性期前收缩。冠心病患者如发生急性心肌梗死常伴有心律失常，前壁心肌梗死易发生室性心律失常，下壁心肌梗死易发生房室传导阻滞。这些都是导致急性心肌梗死患者死亡的主要原因。

3. 心力衰竭

发生率约为 32%～48%。主要是急性左心衰竭，可发生于最初几天内，或在疼痛、休克好转阶段出现。患者突然出现呼吸困难、咳嗽、发绀、烦躁等严重者可发生肺水肿，随后可发生右心衰竭表现。

4. 低血压和休克

心肌梗死的患者多在起病后数小时至 1 周内出现疼痛引起的血压常下降，休克的发生率约为 20%，主要为心源性休克，为心肌广泛（40% 以上）坏死，心排血量急剧下降所致。若疼痛缓解而收缩压仍低于 80mmHg，有烦躁不安，面色苍白，皮肤湿冷，脉搏细数，大汗淋漓，尿量减少（少于 20mL/h），神志迟钝，甚至昏厥，则为出现休克表现。

5. 发热

急性心肌梗死的患者在发病后 24～48h 可出现中等热度的发热，1 周内恢复正常。

三、主要危险因素

1. 不可干预的因素

（1）年龄 任何年龄均可发生，但 40 岁后患病率增加，每增加 10 岁，其患病率约递增 1 倍。

（2）性别 50 岁之前，男女性别之间有显著差别，男女比为（2～5）：1，女性在绝经后发病率迅速增加，75 岁以上的男女冠心病的发病率是相同的。

（3）家族史 父母均患有冠心病的子女比父母无冠心病的子女发病率高 4 倍，父母一方有冠心病的子女比父母无冠心病的子女发病率高 2 倍。

2. 可干预的因素

（1）高血压 高血压是冠心病的主要危险因素之一。血压升高可导致冠状动脉和脑动脉粥样硬化，60%～70%的冠状动脉粥样硬化患者有高血压，高血压患者患冠心病较血压正常者高 3～4 倍。

（2）血脂异常 血脂与粥样动脉硬化密切相关。血脂异常是指由于遗传因素，或脂肪摄入过多，或脂质代谢紊乱使总胆固醇、低密度脂蛋白胆固醇及甘油三酯升高，以及高密度脂蛋白胆固醇降低，无论哪种指标异常都伴有冠心病发病率和死亡率的增加。

（3）肥胖 体重超重的肥胖者，易患冠心病，尤其是体重迅速增加者，动脉粥样硬化可能会急剧恶化。

（4）吸烟 烟草中的尼古丁可使心率加快，心肌耗氧量增加，外周血管和冠状动脉收缩，并使血压升高。另外，吸烟还可以使血液中一氧化碳的浓度增高，导致血液携氧能力下降，诱发和加重动脉粥样硬化。吸烟者与不吸烟者比较，冠心病的发病率和死亡率高 2～6 倍，且与每日吸烟的支数成正比。被动吸烟也是发病的危险因素。

（5）糖尿病和糖耐量异常　糖尿病患者冠心病的发病率是非糖尿病者的3～5倍。本病在糖耐量降低者中也常见，美国糖尿病协会资料表明，2型糖尿病患者中有近80％会发生甚至死于心脑血管疾病，其中65％死于冠心病、脑卒中。糖尿病对全身的血管都有破坏作用。

（6）其他　缺乏锻炼、饮食不当、长期精神紧张等。

四、社区护理

1. 疼痛发作时的护理

当心绞痛发作时，指导患者及家属立即采取有效的控制方法，首先稳定患者的情绪，让患者卧床休息，保持环境安静，并迅速舌下含化硝酸甘油0.5～1mg，有条件的给予氧气吸入。心绞痛反复或持续发作者，或有心肌梗死的及时送医院治疗。

2. 家庭用药指导

社区护士指导冠心病患者及家属，提高服药的依从性，督促患者按时服药，提醒患者外出时随身携带硝酸甘油、速效救心丸等药物，在胸痛发作时每隔5min含服硝酸甘油0.5mg，直至疼痛缓解，并注意用药后应平卧休息，防止发生低血压；疼痛如果持续15～30min不能缓解，应立即就诊。

3. 建立良好的生活方式

要帮助患者改变不良的生活方式，建立良好的生活方式。

（1）合理膳食　宜摄入低热量、低盐、低脂、低胆固醇，富含维生素和纤维素的食物，提倡清淡饮食，多吃新鲜蔬菜、水果及粗纤维食物，如芹菜、粗粮等，避免暴饮暴食，定时定量，少食多餐，忌食兴奋及刺激性食物或饮料。

（2）控制体重　超重者要改变饮食结构，适当控制饮食量，增加体力活动，减轻体重。

（3）适当运动　应根据患者的具体情况决定活动量和时间，一般选择舒缓的运动为主，可做一些力所能及的家务活，进行骑自行车、散步、做广播操、游泳等有氧运动，要循序渐进，持之以恒。

严重的冠心病患者应卧床休息，并需要在医院内进行观察。

（4）戒烟、限酒　向患者及家属宣教戒烟的重要性，鼓励患者参加社区内的戒烟活动，并监督实施戒烟计划，同时也要防止患者被动吸烟，限制饮酒。

（5）心理指导　指导患者保持乐观、平和、舒畅的心情，正确对待疾病。指导家属要积极支持和配合患者，为患者创造一个良好的身心修养环境，如患者出现紧张、焦虑等不良情绪时，应予以理解，并设法给予疏导，减轻患者的压力。

（6）日常生活指导　指导患者洗澡时水温要适中，不宜过高或过低，洗澡的时间要适宜，一般不超过半小时，以免加重心脏负担。平时要预防和治疗便秘，保持大便通畅，最好使用坐式马桶，不要用力排便，以免诱发心绞痛。要注意休息，避免劳累。

五、社区管理

冠心病患者的管理包括冠心病的早诊、早治，规范管理和监测。

1. 筛查建档

对社区筛查发现的冠心病患者及时登记，建立高血压患者健康档案，统一管理，保证管理的连续性。

2. 实施冠心病三级预防管理

（1）一级预防　一级预防是预防动脉粥样硬化和减少冠心病总体负担的基石。通过体检、门诊检查等找出人群中有危险因素的个体，如高血压、高血脂、糖尿病、长期吸烟和体重超重者，针对危险因素，通过药物和非药物方法控制高血压、高血糖、高血脂。体重超重的人要限制热量摄入、增加体力活动，限制脂肪摄入、低盐饮食、补充足够的钾，保证充足的食纤维来减轻体重。预防冠心病要从儿童和青少年入手，培养良好的生活习惯，合理膳食、坚持运动、不吸烟、不酗酒、防止肥胖及高血脂；在成人中宣传吸烟对人体的危害，做到不吸烟或主动戒烟；避免长期精神紧张和情绪过分激动。

（2）二级预防　二级预防的重点是社区人群的检查和发病筛查，做到早发现、早治疗。已出现心绞痛及心肌梗死的患者应采取药物或非药物方法预防冠心病复发或加重，如高血脂合并冠心病，首先应治疗原发病，控制高血脂，然后才是治疗冠心病。冠心病的治疗原则是改善冠状动脉的供血，减轻心肌耗氧，同时治疗动脉粥样硬化。

（3）三级预防　三级预防目标是控制和减少心肌梗死等危险因素，延长或逆转病情发展，防止急性冠状动脉事件的发生。对危重患者应配合医生进行抢救，预防并发症的发生和患者的死亡，其中包括康复治疗。对已确诊的患者，通过健康教育和指导，并坚持药物治疗，控制病情，最大限度地改善生活质量。

3. 随访方式

冠心病社区随访可采用多种方式同时进行，常用的方式有患者到医院的诊疗随访、定期到社区随访、患者自我管理教育后的电话随访、对行动不便患者的入户随访以及对中青年高血压人群的网络随访。符合成本效益的是电话随访，注意在电话随访前患者应当先接受血压监测方法的培训。

第五节 ▎ 脑血管病患者的社区护理与管理

一、概述

脑血管疾病是严重危害社区居民健康的常见慢性病之一，是致残和死亡的重要原因，是指脑部血液供应障碍引起的脑部疾病。临床上以急性发病居多，多见于中、老年患者，表现为瘫痪、言语障碍等。急性脑血管病一般分为缺血性和出血性两类，最多见的是脑出血和脑血栓。在社区中主要为脑卒中缓解期或有后遗症的患者，如脑卒中后偏瘫、失语、意识障碍等。

二、临床表现

（1）脑卒中的先兆症状　大约60％以上患者在发病前数小时至1个月内可能出现先兆症状，如脸部、手臂或腿部麻木，尤其是身体单侧；说话困难或理解困难；单眼或双眼视力出现问题，视物不清；行走困难，头晕眼花，失去平衡或协调能力；不明原因的剧烈头痛等。

（2）出血性脑卒中　脑出血多数为突然发病，临床表现轻重主要取决于出血量和出血部位。症状在数分钟至数小时内达到高峰，多有血压明显升高，常有头痛、呕吐、肢体瘫痪、失语和意识障碍。蛛网膜下腔出血时突发头部剧烈胀痛或炸裂样痛，位于前额、枕部或全头部，常伴恶心、喷射状呕吐。50％的患者发病时有短暂的意识障碍或烦躁、谵妄等精神症状，脑膜刺激征。

（3）缺血性脑卒中　脑血栓形成的患者多在安静状态下发病，发病较缓，有先兆症状，意识清楚，偏瘫，失语，症状和体征因受累血管不同而不同。脑栓塞的患者有心梗等病史，发病急、偏瘫、短暂性意识丧失、肢体抽搐。

（4）功能障碍　由于病变的部位、性质和大小的不同，患者可能发生一种或同时发生几种功能障碍，常见的有：①运动障碍，为最常见的障碍，多表现为一侧肢体的瘫痪，即偏瘫。②共济障碍，四肢协调动作和行走时的身体平衡发生障碍。③感觉障碍，痛觉、触觉、温度觉、视觉、本体觉出现减退或丧失。④言语障碍，可出现失语症、构音障碍等。⑤认知障碍，主要包括意识障碍，记忆力障碍，智力障碍，失认症，失用症等。⑥日常生活活动能力障碍，脑卒中患者由于出现多种功能障碍，常导致日常生活活动能力严重障碍。⑦心理障碍。⑧自主神经功能障碍等。

三、主要危险因素

1. 不可控制因素

（1）年龄　脑卒中发病率随年龄增长而增加，55岁后每10年

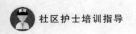

增加 1～4 倍。

（2）性别　男性脑卒中发病率是女性的 1.1～6.2 倍。

（3）家族史　阳性家族史是指父母双方直系家属发生脑卒中或心脏病时小于 60 岁。有报告认为，有阳性家族史的脑卒中发病率比对照组高 4 倍。

（4）种族　种族与民族也与常见心脑血管疾病的危险有明显关系。

2. 可控制因素

（1）高血压和动脉粥样硬化　这两者是脑卒中的最主要危险因素，血压水平与脑卒中发病危险呈对数关系，基线收缩压每升高 10mmHg，脑卒中发生的相对危险性增加 49%（缺血性脑卒中增加 47%，出血性脑卒中增加 54%）；舒张压每升高 5mmHg，脑卒中发生危险增加 46%。

（2）高胆固醇和高脂血症　高脂血症可增加血液黏稠度，加速脑动脉硬化的发生。高胆固醇血症，特别是低密度脂蛋白水平增加，与缺血性脑卒中发生有关。

（3）吸烟和饮酒　吸烟可提高血浆纤维蛋白原的含量，增加血液浓度及血管壁损伤；尼古丁刺激交感神经可使血管收缩、血压升高；脑卒中的危险性与吸烟量及持续时间有关。酗酒者脑卒中的发病率是一般人群的 4～5 倍，特别是能够增加出血性卒中的危险。

（4）肥胖　肥胖者患高血压、冠心病和糖尿病的危险性明量增加，而三者又是脑卒中的重要危险因素，因此可以认为肥胖是脑卒中的间接危险因素。

（5）久坐的生活方式　适度锻炼可增加体内脂肪的消耗，并降低动脉粥样硬化水平。

四、社区护理

1. 家庭日常生活护理

长期卧床患者要定时翻身、按摩，对突出易受压部位使用气圈、气垫等，床铺要保持清洁干燥，防止压力性损伤的发生。口腔护理：保持口腔清洁，饭后及时漱口，及时清除呼吸道分泌物，并定时翻身、拍背，促进排痰，预防呼吸道感染及肺炎的发生。指导患者使用方便的生活用具，如拐杖、轮椅，吃饭时可选用汤勺。

2. 饮食护理

对脑卒中的患者要摄入足够的营养和水分。评估患者的呕吐反射与吞咽情况，对口腔、咽喉部有部分瘫痪的患者，要耐心地喂饭，让患者取半卧位，将食物放入患者口中的健侧，慢慢咽下，不要催促患者，避免发生呛咳或误吸。患者常常害怕呛入或因进食困难，感到窘迫或挫折，拒绝进食或进食量减少，无法获得足够的营养。鼓励患者尽量自己进食、适量多进食，对无法吞咽，不能进食的患者，应协助及鼓励患者进行鼻饲。

3. 康复护理

（1）运动康复训练 疾病初期就应保持良好的肢体功能位置，指导患者进行大小便训练，指导照顾者对患者进行被动关节运动；鼓励患者床上运动，但应防止坠床、受伤；指导患者床上翻身、床上坐起、床边行走、步行训练、日常生活能力训练、手指小关节的精细运动练习，鼓励患者主动训练，身体条件允许的患者可以到社区医院的康复室进行训练，对患者定期进行评估并制订新的康复计划。

（2）语言功能锻炼 指导家属与失语患者说话时要有耐心不要催促患者，给患者充分的思考和反应时间。与患者讲话时，语言尽量简练、易懂，不要过于复杂，一次只说一件事情。要与患者交谈其最感兴趣的话题，鼓励患者讲话。在交流过程中，要维持双目接触也可利用手势等身体语言进行沟通，患者在回答题时可以用最简单的词语回答，如"是"或"否"，并多鼓励患者，减轻其挫折感，增加患者的自信心。对失语患者可采用发音训练可从字、词，然后句子，强化刺激，反复矫正直至患者理解。

4. 心理护理

指导家属为患者创造一个适合治疗和休养的环境，尽量满足患者的合理需要；对于心理上否认残疾的患者应进行耐心劝解和疏导，鼓励其参加各种治疗和康复活动；对有依赖心理的患者，需耐

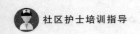

心地讲明康复训练的重要性，鼓励其积极训练，达到生活自理或部分生活自理的目标。患者的康复训练是一个长期的持续过程，特别是患者在急性期后出院回到社区，只有患者坚持积极主动参与和配合康复训练才能收到良好的康复效果。

五、社区管理

1. 脑卒中患者的管理

加强三级预防，减少发病、患病、残疾和死亡人数，提高社区人群的生活和生命质量。

（1）一级预防　是指发病前的预防，即在发病前针对已知危险因素，进行健康教育和健康管理，积极主动地控制各种危险因素，从而达到使脑血管病不发生或推迟发病年龄的目的。从流行病学角度看，只有一级预防才能降低疾病的人群发病率。对于病死率及致残率很高的脑血管病来说，重视并加强开展一级预防的意义远远大于二级预防。通过定期测量血压、血糖、血脂等，做到早期发现脑血管疾病的高危人群，及早采取有效的干预措施，减少脑卒中的发生。具体措施有：①普查、普治高血压。②积极发现短暂性脑缺血发作患者并治疗。③积极发现其他"脑卒中倾向个体"，并采取相应的措施，以减少危险因素的损害。④保持健康的生活方式。

（2）二级预防　是疾病发生后积极治疗，防止病情加重，预防器官或系统出现残疾和功能障碍。积极治疗危险因素，预防或减低再次发生脑卒中的危险，减轻残疾程度。

（3）三级预防　在疾病发生且造成残疾后，进行功能康复训练，同时积极控制原发病的复发。采取科学合理的方法或结合一些康复手法（针灸、推拿），尽量恢复脑卒中致残者的功能。

2. 高危人群的干预

高血压是脑卒中疾病的重要危险因素，控制血压是预防脑卒中的重要措施之一。冠心病、糖尿病、吸烟和高脂血症也是脑卒中的高危因素，社区管理中要定期测量血压、血脂、血糖及体重对社区常住居民进行筛查，做到早发现、早诊断、早治定做好脑卒中二级预防。

3. 患者随访与指导

对已发生的脑卒中患者建立健康及家庭档案，做到定期随访，树立治疗信心并给予制订康复计划，尽量减少并发症及后遗症的发生。需要定期评估患者的各项功能状况，精神情况及用药情况，并与患者家属为患者共同制订训练计划及掌握常用护理技能，鼓励患者坚持治疗及康复，预防复发，便于提高生活质量，做好脑卒中的三级预防。

第六节 ▌ 癌症患者的社区护理与管理

一、概述

肿瘤是机体在各种致瘤因素的作用下，局部组织的细胞在基因水平上失去了对其生长的正常调控，导致细胞异常增生而形成的新生物，是一类慢性渐进发展性疾病。肿瘤可分为良性肿瘤和恶性肿瘤。良性肿瘤通常不侵蚀破坏邻近组织，也不向远处转移，危害性比较小。恶性肿瘤（也称癌症）则往往向周围组织浸润并会转移。恶性肿瘤严重威胁着人类健康和生命，与心血管疾病构成全世界死亡原因的前两位。早期发现、早期诊断、早期治疗在肿瘤治疗上具有重要的意义。

二、临床表现

大多数的癌症早期无特殊症状，不易察觉，晚期癌症患者根据癌症原发及转移部位不同会出现各种局部症状，同时伴随有一些全身症状，例如疼痛、疲乏、恶病质等。几种常见恶性肿瘤的发病特点及早期症状。

（1）肺癌　是最常见的恶性肿瘤之一，40岁以上多发，男性多于女性。发病与吸烟和大气污染有直接关系。早期症状有：顽固性咳嗽、咯血或痰中带血、发热、固定胸痛、胸闷等。

（2）食管癌　高发区在我国太行山周围地区，它的发病在 30 岁以下少见，以后随年龄增加发病率迅速增高，以男性多见。其早期症状有：咽食物有哽噎感，进食时在食管某一部位有异物停留感或在胸骨后、心窝部有刺痛、烧灼或摩擦样疼痛，食管内有异物感，咽部干燥与颈部紧缩感。

（3）胃癌　我国是胃癌的高发国家。主要发生在 45 岁以上，男性多于女性，早期无明显症状，如有新近出现上腹部不适和疼痛、消瘦、食欲减退，应建议患者做进一步检查。

（4）原发性肝癌　我国肝癌的发病沿海高于内地，东南和东北高于西北、华北和西南，男性发病高于女性。临床上若出现不易治愈的消化不良或有进行性肝脏肿大、黄疸、持续性肝区疼痛，特别 30 岁以上的患者，应考虑肝癌的可能。

（5）白血病　我国白血病的发病率为（2.6～2.9）/10 万，男性高于女性，白血病的发病率也有随年龄增大而增加的特征。不同类型的白血病年龄分布不同，如急性淋巴细胞白血病在我国主要见于儿童及青少年。白血病的主要表现有：先后出现不明原因的出血（鼻腔、牙龈、妇女月经过多、损伤后出血不止等）贫血、发热和肝脾及淋巴结肿大。

（6）宫颈癌　是妇女中仅次于乳腺癌的第二个恶性肿瘤。20～50 岁已婚妇女多发，早期一般无特殊表现，能引起患者注意的有：不规则阴道出血、性交后出血、阴道排液增多等，尤其发生在绝经后，应怀疑宫颈癌。妇女应定期做宫颈检查，是发现早期宫颈癌的有效方法。

（7）乳腺癌　乳腺癌主要发生于女性，是妇女中最常见的恶性肿瘤。妇女月经初潮前很少，在 20 岁以后发病率逐年上升。20 岁以后妇女如果发现乳房上（特别是外上象限）出现单发小肿块，触之较硬且不易活动，表面皮肤凹陷有橘皮样改变，乳头糜烂、回缩及溢液等，应疑诊为乳腺癌。

（8）子宫内膜癌　多发生在 50 岁以上的妇女。早期的主要表现是阴道出血，其次是阴道分泌物增多。如发现下腹部肿块，更应高度怀疑。

（9）胰腺癌　发病年龄多在 45 岁以后，男性多见。胰腺癌的首发症状有：腹痛、黄疸、消化道症状（食欲不振、消化不良、恶心、呕吐、腹泻、便秘）、消瘦、发热等。

（10）大肠癌　发病率随着年龄的增大而逐步上升。出现下列情况应怀疑大肠癌：近期出现持续性腹部不适、腹痛、腹胀，由正常排便习惯变为腹泻和便秘交替出现，大便带脓血或黏液，大便变细等。

（11）鼻咽癌　据估计，世界上 80% 的鼻咽癌发生在我国南方各省。其发病年龄由 30 岁开始迅速上升，50～59 岁达最高峰。男女发病之比为（2.5～4）∶1。不明原因的鼻出血、耳鸣、听力减退、鼻塞、头痛是其早期表现。

（12）肾癌　高发年龄为 50～70 岁，男性多于女性，肾癌的早期表现主要是无痛性血尿和腰部钝痛。

三、主要危险因素

（1）生活习惯和方式

① 饮食习惯。研究发现，食用含化学物质（如亚硝胺类、偶氮芥类）食物和被黄曲霉素污染的食物可致肝癌；喜食过烫食物、过硬食物者胃癌发病率高；喜食肉类、动物脂肪者结肠癌发病率高。

② 吸烟。是导致恶性肿瘤发病的因素之一。有研究表明，吸烟者肺癌的患病率与死亡率较不吸烟者高 6～10 倍，每天吸烟 10 支以上是导致胃癌的重要因素之一。

③ 大量饮酒或酗酒。与肝癌、胃癌、食道癌、口腔癌、乳腺癌均有密切关系。

（2）环境因素　工业生产中产生的废水、废气、废渣是公认的致癌物；家庭中的空气污染（厨房油烟、装修材料中的甲醛等）是肺癌、白血病的重要致病因素；地域中缺乏或富含某种微量元素也可导致癌症的发生。

（3）遗传因素　临床资料表明有些癌症的发病与遗传因素有关

或称为有遗传倾向，如大肠癌的发病与遗传有关，而且为常染色体遗传。

（4）职业因素 调查发现，某些癌症的发病与所从事的职业密切相关。如矿山工人纺织厂女工、汽车司机等人群中肺癌、鼻咽癌的发病率远远高于其他职业的人群。

（5）心理社会因素 大量的临床病例以及动物实验资料证明，心理社会因素在癌症的发病过程中起着非常重要的作用。如美国医学会报道指出：内向性格、不良心理和社会刺激、长期精神压抑以及家庭不和睦是引起癌症的因素。

四、社区护理

1. 癌症患者的日常生活护理

癌症患者的生活环境应整洁舒适；饮食给予清淡易消化的高热量、高蛋白、高维生素可口的食物，少量多餐，并鼓励患者主动进食，不能进食或呕吐严重者可静脉补充营养；每天应根据身体情况适当运动，行动不便的患者也应经常到户外呼吸新鲜空气，晒太阳。乐观、良好的心态对于癌症患者的康复和提高生活质量是非常有益的。社区护士可以把社区内的癌症患者组织起来，开展各种活动，让他们互相交流抗癌经验及康复体会。

2. 手术后患者的护理

社区护士要了解患者所接受的手术的方式、范围，评估患者伤口愈合情况，制定护理计划。如果患者有造口，要了解造口的情况以及患者和家属是否掌握护理方法。

3. 放疗与化疗患者的护理

了解患者放化疗方案及常见副作用及其出现时间。注意监测患者的白细胞、血小板计数，有呕吐、腹泻的患者要注意防止脱水和水电解质失衡，督促有口腔溃疡的患者保持口腔清洁，防止并发感染。事先向患者说明有脱发的可能，经过一段时间，头发还可长出，解除思想顾虑，期间可推荐假发。加强放疗照射部位的皮肤护理，避免搔抓和搓擦，不用肥皂，不涂化妆品和难以清洗的软膏、红汞等，如有渗出性皮炎，局部可涂抹具有收敛、保护作用的鱼肝油软膏。教会患者及家属观察放化疗的副作用，并掌握应对措施。副作用严重时指导患者及时就医。

4. 带有管道患者的护理

部分处于化疗间歇期的患者可能带有深静脉插管或静脉高营养管道回家休养。社区护士要定时进行管道护理，教会患者及照顾者观察感染征象，注意保持局部干燥。

5. 预防感染

由于患者免疫力低下，应保持口腔、皮肤清洁，定时漱口，勤换内衣。久卧床者应勤翻身，定时做上下肢活动，有呼吸道感染者应学会深呼吸、有效咳嗽。定时做胸部叩击，进餐饮水要慢，以免发生误吸，防止下肢静脉血栓形成和坠积性肺炎的发生。

6. 癌症患者的康复护理

一些术后患者需要进行康复，如乳腺癌患者需要进行上肢功能的锻炼；喉癌术后患者需要接受人工喉发音的训练。社区护士要了解患者的需要，制定个体化的康复护理计划，协助患者恢复功能，必要时为患者联系专业康复师。

7. 临终患者的护理

尽管恶性肿瘤治疗所取得的巨大进展提高了恶性肿瘤的治愈率，延长了恶性肿瘤患者的生存期。但就目前的治疗水平，只有大约三分之一的患者获得治愈的机会，其余大多数恶性肿瘤患者经历各种治疗后复发、转移并最终走向死亡的过程。对这些濒临死亡的"终末期"患者的护理是社区肿瘤护理工作的重要任务。护理时应关心的是患者的生活质量而不是生命的长短，治疗的目的是帮助患者达到和维持机体、情感、精神、职业和社会行为能力诸方面尽可能好的状态，而疾病的发展使患者在上述诸方面受到限制。为此，终末期恶性肿瘤患者护理的主要任务包括：为患者减轻疼痛和其他不适症状，从心理上关心患者，帮助患者在面临死亡的时候尽可能保持生活的勇气，在亲人患病和病故期间支持患者的家庭。

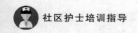

五、社区管理

目前虽然还没有根治癌症的方法，但是国内外的经验证明 1/3 的癌症可以预防。1/3 的癌症如能及早诊断，则可能治愈。合理而有效的姑息治疗可使剩余的 1/3 癌症患者的生存质量得到改善。要实现这三个"1/3"，做好社区癌症管理工作对于癌症患者是非常重要。

1. 一级预防

目的是认识危险因素，采取各种有效措施，减少和消除各种致癌因素对人体产生的致癌作用，治疗癌前病变，防止癌症发生。如评估社区、家庭及个人的危险因素，在社区开展各种形式的活动，教育和帮助居民改变不健康的生活习惯和行为（戒烟、限酒，少吃或不吃油炸及烟熏食物），合理膳食，积极接种乙肝疫苗、控制环境污染，改变生活和工作环境等，防治与肿瘤形成有关的感染性疾病，积极治疗癌前病变，从而做到有效降低恶性肿瘤的发病率。

2. 二级预防

目的是早发现、早诊断、早治疗。社区护士的主要任务是通过各种形式的健康教育帮助居民掌握癌症的一些早期表现及自我检查的方法。组织特定人群的癌症普查工作。

3. 三级预防

目的是延长生存时间，提高生活质量。癌症患者接受手术、放疗或化疗后，要设法预防复发和转移，防止并发症和后遗症。出院回到社区生活，社区护士要根据患者的情况，进行伤口护理、造口护理、管道护理，对照顾者进行必要的居家护理指导，使患者能够尽快地回归社会，和健康人一样地生活和工作。对于那些选择在社区临终关怀病房或家中度过人生最后阶段的患者，社区护士要与其他专业人员一起制定姑息治疗计划，采取有效措施，控制症状，减轻患者的痛苦。

第七节 ▌ 慢性阻塞性肺疾病

一、概述

慢性阻塞性肺疾病（COPD），主要指具有不可逆性气道阻塞的慢性支气管炎和肺气肿两种疾病。其呈缓慢进行性发展，严重影响患者的劳动能力和生活质量。COPD患者在急性发作期过后，临床症状虽有所缓解，但其肺功能仍在继续恶化，并且由于自身防御和免疫功能的降低以及外界各种有害因素的影响，经常反复发作，逐渐产生各种心肺并发症。

二、临床表现

（1）咳嗽、咳痰 咳嗽常为首发症状。咳嗽后可咳少量白色黏液或浆液性泡沫痰，晨间咳嗽咳痰较明显，合并感染时痰量增多，可呈脓性痰。由慢性支气管炎引起的肺气肿，咳嗽、咳痰已有多年历史。慢性咳嗽随病情的发展可终身不愈，咳痰量在急性发作期增多，并可有脓性痰。

（2）呼吸困难 进行性加重的呼吸困难是COPD的标志性症状。早期仅在活动时出现，以后逐渐加重，轻微活动甚至休息时也出现明显的呼吸困难，感染时呼吸困难加重。

（3）肺气肿的体征 桶状胸，呼吸浅快，触觉语颤减弱或消失；叩诊过清音，心浊音界缩小，肺下界和肝浊音界下降；两肺呼吸音减弱，呼气延长，可闻及干性啰音和（或）湿性啰音。

（4）其他表现 患者随病情发展可出现桶状胸、缩唇呼吸、语颤减弱或消失，叩诊过清音，肝下界及肺下界下移，部分可闻及干啰音或湿啰音。病情晚期有疲劳、体重下降、食欲减退等。

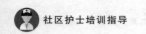

三、主要危险因素

COPD 发病是遗传因素与环境因素共同作用的结果。

1. 遗传因素

已知的遗传因素为 α_1-抗胰蛋白酶缺乏。

2. 环境因素

（1）吸烟　吸烟是发生 COPD 最常见的危险因素。吸烟者呼吸道症状、肺功能受损程度以及患病后病死率均明显高于非吸烟者。被动吸烟亦可引起 COPD 的发生。

（2）职业性粉尘和化学物质　当吸入职业性粉尘，有机、无机粉尘，化学剂和其他有害烟雾的浓度过大或接触时间过长，可引起 COPD 的发生。

（3）室内、室外空气污染　在通风欠佳的居所中采用生物燃料烹饪和取暖所致的室内空气污染是 COPD 发生的危险因素之一。室外空气污染与 COPD 发病的关系尚待明确。

（4）感染　儿童期严重的呼吸道感染与成年后肺功能的下降及呼吸道症状有关。既往肺结核病史与 40 岁以上成人呼吸道气流受限相关。

（5）社会经济状况　COPD 发病与社会经济状况相关。这可能与低收入阶层存在室内、室外空气污染暴露，居住环境拥挤，营养不良等状况有关。

四、社区护理

1. 一般护理

（1）环境　室内环境安静、舒适、空气洁净，保持室温在 18～20℃，相对湿度为 50％～70％。避免粉尘、烟雾及刺激性气体的吸入；戒烟戒酒，避免和呼吸道感染患者接触；冬季注意保暖。

（2）休息与活动　病情较轻者可适当地活动，以不感到疲劳、不加重症状为宜；较重者应卧床休息，取卧位或半卧位时应使膝半屈，立位时上半身可略向前倾，使腹肌放松，舒缩自如。开始呼吸训练时以半卧位最适宜。

（3）饮食　向患者及家属说明合理饮食的重要性，保证每日足够的热量、蛋白质，适宜的水分、纤维素；避免进食产气、易引起便秘及辛辣的食物。患者饭前至少休息30min，少食多餐，细嚼慢咽。必要时可应用管喂饮食或胃肠外营养。

2. 病情观察

密切观察咳、痰、喘症状及诱发因素；痰液的颜色、量及性状，咳痰是否通畅；呼吸困难的程度，能否平卧，与活动的关系；肺部体征及有无慢性并发症发生；患者的营养状况等。

3. 肺呼吸功能健康指导

（1）教会患者有效咳嗽及排痰　指导患者尽可能取坐位，先缓慢深呼吸（腹式呼吸），然后屏气片刻，躯干前倾，将两臂屈曲用肘部轻轻向两下肋部加压，突然咳嗽时腹壁内陷，连续咳嗽2～3声，张口咳出痰液。

（2）呼吸肌训练　加强胸、膈呼吸肌肌力和耐力，改善呼吸功能。呼吸操对于慢性阻塞性肺疾病患者的康复很有帮助。三组常用的呼吸操如下。

① 缩唇呼吸。可帮助患者控制呼吸频率，使更多气体进入肺部，减少呼吸功耗。患者闭嘴，通过鼻子缓慢深吸气直到无法吸入为止，然后通过缩唇如吹口哨样缓慢呼气，同时缩腹部，尽量将气呼出，吸气与呼气时间比为1:2或1:3。

② 腹式呼吸。加强膈肌活动，增加肺通气量。取立位、平卧位或半卧位，仰卧位时在两膝下垫软枕，放松双肩，左手置胸部，右手置上腹部。用鼻缓慢吸气，腹肌松弛，腹部手感向上抬起，腹部膨出。收紧腹部肌肉，缩唇呼气，感觉腹部下沉。每次吸气后不要忙于呼出，宜稍屏气片刻再缩唇呼出。

③ 屏住呼吸。可延长肺内氧气和二氧化碳交换的时间，使更多氧气进入血液。

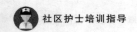

4. 家庭氧疗的指导

长期家庭氧疗可提高患者的生活质量，延长寿命。要指导患者进行家庭氧疗，向患者讲明长期家庭氧疗的目的、作用和注意事项。采用鼻导管持续低流量、低浓度吸氧，氧流量 $1\sim 2L/min$，浓度在 $25\%\sim 29\%$，每天持续 15h 以上，保持流量和浓度恒定。用氧要注意安全，严格做到防火、防热、防油、防震，防止发生意外。鼻导管要每天更换，防止阻塞。氧气装置定期更换、清洗、消毒，防止感染。

5. 用药护理

遵医嘱应用抗生素、支气管舒张剂、祛痰药等，注意应在饭后服用，尤其是用含有甘草的药物时。酊剂、合剂药物服用后，不要立刻饮水，止咳作用会更好。注意观察疗效及副作用，并指导患者及家属学会观察。

6. 心理护理

COPD 患者因病程长，社会活动减少等极易形成焦虑、压抑的心理问题。患者有可能拒绝服用，或无能力按照医嘱常规使用某些药物，只有在疾病加重期才使用。护理人员应详细了解患者及其家庭对疾病的态度，关心体贴患者，与其共同制订和实施康复计划，消除诱因，减轻症状，增强战胜疾病的信心。对焦虑、情绪不稳定患者，教会其放松的方法。

① 进行肌肉放松。可选择平躺或取半卧位，放松紧张身体，从脚到头部。闭上眼睛，用缩唇呼吸法进行呼吸。

② 积极的思维。使自己舒适并闭上眼睛，深深地而且有规则地呼吸。放任思维，想象着美丽的草原等，每次呼气，在心里对自己说"放松"。

③ 音乐和图画。音乐是放松的很好的方法，它能使人保持平静、平和。欣赏图画使人愉快、自信。

④ 幽默。笑是一剂良药，可以减少紧张情绪。

五、社区管理

对有慢性咳嗽、咳痰、呼吸困难、喘息或胸闷症状，或 35 岁及以上有吸烟史的人群，或 35 岁及以上有职业粉尘暴露史、化学物质接触史、生物燃料烟雾接触史的人群，首次就诊时进行肺通气功能检测。以后每年进行 1 次肺通气功能检测。

1. 一级预防

在社区健康人群中开展针对慢阻肺病因和危险因素的控制活动。控制烟草、反对吸烟和被动吸烟是最简单有效的方法。可采取多种手段，开展系统的烟草危害宣传与健康教育，改变社会敬烟送烟的陋习，提高人群烟草危害知识水平。此外，提倡绿色出行，低碳生活，减少空气污染，营造有利于健康的生活环境和工作环境，也是 COPD 一级预防的重要内容。

2. 二级预防

通过对危险因素的筛查发现慢阻肺的高危人群，及时进行管理。建立居民健康档案和二级预防监测资料，分析高危人群的危险因素，确定可干预措施，如针对吸烟、职业接触、环境污染等，实施有针对性的干预策略。提高高危人群自我保健能力，减少呼吸道感染的发生和进展。

3. 三级预防

主要是通过健康教育，提高患者对疾病的认识，改变态度，纠正不良生活方式，积极配合药物治疗和肺康复治疗，减轻症状，控制病情发展，提高患者生活质量。

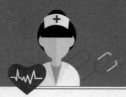

第十章

传染病患者的社区护理与管理

第一节 ▌ 传染病概述

一、传染病的概念

传染病是指由病原体（细菌、病毒等）引起的，在一定条件下能够在人与人、动物与动物或人与动物之间相互传播的感染性疾病。它是许多疾病的总称，如麻疹，猩红热、痢疾、伤寒、流行性乙型脑炎等都属于传染病。

二、传染病的分类

目前《中华人民共和国传染病防治法》规定的传染病分按甲类、乙类和丙类三种类型实行分类。

1. 甲类传染病

包括 2 种，鼠疫、霍乱。

2. 乙类传染病

包括传染性非典型肺炎（严重急性呼吸综合征）、艾滋病、病毒性肝炎、脊髓灰质炎、人感染高致病性禽流感、麻疹、流行性出血热、狂犬病、流行性乙型脑炎、登革热、炭疽、细菌性和阿米巴性病疾、肺结核、伤寒和副伤寒、流行性脑脊髓膜炎、百日咳、白喉、新生儿破伤风、猩红热、布鲁氏菌病、淋病、梅毒、钩端螺旋体病、血吸虫病、疟疾、人感染 H7N9 禽流感、新型冠状病毒肺炎。

3. 丙类传染病

包括流行性感冒、流行性腮腺炎、风疹、急性出血性结膜炎、麻风病、流行性和地方性斑疹伤寒、黑热病、包虫病、丝虫病，以及除霍乱、细菌性和阿米巴性痢疾、伤寒和副伤寒以外的感染性腹泻病，手足口病。

4. 其他法定管理以及重点监测传染病

非淋菌性尿道炎、尖锐湿疣、生殖性疱疹、水痘、肝吸虫病、不明原因肺炎等。

三、传染病的流行过程

传染病在人群中的发生，传播和终止的过程，称为传染病的流行过程。

传染病的流行必须具备 3 个基本环节，包括传染源、传播途径和人群易感性。这 3 个环节必须同时存在，才能构成传染病流行，缺少其中的任何一个环节，新的传染不会发生，就不可能形成流行。传染病的流行过程还受自然因素和社会因素的影响。

（一）传染源

传染源是指体内有病原体生长繁殖并能排出病原体的人和动物，包括传染病患者、病原携带者和受感染的动物。

（1）患者　传染病患者是重要的传染源，患者作为传染源的意义主要取决于其临床类型、病程、活动范围和排出病原体的数量、频度。传染病患者排出病原体而具有传染性的整个时期称传染期，可作为隔离传染病患者的重要依据。

患者体内存在大量病原体，其某些症状有利于病原体的排出，如霍乱、痢疾等肠道传染病的腹泻，麻疹、白喉等呼吸系统传染病的咳嗽等，均可排出大量病原体，增加易感者受感染的机会。另有

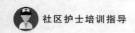

某些传染病，如麻疹、水痘，无病原携带者，患者是唯一的传染源。

（2）病原携带者　是指没有任何症状而携带并能排出病原体的人，可分为潜伏期病原携带者、恢复期病原携带者和健康病原携带者。病原携带者作为传染源意义的大小，主要取决于其职业、社会活动范围、个人卫生习惯、环境卫生状况和防疫措施。

（3）受感染的动物　人对部分动物传染病有易感性，感染了这些疾病的动物可以成为传染源。动物作为传染源的意义，主要取决于人与受感染动物接触的机会和密切程度，还与动物种类和密度及环境中是否有适宜该疾病传播的条件等因素有关。此外，也与人们的卫生知识水平和生活习惯等因素有关。

（二）传播途径

传播途径是指病原体从传染源排出，侵入新的易感宿主之前，在外环境中所经历的全部过程。每种传染病可通过一种或多种途径传播。

1. 经空气传播

病原体可以通过飞沫、飞沫核、尘埃三种形式传播、是所有呼吸道传染病的重要传播途径，如麻疹、白喉、流行性脑脊髓膜炎等。经空气传播的传染病特点如下。

① 冬春季节多见。

② 传播途径易于实现，发病率高。

③ 儿童多见。

④ 受人群免疫水平的影响，在未经免疫预防的人群中。发病呈现周期性。

⑤ 居住拥挤、卫生条件差和人口密度大的地区高发。

2. 经水传播

包括经饮用水传播和经疫水传播。

（1）经饮用水传播　是消化道传染病最常见的传播途径之一。

（2）经疫水传播　是指在疫水中游泳、劳动时，血吸虫尾蚴、钩端螺旋体等通过皮肤、黏膜侵入机体引起感染。

3. 经食物传播

经食物传播可因食物本身含有病原体或食物在生产、加工、运输储存、销售、烹调等各个环节，若卫生设施不良及管理不当等原因造成食物污染，可导致某些肠道传染病和某些寄生虫病的发生与流行。

4. 接触传播

（1）直接接触传播 是指传染源与易感者直接接触，没有外界因素参与的传播。

（2）间接接触传播 也称日常生活接触传播，是指易感者接触了被传染源的排出物成分泌物污染的日常生活用品所造成的传播。常见于肠道传染病和某些呼吸道传染病、人畜共患病、皮肤传染病等。被污染的手在此传播中起着重要作用。

5. 经媒介节肢动物传播

又称虫媒传播，是指以节肢动物为传播媒介而造成的感染。包括机械性传播和生物学（吸血）传播。

（1）机械性传播 苍蝇、蟑螂等节肢动物可携带病原体，通过反吐、粪便等排出病原体，污染食物或食具，使接触者感染。

（2）生物学传播 病原体进入蚊子、蜱等节肢动物体内经过发育或繁殖后，才具有感染性，传给易感者。

6. 经土壤传播

是指易感者接触了被病原体污染的土壤所导致的传播。含有病原体的传染源排泄物、分泌物等可直接或间接污染土壤，某些肠道寄生虫如蛔虫、钩虫、鞭虫等的虫卵经宿主排出体外，在土壤中发育到一定阶段才具有感染力；一些病原体如炭疽、破伤风等可形成芽孢，在土壤中传染力可达数十年，若破损的皮肤与之接触即有可能造成传染。

7. 医源性传播

在医疗与预防工作中、未能严格执行操作规程和规章制度，人

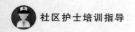

为地造成某些传染病的传播。

8. 垂直传播

是指病原体由母体传给子代，又称母婴传播。

（三）易感人群

易感人群是指对某种传染病缺乏特异性免疫力的人群。人群作为一个整体对传染病的易感程度，称人群易感性。人群易感性的高低取决于全部人口中易感人口所占的比例。

1. 使人群易感性升高的主要因素

（1）新生儿增加　出生6个月以后未经人工免疫的婴儿，对许多传染病都易感。

（2）易感人口迁入　非流行区居民大量迁入流行区。

（3）免疫人口减少　免疫人口死亡或免疫人口免疫力的自然消退。

（4）新型病原体的出现或病原体的变异　当新的病原体出现或某些病原体发生变异后，由于人群普遍对其缺乏免疫力，可导致人群易感性升高。

2. 使人群易感性降低的主要因素

① 预防接种是降低人群易感性最主要的措施。

② 传染病流行后免疫人口增加。

③ 隐性感染后免疫人口增加。

（四）影响传染病流行过程的因素

1. 自然因素

自然因素中对流行过程影响最明显的是气候因素和地理因素。有些传染病有明显的地区性和季节性特点，某些地区的气候条件和地理环境适合病原体生长繁殖或有利于媒介节肢动物生长和活动，如森林脑炎经吸血节肢动物蜱叮咬传播。自然因素还能影响人体受感染的机会和机体抵抗力，如冬季寒冷，人们多在室内活动，使某些呼吸道传染病呈现季节性高峰；夏季炎热，人们喜食生冷食品，易发生肠道传染病。

2. 社会因素

社会因素包括社会制度、经济状况、文化水平、风俗习惯等，既可能促进流行过程及扩大传染病的流行，也可能阻止传染病的发生流行，甚至消灭传染病。通过改善饮水质量、加强食品卫生监督、消毒、杀虫等措施切断传播途径，可以有效控制肠道传染病、虫媒传染病的流行。通过预防接种，尤其是实施儿童计划免疫程序，使传染病得到很好的控制。

第二节 ▍ 社区常见传染病的护理与管理

一、肺结核

肺结核是由结核分枝杆菌引起的肺部慢性传染性疾病，典型临床表现有低热、盗汗、乏力、食欲减退等全身中毒症状，以及咳嗽、咳痰、胸痛、咯血等呼吸系统症状。

传染源主要来源于排菌的肺结核患者，患者在咳嗽或打喷嚏时，带菌的飞沫飘浮于空气中，或痰干燥后结核分枝杆菌随尘埃飘浮于空气中，被易感者吸入是常见途径；其次是通过被结核分枝杆菌污染的食物或餐具而通过肠道感染。在我国乙类传染病发病率报告中仅次于病毒性肝炎。

（一）社区护理

1. 隔离消毒

采取呼吸道隔离，室内保持通风，有条件每日可用紫外线消毒。咳嗽和打喷嚏时用手帕捂住口鼻；痰液最好吐在纸内，然后焚烧，切忌随地吐痰；患者不宜到公共场所去，以免病菌扩散传染，影响他人健康；患者外出时应戴口罩；患者的寝具、食具独用，并定期消毒。

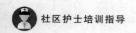

2. 生活护理

（1）**休息与活动** 结核活动期酌情适当休息或卧床休息。轻症及恢复期患者则不必限制活动，可进行适量的户外活动，呼吸新鲜空气，如散步、打太极拳、做保健操等。保证充足睡眠和休息，做到劳逸结合。

（2）**合理饮食** 肺结核是一种慢性消耗性疾病，饮食宜高热量、高蛋白质、富含维生素，以增强机体抵抗力，促进病灶愈合。多食牛奶、豆浆、鸡蛋、鱼、肉、水果及蔬菜等，忌油腻、生冷、煎炸及刺激性食物；如有大咯血时要禁食，咯血停止后可给予半流质饮食。每周测 1 次体重并记录，判断患者营养状况是否改善。

3. 用药护理

肺结核治疗原则为早期、规律、联合、适量、全程。向患者及家属介绍抗结核药物的治疗知识，并指出按医嘱合理用药、坚持全程用药的重要性；督促患者按医嘱服药和建立按时服药的习惯，并注意观察药物的不良反应。一旦出现药物不良反应不能自行停药，应及时与医生沟通后按医嘱进行调整。

4. 病情观察

观察痰液的性状、颜色、量，及时留送痰标本。观察有无并发症发生，如自发性气胸、咯血等，使用皮质激素时注意有无出现精神症状及消化道出血。

5. 心理护理

肺结核病程长、恢复慢、有传染性，且病情易反复，使患者易产生急躁、焦虑、恐惧、抑郁等心理反应，社区护士要耐心向患者及其家属讲解疾病知识，并给予帮助与支持，使其坚持正规治疗；建立良好的休养心态，使其配合治疗、争取早日康复。

6. 健康指导

① 指导用药、配合治疗。肺结核的治疗至少需要半年甚至更长，患者往往难以坚持，而只有坚持合理、全程化疗，才有可能完

全康复。

②帮助患者正确认识疾病，消除精神紧张、忧虑、恐惧等情绪反应，促进疾病的恢复。

③向患者及家属宣传肺结核防治知识，增强自我保健能力和防止传染。

④接种卡介苗对儿童的健康成长很有好处，在预防结核病，特别是可能危及儿童生命的严重类型结核病，如结核性脑膜炎，粟粒型结核病方面具有明显的作用。

（二）社区管理

（1）患者管理　社区卫生服务机构应设立专兼职人员负责结核病防治工作。咳嗽、咳痰时间大于2周，咯血或血痰是肺结核的主要症状，具有以上任何一项症状为肺结核可疑症状者，是肺结核患者的筛查对象；推荐肺结核可疑症状者到县（区）级结核病防治机构就诊，协助开展肺结核或疑似肺结核患者的转诊和追踪；及时向县（区）级结核病防治机构报告外出及失访肺结核患者的信息。

（2）疫情报告　肺结核或疑似肺结核病例诊断后，实行网络直报的责任报告单位应于24h内进行网络报告；未实行网络直报的责任报告单位应于24h内寄送出《传染病报告卡》给属地疾病预防控制机构。

（3）督导治疗　每次督导患者服药后按要求填写《肺结核患者治疗记录卡》。患者如未按时服药应及时采取补救措施、防止患者中断服药。一旦发现患者出现不良反应或中断用药等情况，应及时报告上级主管医师并采取相应措施。督促患者定期复查、协助收集痰标本。在实施督导治疗有困难的地区可选择具备一定文化水平的志愿者（如村干部、教师、学生等）或家庭成员进行培训实施督导治疗。

（4）家庭访视　社区卫生服务机构对每位患者全疗程至少访视4次。建立统一的访视记录、社区医护人员接到新的治疗患者报告后3天内家访，化疗开始后至少每月家访1次。内容包括健康教育、核实服药情况、核查剩余药品量、抽查尿液，督促按期门诊取

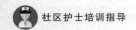

药和复查。督促患者做好痰结核菌的定期检查工作，治疗期间按规定时间送痰标本进行复查。

（5）督导员培训　对实施督导治疗的志愿者或患者家属进行培训和技术指导，内容包括：①结核病防治基本知识，如防止结核病传染的方法、治疗疗程等。②患者所用药品的名称、每次用药剂量和方法。③做到送药到手、看服到口，按照化疗方案的要求每日或隔日服药。患者误期未服，每日服药者应顺延服药时间，隔日服药者应在 24h 内补上。④药品常见不良反应，如果出现，应及时督促患者就诊。⑤在患者服药期间，原则上在治疗满 2 个月、5 个月、6 个月（复治 8 个月）时，督促患者带晨痰和夜间痰到结核病防治机构复查。⑥做好患者每次的服药记录。

（6）健康教育　通过健康教育提高人群对结核病防治政策和防治知识的认识，采取正确行为或改变不正确行为、有助于政府和卫生机构实施有效的现代结核病防治策略，有效控制结核病的流行，提高人民健康水平。如在患者就诊场所张贴结核病防治宣传材料，向就诊的患者宣传结核病基本知识，定期宣传结核病控制政策和基本知识等。

二、病毒性肝炎

病毒性肝炎是由多种肝炎病毒引起的，以肝脏的炎症和坏死病变为主的全身性传染病。按病原学分类目前已确定的有甲、乙、丙、丁、戊、已、庚型肝炎，是我国乙类传染病报告发病人数最多的传染病类型。在社区中甲型和乙型肝炎较常见。各类型肝炎虽病原不同，但临床表现基本相似。

甲型病毒性肝炎又称短潜伏期肝炎，是由甲型肝炎病毒（HAV）引起的以肝脏损害为主的传染病。传染源主要为患者和病原携带者。经粪-口途径传播。

乙型病毒性肝炎又称血清性肝炎或长潜伏期肝炎，乙型肝炎病毒（HBV）存在于患者血液及粪便中，通过各种体液排出体外，如血液、精液、阴道分泌物、唾液、乳汁等。传染源主要是急、慢性患者或无症状慢性 HBV 携带者，传播途径主要通过日常生活密切接触及血液传播、医源性传播、母婴传播。

（一）社区护理

（1）评估　皮肤、黏膜、巩膜颜色，观察其尿液、粪便颜色，以了解黄疸情况。监测生命体征及神志状况。

（2）隔离　急性甲型病毒性肝炎应隔离至起病后 3 周，乙型病毒性肝炎患者应隔离至乙型肝炎表面抗原（HBsAg）转阴。

（3）休息　在肝炎症状明显期，应嘱患者卧床休息至症状明显消退，可逐步增加活动，采用动静结合的疗养措施。急性肝炎患者出院后仍需休息 1～3 个月，恢复工作后定期复查 1～3 年；慢性肝炎患者症状消失、肝功能正常 3 个月以上，可恢复工作，但需随访 1～2 年。

（4）饮食　清淡饮食，补充蛋白质（以优质蛋白为主），肝功能严重损伤患者应注意预防肝昏迷。避免摄入高糖、过高热量饮食和饮酒，以免发生糖尿病和脂肪肝。保证水分的摄入。补充 B 族维生素和维生素 C。

（二）社区管理

1. 管理传染源

发现患者后即对患者进行隔离；早期发现隐性感染者，从事餐饮业、托幼机构、集中式供水等工作的人员定期去指定的医疗机构进行体格检查，感染者必须暂时调离工作；对与患者接触者进行 6 周的医学观察；患过病毒性肝炎者不宜献血。

2. 切断传播途径

甲型和戊型病毒性肝炎经粪-口途径传播，应做好水源管理、饮水消毒、粪便管理，加强食品卫生监督，防止病从口入。患者食具、洗漱刮面用具专用。餐具、水杯等定期煮沸消毒 15～30min，接触患者后用肥皂和流动水洗手。乙型、丙型、丁型病毒性肝炎主要经血液、体液、母婴等途径传播，因此各种医疗用具应实行"一人一针一消毒"，加强血液制品管理，防止医源性传播。尤其对乙型、

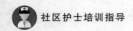

丙型病毒性肝炎患者及病原携带者的育龄妇女应宣讲防止母婴传播的知识，做好产前检查，进行母婴阻断。

3. 保护易感人群

做好卫生宣教外，并进行预防接种。预防甲型病毒性肝炎，易感者应接种甲型病毒性肝炎减毒活疫苗，对于患者的接触者，可在接触感染后 7～10 天接种人血清蛋白或胎盘球蛋白以防止发病，阻断甲型肝炎传播。按照我国计划免疫程序对适龄儿童进行乙肝疫苗的预防接种，HBSAg 阳性母亲的新生儿应在出生后立即注射乙肝高效价免疫球蛋白，同时进行乙肝疫苗接种，新生儿进行人工喂养。

三、艾滋病

艾滋病是获得性免疫缺陷综合征（AIDS）的简称，是由人类免疫缺陷病毒（HIV）所引起的慢性致命性传染病。HIV 主要侵犯、破坏辅助性 T 淋巴细胞，导致机体细胞免疫功能受损，大量细胞被破坏。机体感染 HIV 后经过一段无症状期，逐步发展为持续性全身淋巴结肿大，直至免疫系统被破坏而出现各种严重机会性感染和恶性肿瘤。目前尚无有效的治疗方法，病死率极高。

患者及无症状带病毒者为传染源。HIV 主要存在于血液、精液、子宫和阴道分泌物中，其他体液如唾液、乳汁、眼泪中也有少量病毒。主要传播途径有性接触传播、血液传播、医源性传播和母婴传播。

（一）社区护理

1. 坚持遵医嘱药物治疗与医学监测

目前尚不能治愈 HIV 感染者，但有些治疗方法可以控制疾病发展，推迟艾滋病发病期的到来。常联合使用 2～3 种抗 HIV 药物，要严格按照医嘱服用药物。保证营养供给，增强机体抵抗力。应加强基础护理，如口腔及皮肤护理等，以预防或减少感染。

2. 健康教育

开展艾滋病相关知识宣传教育，教育人群了解 HIV 传播途径，减少对该病的恐惧心理。加强有关性知识和性行为的健康教育，教育群众要洁身自爱，正确使用安全套，远离毒品、杜绝不洁注射。艾滋病不会通过共同进餐、握手、谈话、礼节性拥抱等方式传播，要正确对待和尊重艾滋病患者。关注、了解艾滋病，善待自己，关爱他人，建立并保持健康的生活方式，远离艾滋病。

（二）社区管理

1. 管理传染源

隔离治疗患者，监控无症状 HIV 感染者。加强国境卫生检疫。发现并管理高危人群，建议其采取安全行为以限制感染传播。对有高危行为的人建议其进行血液检查。

2. 切断传播途径

静脉注射吸毒者禁止与 HIV 感染者共用注射器。在进行无偿献血时充分了解每位供血者背景，加强血液检测，保证用血安全；严格管理血液及血液制品，避免输入被 HIV 污染的血液；医疗人员实施治疗操作时，使用合格的一次性医用物品，并做好有效防护，严格执行消毒隔离制度，防止医源性感染。遵守性道德，正确使用质量合格的安全套保护性伴侣双方；对已感染 HIV 的育龄期妇女应避免妊娠；对已妊娠者应劝其终止妊娠；对已感染并坚持妊娠者给予抗病毒药物治疗，降低胎儿感染率。

3. 保护易感人群

目前尚无有效的疫苗，通过对社区人群进行健康教育和提供咨询规范人们的行为是预防艾滋病感染的有效方法。

四、手足口病

手足口病是由多种人肠道病毒引起的一种常见传染病，是我国法定管理的丙类传染病。多发生于 5 岁以下儿童，症状轻微，以发热和手、足、口腔等部位的皮疹或疱疹为主要症状，多数患儿 1 周左右自愈，少数患儿可引起心肌炎、肺水肿、无菌性脑膜脑炎等并发症。

个别重症患儿病情进展快，可导致死亡。目前缺乏有效治疗药物，以对症治疗为主。

（一）社区护理

1. 隔离消毒

一旦发现感染了手足口病，应及时就医，避免与外界接触，一般需要隔离 2 周。居室要定时开窗通风，保持空气新鲜，温度适宜。患者物品、排泄物、分泌物、呕吐物等需进行消毒处理。

2. 饮食护理

以清淡、易清化、富含维生素的流质或半流质饮食为主，多饮温开水，少量多餐，对于拒食、拒水的患儿及时给予静脉补液，以纠正水电解质紊乱。禁食冰冷、刺激、过咸的食物。

3. 病情观察

密切关注患儿的病情变化，如发现神经系统、呼吸系统、循环系统等相关症状时，应立即送医院就诊。

4. 对症护理

发热时注意休息，鼓励患儿多饮水，监测体温，降温措施以物理降温为主，药物降温为辅。保持皮肤清洁卫生，患儿衣服、被褥要保持清洁，衣服要舒适、柔软，并经常更换；勤剪指甲，避免抓破皮疹；臀部有皮疹的患儿要保持臀部的清洁卫生；若疱疹微破可涂抗生素软膏，防止感染。保持口腔清洁卫生，进食前后要用温水或生理盐水漱口，对不会漱口的患儿，可以用棉棒蘸取生理盐水轻轻清洁口腔。

5. 健康指导

① 向家长讲解疾病的病因、传播途径、临床表现等相关知识，

缓解焦虑情绪，配合治疗。

② 指导家长观察患儿病情变化，发现异常及时到医院就诊。

③ 宣传疾病防治知识，做好婴幼儿的保健。

（二）社区管理

1. 疾病监测

手足口病患者到社区卫生服务机构就诊后，首诊医生应及时依法报告并指导患者到上级医疗机构就诊。实行网络直报的机构应于24h内进行网络直报，未实行网络直报的机构应于24h之内寄送出《传染病报告卡》。加强重点机构的疫情监测，如托幼机构每日进行晨检时，发现可疑患儿时要立即采取送诊、居家观察等措施，对患儿所用的物品要立即进行消毒处理。

2. 隔离消毒

为降低人群手足口病的发病率，减少聚集性病例，应对患者实行隔离治疗，严格管理传染源。隔离时限自患儿被发现起至症状消失后1周。

（1）散居儿童　教育患儿及家长自觉居家隔离，不要外出，避免交叉感染。家庭成员及孩子养成勤洗手、勤通风、勤晒被褥、吃熟食、喝开水的良好卫生习惯；家长外出回家后先洗手换衣服再接触儿童；指导隔离期间要随时消毒，消毒重点为患者居室、用具、餐具、玩具和粪便等排泄物。

（2）托幼机构、小学　教室和宿舍等场所要保持良好通风，定期对玩具、儿童个人卫生用具（水杯、毛巾等）、餐具等物品进行清洗消毒，定期对活动室、寝室、教室、门把手、楼梯扶手、桌面等物体表面进行擦拭消毒，每日对厕所进行清扫、消毒。

3. 家庭访视

做好随访工作，掌握居家治疗患儿的病情进展情况、首次访视要求在接到病例居家隔离治疗的通知后24h之内完成。首次访视需了解患者的体温、脉搏和呼吸、掌握患者的主要症状和体征；告知患儿家长或监护人居家治疗的隔离、消毒、护理要求和病情观察内

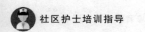

容，患者病情加重时的处置方法。

4. 健康教育

采取多种形式开展手足口病防治知识的健康教育，使 5 岁以下儿童家长及托幼机构工作人员等了解手足口病的临床症状，掌握最基本的预防措施，强调保持良好的个人卫生习惯及环境卫生措施对于预防手足口病的重要性；动员托幼机构老师、管理人员和儿童家长成为手足口病防控工作的主动参与者，形成群防群控，与重症或死亡病例发病前 1 周或发病后有共同生活、居住史的 5 岁以下儿童，要对其家长或监护人进行健康教育，做好儿童的密切观察，出现症状要及时就诊和治疗。

第三节 ▌ 传染病的社区管理

一、传染病的疫情管理

在疾病预防控制机构和其他专业机构指导下，社区卫生服务中心（站）协助开展传染病疫情排查、收集和提供风险信息，参与风险评估和应急预案制（修）订。

二、传染病的发现、登记

社区卫生服务中心（站）应规范填写门诊日志、入/出院登记本、X 线检查和实验室检测结果登记本。首诊医生在诊疗过程中发现传染病患者及疑似患者后，按要求填写《中华人民共和国传染病报告书》（以下简称《传染病报告卡》）。

三、传染病的报告制度

传染病报告是我国的法定制度，是早期发现的传杂病的重要措施，是传染病监测、控制和消除的重要措施，也称疫情报告。

1. 责任疫情报告人

凡从事医疗、保健、卫生防疫工作人员均为传染病法定报告人。法定报告人以外任何人发现传染病患者或疑似传染病患者时，都有义务及时向附近医疗保健机构或疾病预防控制机构报告。根据《卫生部办公厅关于印发〈传染病信息报告管理规范〉的通知》规定，各级各类医疗机构、疾病预防控制机构、采供血机构均为责任报告单位；其执行职务的人员和乡村医生、个体开业医生均为责任疫情报告人。

2. 报告时限

① 发现甲类传染病和乙类传染病中的肺炭疽、传染性非典型肺炎、脊髓灰质炎患者或疑似患者，应按有关要求于 2h 内报告。发现其他乙类、丙类传染病患者、疑似患者和规定报告的传染病病原携带者，应于 24h 内报告。发现传染病暴发流行应以最快的通讯方式向属地疾病预防控制机构报告疫情。

② 对其他乙类、丙类传染病的患者、疑似患者和规定报告的传染病病原携带者在诊断后，实行网络直报的责任报告单位应于 24h 内进行网络报告；未实行网络直报的应于 24h 内寄送出传染病报告卡。

③ 其他符合突发公共卫生事件报告标准的传染病暴发疫情，按《国家突发公共卫生事件相关信息报告管理工作规范（试行）》要求报告。

3. 报告程序与方式

具备网络直报条件的机构，在规定时间内进行传染病相关信息的网络直报；不具备网络直报条件的，按相关要求通过电话、传真等方式进行报告，同时向辖区县级疾病预防控制机构报送《传染病报告卡》。

4. 订正报告和补报

发现报告错误，或报告病例转归或诊断情况发生变化时，应及时对《传染病报告卡》进行订正；对漏报的传染病病例，应及时进行补报。

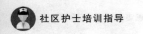
5. 疫情报告的病种

《中华人民共和国传染病防治法》规定，法定报告的传染病分为甲、乙、丙三类（详见传染病分类）。

四、传染病的防疫措施

防疫措施是指疫情发生后，为了防止疫情扩散，尽快平息疫情所采取的措施。

（1）患者医疗救治和管理　按照有关规范要求，对传染病患者、疑似患者采取隔离医学观察等措施，及时转诊，书写医学记录及其他有关资料并妥善保管。

（2）传染病密切接触者和健康危害暴露人员的管理　开展传染病接触者或其他健康危害暴露人员的追踪、查找，对集中或居家医学观察者提供必要的基本医疗和预防服务。

（3）流行病学调查　协助对本辖区患者、疑似患者开展流行病学调查，收集和提供患者、密切接触者，其他健康危害暴露人员的相关信息。

（4）疫点疫区处理　做好医疗机构内现场控制、消毒隔离、个人防护、医疗垃圾和污水的处理工作。协助对被污染的场所进行卫生处理，开展杀虫、灭鼠等工作。

（5）应急接种和预防性服药　协助开展应急接种、预防性服药、应急药品和防护用品分发等工作，并提供指导。

（6）宣传教育　根据辖区传染病的性质和特点，开展相关知识技能和法律法规的宣传。

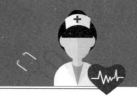

第十一章

社区康复护理

社区康复护理是社区护理的重要组成部分，也是社区康复医学的重要组成部分。随着我国人口老年化的加剧和疾病谱的改变，社区老年人口、慢性病患者及残疾人的比例逐年上升，社区康复以其方便、可行、灵活多样、社区及家庭主动参与、满足各种需要、费用低廉等特点成为大多数康复对象参与康复的最有效形式，社区康复的目的是尽量减少因病、伤、残带来的后果，最大限度地恢复病伤、残患者的功能和能力，增强其生活自理能力和参与社会生活的能力。

第一节 ▎ 社区康复护理概述

一、基本概述

（一）康复

指重新得到能力或能适应正常社会生活。20 世纪 90 年代，世界卫生组织对康复的定义是：康复是综合协调地应用各种措施，最大限度地恢复和发展病、伤、残者的身体、心理、社会、职业、娱乐、教育和周围环境相适应方面的潜能，以减少病、伤残者身体的、心理的和社会的功能障碍，使其重返社会，以提高生存质量。

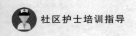

(二) 康复护理

是康复医学的一个重要分支，也是护理学的重要组成部分。康复护理是在总体康复医疗计划下，为达到全面康复的目标，与其他康复专业人员共同协作，对残疾者、慢性病伴有功能障碍者进行适合康复医学要求的专门的护理和各种专门的功能训练，以预防残疾的发生、发展及继发性残疾，减轻残疾的影响，最终使患者达到最大限度的康复并重返社会。

(三) 社区康复护理

是社区护理的重要内容，社区护士应用康复护理的基本知识和技能，在社区康复过程中，按照护理程序，根据康复医疗计划，围绕康复的目标，针对病、伤、残者的整体进行生理、心理、社会等方面的康复指导和护理。与其他康复专业人员密切配合，减少残疾对个体的影响，使患者坚持康复锻炼，预防继发性残疾，达到最佳功能状态，提高生活质量，重返社会。

二、社区康复护理的对象和内容

(一) 社区康复护理的服务对象

1. 残疾人

是指在心理、生理、人体结构上，某种组织、功能丧失或者不正常，全部或者部分丧失了以正常方式从事某种活动能力的人。残疾人包括视力残疾、听力残疾、言语残疾、肢体残疾、智力残疾、精神残疾、多重残疾和其他残疾的人。

2. 老年人

人都会经历一个自然衰老的过程，进入老年期后，一方面表现为器官功能逐渐减退而出现如视听功能减退、行动不便等功能障碍，影响老年人的健康，降低老年人的生活质量；另一方面，老年人慢性病患病率较高，从医院回到社区环境后仍需要接受长期的康复和护理。随着我国人口老龄化的加速，老年人的社区康复护理服务备受关注。

3. 慢性病患者

是指身体结构及功能出现病理改变，无法彻底治愈，需要长期的治疗及护理和需要特殊康复训练的患者。现代康复医学认为：康复存在于疾病的发生、发展过程中，康复范围已扩大到精神疾病、智力残疾、感官残疾以及心肺疾病、癌症、慢性疼痛等，特别是在这些疾病以慢性病的形式表现出各种各样的障碍时。在社区中，慢性病患者对康复护理的需求更为明显。

（二）社区康复护理的服务内容

社区康复护理的主要任务是预防慢性病致残，促进伤残者康复，最大限度地纠正病残者的不良行为，预防更为严重的并发症和伤残的发生，最大限度地发挥伤、病、残者的自理、自立能力以及生活应对能力。

1. 开展社区康复护理现状调查

社区护士在社区范围进行调查，了解社区康复资源，康复护理对象的数量、分布及康复护理需求，并做好登记，为社区康复计划的制订提供依据。同时要落实各项有关残疾预防的措施，如针对儿童的计划免疫接种，预防脊髓灰质炎等残疾性疾病的发生；开展社区健康教育，如健康生活方式指导、妇女保健及优生优育保健指导；开展环境卫生、营养卫生、精神卫生、安全防护等宣传教育工作。

2. 开展社区康复护理服务

（1）观察和记录 注意观察患者的残疾情况以及康复训练过程中残疾程度的变化，与相关人员保持良好的沟通、联系，记录并提供各类康复相关信息，做好协调工作，促进康复治疗的实施。

（2）预防继发性残疾和并发症 应注意纠正残疾者的姿势，对于偏瘫患者应预防压疮、肌肉萎缩、关节挛缩的发生。

（3）康复训练 康复训练是社区康复护理最基本的内容，主要利用有关功能训练护理技术，配合康复医生及其他康复技术人员在

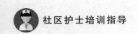

患者家中或社区卫生服务中心的康复训练室，对需要进行功能训练的残疾人开展必要的、可行的功能训练。如体位转移技术、良好肢体位置的放置、关节活动能力、呼吸功能及排泄功能训练等技术。

（4）训练患者"自我康复护理"能力　在病情允许的条件下，鼓励患者自己参与日常生活活动能力的训练，内容包括起床、洗漱、更衣、进食等内容，其训练目的是为了提高患者的生活自理能力，重新建立生活信心，为早日回归社会创造必要的条件。

（5）辅助器材的使用指导及训练　社区康复护士必须熟悉和掌握义肢、矫形器、自助器、步行器等各种辅助用具的性能、使用方法和使用注意事项，帮助功能障碍者选用合适的助具，并指导相应功能训练的方法及其在日常生活活动中的使用。

（6）心理护理　缓解伤残病患者的自卑心理，让他们能积极配合康复训练。伤残病患者往往把注意力都集中在残疾或患病的问题上，导致自身价值下降。焦虑和痛苦使他们没有战胜困难的信心。社区护士一定要以真诚的态度对待他们，使他们克服不良的心理反应。

3. 协助社区康复转介服务

在康复服务的过程中，一些康复技术由上级机构下传，而一些难于在社区解决的问题则向上级机构转送，这种上下转介系统是社区康复的重要内容。因此，社区护士应掌握社区转介服务的资源与信息，了解康复对象的需求，向患者提供有针对性的转介服务。

三、社区康复护理的特点与实施原则

（一）社区康复护理服务特点

（1）服务面广　社区康复护理依靠社区人力、财力、物力等资源开展工作，主要服务对象是残疾人，同时也面向社区内其他特殊人群，例如慢性病患者、部分老年人等。

（2）服务模式灵活　社区护士可根据社区内服务对象的具体情况，因地制宜地制定社区康复护理计划，灵活地确定服务地点和时间，在社区或家庭为康复对象提供便捷、有效的康复护理服务。

（3）服务对象参与性强　社区康复护理强调服务对象的主动参与，而非单纯的被动接受。康复过程中，服务对象及其亲友可充分参与到康复计划的制订和实施过程中，鼓励服务对象树立自我康复意识，由"替代护理"转变为"自我护理"。

（4）以全面康复为目标　社区康复护理依靠社区资源，协调各相关部门，全方位的帮助患者解决生活中的实际问题，努力实现患者身体、心理、教育、经济、职业、社会等全面的康复，使其早日回归社会。

（5）经济有效　社区康复护理需要的费用较低，服务覆盖面广，康复技术简单而易行且效果良好，尽量减少因此而给患者家庭带来的经济负担。

（二）社区康复护理的实施原则

（1）尊重患者原则　社区病伤残者存在着不同程度的功能障碍，因此在护理时，要提供多方面服务，尊重他们的人格，不论其残疾程度如何，均应一视同仁，不能有任何歧视和厌恶。

（2）功能训练应贯穿全程　功能训练是康复护理的基本内容。早期功能训练能有效预防残疾的发生、发展及继发性残疾，后期功能训练能最大限度地保存并恢复机体的功能。社区康复护理人员应在总体康复治疗计划下，坚持对患者进行康复功能训练，促进其功能恢复。

（3）注重与实际生活相结合　康复护理训练应注重实用性，训练内容也应与日常生活活动训练相结合，帮助患者最大限度地恢复自理能力，最终帮助患者实现"自我康复护理"。

（4）重视心理康复　患者由于躯体的缺陷，常出现悲观、失望、自卑、失落、抑郁等消极情绪，常常自责自己成为家庭的负担。因此，在实施康复护理过程中要运用整体护理的理论和康复护理学的知识技能，在为患者恢复躯体功能的同时，重视解决患者因伤病导致的心理问题和心理障碍，帮助患者通过积极的康复训练发挥残存功能，最大限度地适应现在的生活，更好地融入社会。

（5）倡导协作精神　良好的协作关系是帮助患者取得最大康复疗效的关键，康复护理人员需要充分发挥康复团队的最大作用，保

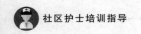

持有效的沟通，及时解决康复中遇到的问题。

四、社区康复护理的常见技术与方法

（一）康复护理环境

无障碍环境是保障残疾人平等参与社会生活的必要条件，同时也为老年人等其他社会成员提供生活便利。

1. 家庭环境要求

① 房门设计应当以轨道推拉式为宜，门把手应采用横把手。

② 房门的宽度应能方便步行器和轮椅顺利通过。

③ 各种开关、桌面、房间窗户和窗台的高度均应略低于一般常规高度。

④ 在卫生间、楼道走廊应设有扶手。

⑤ 地面要平坦、防滑且没有高低差。

⑥ 室内保持光线充足。

2. 社区环境要求

① 为了残疾人出行方便，应对社区中社会服务设施和场所等进行改造调节。如非机动车车道的路宽一般不少于 2.5m。

② 人行道应设置缘石坡道。

③ 建筑物的出入口应设斜坡楼梯和平台。

④ 公共厕所应设残疾人厕所、安装坐便器等。

3. 心理环境要求

心理康复环境是由社区康复医护人员和心理医生针对康复的需要，对康复对象采取一系列的心理相关措施而必需的环境，如：社区康复医护人员根据康复对象残、障的不同性质和阶段在交流方式上和对心理状态的观察方面，都有与心理环境相关的要求。护理人员应用正确语言、手势等沟通技巧，消除病伤残者的心理障碍，树立信心。

（二）卧位与体位转换

体位摆放和体位转换技术是预防因卧床而引起的坠积性肺炎、

压疮、肌肉萎缩、关节挛缩、深静脉血栓等并发症的关键措施，是康复护理的专业技术。体位摆放应早期开展，且每隔 1～2h 为患者变换体位一次。

1. 卧位

（1）仰卧位　头部置枕，不宜过高。患侧上肢稍外展，肘、关节伸直，掌心朝上，手指分开。在患侧肩部、髋部和膝部的后方分别放一小枕或软枕，使这些部位稍垫起，膝关节微屈，在患侧小腿下外侧垫一小枕，踝关节保持 90°，足趾向上。

（2）侧卧位　偏瘫患者不宜长时间仰卧位，以向健侧卧位最适宜，截瘫和四肢瘫患者宜两侧轮流侧卧。

① 健侧卧位。患侧下肢呈髋、膝屈曲位。用软枕分隔两下肢，踝尽量保持背屈 90°。患肩前伸，上肢外旋，肘伸直，腕背屈，手指伸展，拇指外展。注意健侧卧位时，在患者胸前放置一枕头，将整个患侧上肢垫在枕头上。上面的下肢呈髋、膝屈曲位。

② 患侧卧位。患肢在下，健肢在上，头部垫枕，躯干稍向后旋转，后背用枕头稳固支撑。患侧上肢前伸，前臂外旋，肘关节自然呈背屈位，手指张开，掌心向上。患髋伸展，膝轻度屈曲。健侧上肢置于身上，健腿屈曲置于枕上。

（3）俯卧位　一般患者不宜使用。如心肺功能及骨骼情况允许，可采用俯卧位，使髋关节充分伸展，并减轻身体后部骨突起处易损组织的压力。适用于臀部、背部有压力性损伤者。

（4）坐位　截瘫患者上肢肌力允许，可进行坐起训练。偏瘫患者可将患手放置腹部，患腿放于健腿上，并移至床旁，健手抓住床栏坐起，将双腿移至床沿下。也可在床上系带，用健手拉带坐起。长期卧床患者坐起时，有倾倒现象。为保持躯体平衡，可先用靠背架支持或端坐在靠背椅上，并训练其坐位平衡力。

（5）立位　当下肢肌力允许时，可行站立训练，站立时注意保护患者，防止意外。偏瘫患者站立时，可先将重心放在健侧，两脚分开 3cm，站稳后重心移向患肢，再做负重、转向训练，早期可用一些辅助器械协助。

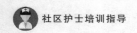

2. 体位转换

（1）床上翻身　主要包括主动翻身训练和被动翻身训练两种方式。主动翻身训练是最基本的翻身训练方法之一，常用的方法主要有伸肘摆动翻身和向健侧翻身两种；被动翻身训练又可分为被动向健侧翻身和被动向患侧翻身两种。

① 伸肘摆动翻身法

a. 患者仰卧位，双手十指交叉，患手拇指压在健手拇指上方；b. 在健侧上肢的帮助下，双上肢伸肘，肩关节前屈、上举；c. 足踩在床面上，屈膝；d. 健侧上肢带动偏瘫侧上肢摆向健侧，再反向摆向患侧，利用摆动惯性向患侧翻身。向健侧翻则摆动方向相反。

② 主动向健侧翻身

a. 屈肘，健手前臂托住患肘；b. 健腿插入患腿下方；c. 旋转身体，同时以健腿带动患腿、健肘带动患时翻向健侧。

③ 被动向健侧翻身：先旋转上半部躯干，再旋转下半部躯干。

a. 护士一手置于患者颈部下方，一手置于患侧肩胛骨周围，将患者头部及上半部躯干转为健侧卧位；b. 一手置于患侧骨盆将其转向前方，另一手置于患侧膝关节后方，将患侧下肢旋转并摆放于自然半屈位。

④ 被动向患侧翻身

a. 护士帮助患者将患侧上肢外展置于90°体位；b. 患者自行将身体转向患侧。若患者完成有困难，护士可采用向健侧翻身的方法，帮助患者完成动作。

（2）床上横向移动　①健足伸到患足下方，勾住患足向右（左）动；②健足和肩支起臀部，将下半身移向右（左）侧；③臀部向右（左）移动；④头向右（左）移动。患者完成困难时，护理人员也可以一手放于患者膝关节上方，一手抬起患者臀部，帮助其向一侧移动。

（3）坐位及坐位平衡训练　长期卧床患者坐起时，可能发生直立性低血压，因此宜先从半坐位开始，耐受后，逐步过渡到坐位，坐位平衡训练从静态坐位平衡训练开始，逐渐过渡到动态坐位平衡训练，开始时，仅让患者独自保持稳定的坐位，之后在家人的保护下，前后左右轻推患者，让其自己调整身体的平衡避免倒下，经过反复练习，当患者的动态平衡能力提高时，就可以逐步做一些坐位下可完成的日常生活动作了。

（4）立位及立位平衡训练　患者能够自行坐稳且下肢肌力允许时，可行起立动作及立位平衡训练。

① 坐到站起平衡训练　开始时以健足进行，双脚开立，使腰向前倾，用健手在身体侧方抓住平衡杠或扶手，使上半身前倾，使重心移至双脚（主要在健足上），同时站起。挺胸站立而见不到脚部。下肢负重能力增强后，可自行站立。站立后要注意扶持，以防发生意外。

② 立体平衡训练　双足分开一足宽，双腿垂直站立；双肩垂直于双髋上，双髋在双踝之前；髋、膝伸展，躯干直立；双肩水平位，头中立位。站立时，不仅应练习静态平衡，还应早期练习动态平衡。可依次协助患者进行扶站、独立站行以及单足交替站立。对于高龄或体弱者要进行辅助，防止摔倒、骨折等意外事件发生。

（三）日常生活活动能力训练

日常生活活动是指人在独立生活中反复进行的最必要的基本活动，即衣、食、住、行、个人卫生等。日常生活活动能力训练的目的是帮助康复对象促进和恢复生活自理能力，改善健康状况，提高生活质量。常见的日常生活活动能力训练包括进食训练、更衣训练、洗漱训练和家务劳动训练等。

1. 饮食动作训练

① 将患者身体靠近餐桌，患侧上肢放在桌子上。

② 将食物与餐具放在便于患者使用的位置，用健手把食物送入口中，咀嚼、吞咽食物。

③ 帮助患者用健手把食物放在患手中，再由患手将食物放于口中，以训练健、患手功能的转换。

④ 注意事项

a. 吞咽困难者在进食训练前应先做吞咽动作训练。在确定无误吞危险并能顺利喝水后，可试行自己进食。可先试进食浓汤、糊状食物、稀粥等流质，再逐步过渡到半流质再到普食；从少量饮食过渡到正常饮食；b. 患者有义齿的应提前取下；c. 当患侧上肢恢复一定主动运动时，鼓励患者尽可能自己进食，必要时给予帮助。丧失抓握能力、协调性差或关节活动受限者，可将食具改良，如使用加长加粗的叉、勺，并根据情况进行必要的固定。

2. 更衣训练

衣物穿脱是日常生活中不可缺少的动作。患者能够保持坐位平衡后，可指导其进行穿脱衣服、鞋袜等训练。大部分患者在日常生活中，穿脱衣服时可以用单手完成。偏瘫患者穿衣时，先穿患肢，脱衣时，先脱健肢。下面以偏瘫患者为例说明穿脱衣服的方法。

（1）上衣 ①穿衣时，患者取坐位，用健侧手找到衣领，将衣领朝前平铺在双膝上，患侧袖子垂直于双腿之间，患手伸入袖内，将衣领拉到肩上；②健侧手转到身后将另一侧衣袖拉到健侧斜上方，穿入健侧上肢，系好扣子；③脱衣时应用健手解开扣子，将患侧脱至肩下，拉健侧衣领到肩上，两侧自然下滑甩出健侧手，再脱患侧手。

（2）裤子 ①穿裤子时，患者取坐位，健手将患腿抬起置于健腿上，用健手穿患侧裤腿，拉至膝以上；②放下患腿，健腿穿裤腿，拉至膝以上，站起向上拉至腰部，整理；③脱裤子时与上面动作相反，先脱健侧，再脱患侧。如患者关节活动范围受限，穿脱普通衣服困难，应设计特制衣服，如宽大的前开襟衣服；如患者手指协调性差，不能系、解衣带或纽扣，可使用按扣、拉链、搭扣等，以方便使用。

3. 个人卫生训练

社区护士应指导患者保持整洁和个人卫生动作的训练，鼓励其勤洗澡、洗头、更衣、保持口腔及全身卫生，使患者有舒适感及自信心。例如，指导偏瘫患者将脸盆放于前方、用健侧手洗脸、洗手。拧毛巾时，可将毛巾绕在水龙头上或患侧前臂上，用健侧手将其拧干。洗健侧手时，需将脸盆固定住，患侧手贴脸盆边放置（或将毛巾固定在水池边缘），擦过香皂后，健侧手及前臂在患侧手（或毛巾）上搓洗。可根据患者实际情况设计辅助器具，如加粗漱口杯的手柄直径，方便抓握。

4．排泄功能训练

包括排尿功能训练和排便功能训练，早期进行可有助于帮助患者建立规律的二便习惯，预防身心并发症。

（1）排尿功能训练

① 盆底肌训练。吸气时持续收缩耻、尾骨周围肌群（会阴及肛门括约肌）10s，呼气时放松，重复 10 次，每日训练 5～10 次。此训练可减少漏尿的发生，适用于压力性尿失禁患者。

② 排尿习惯训练。训练患者在特定的时间排尿，如晨起、餐前 30min 或睡前。此训练适用于急迫性尿失禁患者。

③ 诱发排尿反射。如持续有节律轻叩耻骨上区、温水冲洗会阴等，适用于反射性尿失禁及尿潴留患者。

④ 屏气法。患者取坐位，身体前倾，腹部放松，快速呼吸 3～4 次以延长屏气增加腹压的时间。作 1 次深吸气，然后屏住呼吸，用力向膀胱及骨盆底部做排尿动作，促进尿液排出，直到没有尿液排出为止。适用于充盈性尿失禁患者。

⑤ 手压法。用双手或单手握拳由脐部向耻骨方向滚动推压，动作宜轻柔缓慢。适用于尿潴留患者。

⑥ 间歇性导尿。指不将导尿管留置于膀胱内，仅在需要时插入膀胱，排空后即拔出。适用于神经源性膀胱导致的尿潴留、非神经源性膀胱功能失调、膀胱内梗阻导致排尿不完全等。

（2）排便功能训练　目的是帮助患者养成排便规律，预防因便秘、腹泻与大便失禁导致的并发症，从而提高患者的生活质量。指导患者多摄入高纤维素的食物，多饮水，每天在 2000mL 左右。训练患者排便的习惯，鼓励患者自行排便；排便困难者，指导患者正确运用腹压或按摩腹部的方法，也可给予缓泻剂、开塞露或采用肛门指检的方法促进排便。

5．移动训练

是帮助患者学会移动时所需的各种动作，以独立完成日常生活活动。当患者能站稳时应开始练习行走，起立动作与行走动作几乎同时开始。

（1）扶持行走训练　患者需要扶持时，扶持者应在患侧，便于扶持的同时保护患者且避免限制患者双腿活动。

（2）独立行走训练　先让患者两脚保持立位平衡状态，行走时，先迈出一只脚，身体倾斜，重心转移至对侧下肢，两脚交替迈出，整个身体前进。行走训练通常利用平衡杠、拐杖、手杖在室内进行，顺序是平衡杠内步行、杠外持杖步行、弃杖步行，逐步达到独立行走的训练目的。训练时注意矫正步态，改善行走姿势。

（3）拐杖行走训练　拐杖训练是用于使用假肢或瘫痪患者恢复行走能力的重要锻炼方法。进行拐杖训练前应先锻炼双侧上臂、腰背部及腹部的肌力，并训练坐起和立位平衡，完成上述训练后方可进行拐杖行走训练。拐杖长度应按患者的身高及上肢长度而定，即拐杖末端着地与同侧足尖中位距离 15cm 左右，上臂外展与人体中轴线之间的角度为 30°。

① 双拐行走训练。将两拐杖置于足趾前外侧 15～20cm，屈肘 20°～30°，双肩下沉，将上肢的肌力落在拐杖的横把上；背靠墙站立，将重心移至一侧拐杖或墙壁，提起另一侧拐杖，再提起双侧拐杖；两拐杖置于两腿前方，向前行走时，提起双拐置于正前方，将身体重心置于双拐上，用腰部力量摆动向前。

② 单拐行走训练。健侧臂持杖行走时，拐杖与患侧下肢同时向前迈出，然后以健侧腿承担体重，继之健侧下肢和另一臂摆动向前，由患侧腿和拐杖共同承担体重；或将健侧臂前移，然后移患腿，再移健腿，反之亦可，可由患者自行选择。

（4）上下楼梯训练　扶栏上下楼梯训练，上楼时，偏瘫患者健手扶栏，先用健足跨上，然后再提起患足与健足在同一台阶，下楼时与之相反，拐杖上下楼梯训练，上楼时，先将拐杖立在上一级台阶上，健足蹬上，然后患足跟上与健足并行，下楼动作与之相反。

6. 轮椅训练

轮椅为残疾者使用最广泛的辅助性支具，应根据患者情况按处方要求配置和使用。

① 从床到轮椅。将轮椅置于患者的健侧，与床呈 30°～45°，轮椅面向床尾，刹住车闸，将脚踏板移向一边。以健手撑起身体，将身体

重心放在健腿上站立，健手放在轮椅的远侧扶手上，以健腿为轴心旋转身体坐在轮椅上，调整位置。将脚踏板恢复至原来位置，用健足抬起患足，健手将患腿放到脚踏板上。松开车闸，轮椅后退离床。

② 从轮椅到床。轮椅朝向床头，刹住车闸，将脚踏板移向一边。躯干向前倾斜，并向下撑而移到轮椅的边缘，双足下垂，使健足稍后于患足。抓住床扶手身体前移，用健侧上、下肢支撑体重而站立。转身坐到床边，推开轮椅，将双足收回到床上。

③ 轮椅与便器之间的转移。坐便器一般高于地面 50cm。坐便器的两侧必须安装扶手。先将轮椅靠近坐便器，刹住车闸，足离开脚踏板并将其旋开，解开裤子，用健手扶轮椅扶手站起，然后握住两侧的扶手，转身坐在便器上。需要注意的是以上训练方法应由患者自己选定，尽量发挥患者的功能。反复练习，循序渐进，多练习肢体的柔韧性和力量。注意保护，以防意外。

第二节 ▌ 社区常见智力低下、 残疾、 精神病患者康复护理

一、社区智力低下患者的护理

智力低下的社区护理，包括一般智力低下和老年性痴呆智力低下患者的护理。

（一）智力低下的概念

智力残疾是指智力水平明显的低于正常，同时伴有适应行为的障碍。根据患者的智商及社会适应行为把智力损害分为轻、中、重和极重度四级。

（1）轻度（四级智力残疾） 智商 50～70，适应行为低于一般人，具有相当的实用技能。多在学龄期因学习困难、学习成绩差而被发现。

（2）中度（三级智力残疾） 智商 35～50，患者适应行为不完

全，生活可部分自理。其自幼反应比较迟钝，语言及运动功能较差，说话发音不清，词汇很少，经教可以从事简单的体力劳动。

（3）重度（二级智力残疾）　智商20～35，适应行为差；通过训练也难以达到生活自理。大多在婴儿期即被发现。其有不同程度的运动、感觉功能障碍，不认识家人，只能发出含糊不清的单音，接受教育极困难，需由他人照顾。

（4）极重度（一级智力残疾）　智商0～19，适应行为极差；患者面容呆滞，对外界刺激无反应，不会说话，大多伴有其他残疾，训练后智力根本不能改善，需他人终生照顾。

（二）智力低下的临床表现

智力发育障碍，体格发育迟缓，表情呆滞，反应迟钝，易激惹，过分安静或过度兴奋。语言含糊不清，注意力不集中，无目的动作多。可有特殊面容，如两眼外侧上斜、眼距宽、鼻根低平、耳郭小、口经常呈半张开状、流口水、舌宽厚伸出口。骨龄落后于同龄儿童。

（三）智力低下的康复护理措施

（1）加强营养　给孩子多吃有利于大脑和身体发育的富含蛋白质、维生素和各种微量元素的食物，以促进脑的发育。对苯丙酮尿症患儿应予低苯丙氨酸饮食，半乳糖血症患儿禁食乳类及乳制品。

（2）遵医嘱用药　指导患儿家长正确用药，如呆小病引起的智力低下者须在医生指导下终身服用甲状腺制剂。一般患儿需要长期服用多种维生素及微量元素，伴有注意力不集中、多动者加用哌甲酯和苯海索。

（3）培养孩子的认知能力　可给孩子提供形状、大小、颜色、功能不同的卡片及玩具等，以启发孩子的智力。

（4）加强动作训练　指导家长对患儿进行不同的动作训练，训练孩子手、脑的协调能力。

（5）培养语言交流能力　可面对面地和孩子进行口语交流。让孩子先学会一些简单的词语，比如：妈妈、爸爸、阿姨等，这样孩子才能体会到和人简单交流的快感，才能逐渐主动模仿学习。

（6）注意培养孩子的独立生活能力　包括日常生活的能力训练，如吃饭、喝水、穿衣、大小便。

（7）对家长进行安全意识教育，防止各种意外发生　不要让患儿独自外出，以免发生意外事件。最好在患者的外衣上缝上有联系方式的布条，如果走失时，能及时被送回。不要让孩子接触剪刀、药品、消毒剂等危险物品。

（8）心理护理　①因人而异地制定心理康复目标；②耐心引导智力低下者逐步克服固执、喜攻击、执拗、不好接近的性格；③对智力低下者的缺点禁止打骂惩罚，要耐心说服教育，保护其自尊心。

（9）教育康复措施　①帮助患儿接受特殊教育；②教学内容要符合智力低下儿童的特点；③组织集体游戏；④引导智力低下儿童培养生活自理能力。

（四）对老年性痴呆智力低下患者的护理措施

（1）注意病情观察　观察神志变化、精神状态，评估智能减退的程度。

（2）对判断能力差、思维障碍者的护理　①老人房间及使用的物品、储柜等，可以用明显的标志标明，便于识记。房间内不放老人未见过的物品，且布置和物品摆设尽量不移动，以减少对环境认识困难和错误。②提醒家人提醒老人正确的时间、地点、人物等概念，诱导其向正向行为改变。③积极开发智力，进行记忆训练，如鼓励老人回忆过去的生活经历，帮助其认识目前生活中的真实人物与事件，以恢复记忆并减少错误判断。智力锻炼如进行拼图游戏，让老人对一些图片、实物及单词作归纳和分类。

（3）对生活自理缺陷者的护理　为生活自理缺陷者提供简明易读的自我护理计划单，具体的护理措施有：①加强日常生活的指导与帮助。注意老年人的日常清洁卫生、饮食与营养，生活完全不能自理者，应给予全补偿性护理和帮助；督促老年人自行完成日常事宜鼓励并赞扬其参加力所能及的活动。②训练自我照顾的能力。轻、中度痴呆症者，尽可能给予其自我照顾的机会，并进行生活技能训练，以提高老人的自尊。护理人员应加强对照顾者生活护理、生活技能训练等相关知识和技巧的培训。③加强重症患者的护理。晚期痴呆症者，要专人照顾。

（4）协助家人为老人营造安全的生活环境　①注意保持地面平整、防滑，厕所要选用坐式马桶，墙壁上安装把手，床不宜过高，最好设有扶手架家具高度要适宜。②注意危险物品的管理，防止意外事故的发生。③老人外出活动或散步时应有家人陪同，以防迷路或走失。

（5）心理护理　关心理解老人，对待老人要特别亲切、有耐心，谈话时语调要低、声音要柔和、语速要慢以保护老人的自尊心。

（6）其他　指导家人多与痴呆老人交流在患者认知范围内尽可能让其参与治疗，鼓励患者多外出活动与人交流，以延缓智能的衰退。

二、社区残疾患者的护理

1. 残疾分类

残疾是由于多种原因造成患者明显的躯体精神及社会适应能力等方面的功能缺陷。1998 年 WHO 根据残疾的性质、程度及对日常生活的影响，把残疾分为病损、失能、残障（残废）三类。

（1）病损或功能形态障碍　由于多种原因造成患者身体结构、功能以及心理状态的暂时或永久性的异常或丧失，虽能生活自理，但影响个人的正常生活、工作和学习。属于组织器官水平的功能障碍，它对患者的某个器官或系统的功能有较大的影响，但对整个个体的独立影响较小。

（2）失能或个体能力障碍　由疾病或外伤引起，但范围比病损大，程度比病损严重，从而导致日常生活活动、工作或学习的能力减弱或丧失，是个体水平的功能障碍。特点是作为一个个体表现为通常能进行的实用性行为能力受限或丧失。

（3）残障或社会功能障碍　指患者的个体的能力严重障碍和功能缺陷，以致限制或妨碍患者正常的社会活动、交往以及适应能力。表现为社会水平的障碍。其特点是不能完成应有的社会功能。例如较重的外伤性截瘫患者，由于个人的情绪和生活条件的限制，与社会的接触交往减少，导致了人际交往、劳动就业等社会功能受到限制，不能发挥应有的社会角色作用。

2. 残疾的分级法

根据残疾对身心主要能力，分为三级：一级，重度残疾；二级，中度残疾；三级，轻度残疾。

（1）日常生活活动能力（进食、洗漱、穿衣佩戴假肢矫形器）

● 一级。生活完全不能自理，靠他人照顾，上肢严重功能障碍。

● 二级。在他人帮助下能进行日常生活活动，上肢中度功能障碍。

● 三级。生活基本能够自理，上肢轻度功能障碍。

（2）行动（步行、上下楼梯、使用轮椅、如厕）

● 一级。完全不能独立行动，下肢严重功能障碍。

● 二级。在他人帮助下可以行动，利用轮椅能独立做部分活动，下肢中度功能障碍。

● 三级。基本上可以独立行动，使用步行辅助器或利用轮椅能在无障碍的地方充分活动。下肢轻度功能障碍。

（3）排泄功能（大小便及控制）

● 一级。大小便失禁，无法控制，经常溢尿及溢粪。

● 二级。在别人帮助下，能处理大小便，偶有尿床及溢粪现象。

● 三级。基本上能自理及控制大小便，不妨碍社交及工作。

（4）交流能力（语言、听力、视力）

● 一级。聋、哑、盲，不能进行语言交流，视力完全障碍。

● 二级。在他人帮助下，能进行简单语言交流，但视听感觉及语言交流严重障碍。

● 三级。基本能进行语言交流，但感官及交流功能有一定缺陷。需使用眼镜、助听器等。

（5）智力及适应行为（控制、社会环境、工作要求等）

● 一级。完全不适应在家庭和社会环境中生活，需长期住院治疗和休养。

● 二级。适应能力较差，需要在他人的指导和帮助下，才能慢慢适应家庭或社会环境，可做一些力所能及的家务事。

● 三级。基本上能适应家庭和社会生活，但需在环境上、工作性质和要求上做一些调整和变化。

3. 社区残疾人的康复护理

（1）康复护理评估

① 病史的评估。了解残疾发生的时间及原因发展过程、功能障碍对日常生活活动、学习、工作、社会活动的影响，治疗和适应的情况。评估心理社会状况、职业经济状况。

② 护理体检。检查残疾者的身体情况以及功能障碍部位的形态改变，是否有与继发性功能障碍相关的体征，评估残存的功能。

（2）与残疾相关的护理诊断

① 躯体移动障碍、生活可部分自理。与肢体功能障碍有关。

② 语言沟通障碍。与大脑功能障碍有关。

③ 个人或社区应对无效。与精神障碍有关。

④ 自我形象紊乱。与心理障碍有关。

⑤ 精神困扰。与残疾引起的心理障碍有关。

⑥ 感知的改变。与大脑脊髓中枢功能受损有关。

⑦ 社交障碍。与残疾引起的心理、肢体功能障碍有关。

⑧ 有皮肤完整性受损的危险。与长期卧床有关。

⑨ 有废用综合征的危险。与肢体功能障碍导致长期不活动有关。

（3）护理目标

① 残疾人能进行自我心理调节，大部分时候能像正常人一样积极地生活。

② 残疾人能在康复小组的指导下，按康复计划进行训练。通过训练，残疾人能正确使用辅助器具，无继发性残疾的发生。

③ 残疾严重的患者，保持原有的功能不衰退，生活自理程度得到进一步提高，生活质量得到改善。

（4）护理措施

① 协助社区改善生活环境，创建无障碍设施的生活社区，保证残疾人的安全，为残疾人提供安全、方便、舒适的生活和社会环境。

②加强社会支持系统的作用，协调社区相关部门及家庭成员与残疾者的关系，使残疾者在心理上、经济上得到关心和照顾。

③帮助并指导残疾人员学会正确使用假肢、轮椅等辅助器。

④指导残疾人进行日常生活能力、职业能力和社会生活能力训练。使他们的生活质量得到进一步改善或提高。

⑤加强心理护理，社区护士要给予残疾者心理支持疏导，鼓励其积极参与一些家庭及社会活动，帮助患者重返社会。

⑥对残疾者及家属、社区人群进行健康教育，向他们宣传相关残疾的知识，以降低残疾的发生率。

（5）评价　评价残疾人有无继发性残疾的发生，功能改善的情况，护理措施是否合理、有效，康复护理目标是否达到。分析未达到目标的原因，重新整理修订计划，使康复护理日益完善。

三、社区精神病患者的护理

精神疾病是指由于躯体疾病或社会心理因素导致大脑功能失调，而出现感知、思维、情绪、行为、意志及智力等精神运动方面的异常，也是一种复发率很高的慢性病。精神疾病患者社区护理的目的是充分利用社区资源，满足社区的心理精神卫生服务需求，协助社区群里解决生活等问题，增进心理健康和精神疾病的防治与复发，提高社区人群的生活质量。精神疾病患者除急性期住院治疗外，多数时间仍生活在社区家庭中。因此，以社区为基础的康复护理对精神病患者尤为重要。

（一）家庭康复护理

1. 合理安排日常生活

尽量让患者自己料理生活起居，社区护士根据病情特点、身体情况以及家庭生活条件等，与患者及家属共同制定安全有效的生活制度，启发患者自觉遵守，家属协助督促执行。

2. 用药护理

精神疾病患者服药的护理是家庭康复治疗中的一个关键问题，

也是预防疾病复发的重要措施。大部分恢复期的精神病患者仍然需要继续服药维持治疗，以免病情复发，患者病情稳定后需要坚持服药 2～3 年。社区护士与家属合作，做好说服解释工作，帮助患者认识疾病的性质、特点、规律，懂得维持用药的重要性，争取患者的配合，遵医嘱按时按量服药。对有藏药行为的患者，家属应看着患者把药服下方可离开，必要时还要检查患者的口腔。注意药物不良反应，在维持服药期间，家属要随时观察患者有无躯体不适，如出现头昏、恶心、呕吐、坐立不安、流涎、四肢颤抖、吞咽困难等症状时应及时复诊，在专科医师指导下调整服药剂量。

3. 观察病情

护士和家属应细心观察患者病情变化，及时发现疾病复发的早期征象和治疗变化。病情复发常见有以下表现：①服药行为改变，一贯自觉服药的患者，突然拒绝服药或停药，认为自己没有病。②睡眠时间改变，睡眠质量差。③生活懒散，被动，无规律，生活能力减退。④患者言谈举止异常，突然变得兴奋话多或忧郁，或变得敏感多疑，耳闻人语，还可出现片段精神症状，如幻觉、妄想。一旦发现患者的病情有复发的早期迹象，家属应及时向专科医生咨询，及时送患者到医院复诊。

4. 生活护理

家属协调患者制订自我照顾计划和活动内容，培养患者有规律的生活习惯，督促或协助患者做好洗理发、更衣、大小便等，参加力所能及的劳动，做些轻微家务，参加社交活动与合理运动，防止患者出现"懒惰"现象。以增强生活兴趣，提高生活能力。饮食上要注意合理营养，定时、规律，不随便服各种补品、浓茶、咖啡、酒等易兴奋食品。合理安排作息时间，有失眠现象发生时，应寻找原因及时给予帮助和安慰。

5. 心理护理

对精神疾病患者心理护理的目的是化解患者的心理冲突指导患者认识自我、认识他人、培养患者的自理能力。在心理护理时应给予患者支持、鼓励、安慰，并对某些病症作出解释说明。

6. 安全护理

当患者病情处于不稳定阶段时，经常会出现比较严重的安全问题，如精神分裂症患者可能出现攻击他人、毁物等行为；个别患者不承认有病，常伺机离家出走；抑郁症患者可能出现自杀行为。社区护士指导家属应注意：①当患者病情处于不稳定阶段时，必须有专人看护，注意观察患者的情绪变化和异常行为。②注意危险物品的管理，一切对患者生命有威胁的物品不能带入患者房间或活动场所，如金属类的小刀、剪刀、铁丝、各种玻璃制品、绳带、药物等。③对患者周围环境的管理，门窗保持完好，若患者表现异常困扰不能自控，对自己或他人构成威胁时，要进行控制和约束。

（二）社会支持

广泛有力的社会支持体系，可使精神疾病患者得到各方面支持和帮助，从而早日康复。

1. 健康教育

精神疾病患者达到社会康复需要患者家庭、单位、社会各方面共同努力，创造一个良好的社会康复环境。因此要积极开展健康教育，了解疾病的规律及防治康复措施，使患者不被歧视，得到鼓励与支持，使患者坚定回归社会的信心。

2. 回归社会

社会各界应该积极鼓励患者多参加社会交往与社会活动，克服行为退缩、依赖，让患者走出家门，上街购物，与他人谈心，从事力所能及的劳动等，减少家庭及社会负担，使其最大限度地发挥自身潜能，以减少或消除复发因素。帮助精神疾病患者回归社会，像正常人一样生活、学习和工作是精神疾病康复护理工作的主要目的。

四、脊髓损伤患者的社区康复护理

（一）脊髓损伤的定义

脊髓损伤是指由于外界直接或间接因素导致脊髓结构和功能损

害，在损害的相应节段出现各种运动、感觉和括约肌功能障碍，肌张力异常及病理反射等的相应改变，是一种严重的致残性疾病。脊髓损伤的程度和临床表现取决于原发性损伤的部位和性质。脊髓损伤可分为原发性脊髓损伤与继发性脊髓损伤。前者是指外力直接或间接作用于脊髓所造成的损伤。后者是指外力所造成的脊髓水肿、椎管内小血管出血形成血肿、压缩性骨折以及破碎的椎间盘组织等形成脊髓压迫所造成的脊髓的进一步损害。

（二）主要功能障碍

（1）瘫痪　胸部和腰部损伤导致下肢瘫痪，颈部损伤可导致四肢瘫痪。

（2）感觉障碍　瘫痪肢体通常伴有相应的感觉障碍，甚至感觉丧失。

（3）心理障碍　大多数患者都有不同程度的心理障碍，并由此加重病情。

（4）疼痛　不少患者出现损伤部位以下的疼痛。

（5）肌肉痉挛　腰部以上的脊髓损伤常常出现肌肉痉挛，影响肢体活动、护理，有时还可以引起疼痛。

（6）压疮　压疮是最常见的脊髓损伤并发症，可以导致感染和活动障碍。

（7）大小便失禁　小便失禁十分常见，也常有排尿困难。大便通常表现为便秘，也可失禁。

（三）脊髓损伤患者的社区康复护理措施

1. 社区康复锻炼及功能恢复的护理

（1）ADL训练的护理　ADL训练是指日常生活活动能力的指导训练，包括基本的日常生活能力训练和工具性日常生活能力训练两个方面。前者主要包括床上活动、洗漱、更衣、进餐、排泄等日常生活活动训练，后者主要包括日常家务、做饭、购物等的活动训练。

（2）功能训练的护理　脊髓损伤患者经过综合治疗后，运动功能和日常生活能力已得到一定改善，但仍存在不同程度的功能障碍，需要在家庭或社区机构完成后续康复训练。社区护士应认真指导并协助患者完成训练。

① 肌力训练。脊髓损伤患者在社区康复过程中要根据患者的具体情况有重点的进行肌力训练，防止失用性肌萎缩，促进神经系统损伤后的肌力恢复。肌力为 0~1 级时，应采用电刺激的方式进行训练；肌力达 2 级时，可进行助力运动和主动运动；肌力达 3 级时，可进行主动运动。脊髓损伤患者往往需要借助拐杖、轮椅或助行器等辅助器具，因此要重视肩带肌力的锻炼，包括上肢支撑力训练，肱三头肌和肱二头肌训练以及握力训练。

② 翻身训练。翻身训练的主要目的是防止患者身体局部长时间受压而导致压力性损伤，康复训练过程中可以根据具体情况选择是否需要借助辅助用具。选择借助辅助用具时，可以将布带系在床栏上，一侧上肢拉紧布带，头、躯干及另一侧上肢同时摆向翻身侧，完成翻身动作；选择不借助辅助用具时，可指导患者双上肢上举，用力向左右摆动，借助惯性将躯干带向翻身侧，完成翻身动作。

③ 坐位平衡训练。坐位平衡是指机体在受到外力作用或运动时能自动调整并维持正常坐姿的能力。坐位平衡可以分为静态坐位平衡和动态坐位平衡，训练患者静态坐位平衡时，首先指导并协助患者进行长坐位训练，能够维持长坐位平衡状态后，指导患者逐渐向前、向两侧抬高双上肢至水平，并维持一段时间。患者能够独立维持静态坐位平衡后即可进行动态坐位平衡训练，主要包括躯干向前、后、左、右侧及旋转活动的平衡。

④ 转移训练。转移训练包括有帮助的转移和独立转移，是脊髓损伤患者需要掌握的基本技能。有帮助的转移需要护士或家属协助患者完成转移动作；独立转移是在康复治疗师或护士的指导下，独立完成转移动作，包括床上横向和纵向的转移、床与轮椅之间的转移轮椅与座椅之间的转移以及轮椅与地面之间的转移等。

⑤ 站立训练。经前期训练无特殊不良反应后，患者无直立性低血压等不良反应即可进行站立训练。此阶段的站立可在平行杠

内进行，或在治疗师帮助下站立。由于损伤平面以下丧失了姿势感觉和平衡反应能力，可用训练镜增加视觉代偿。四肢瘫患者可双臂环抱治疗师颈部，必要时身体前倾，下颌钩住治疗师肩部保持平衡。治疗师两腿分开跨过患者双下肢，双手置于患者臀下协助其站立。

⑥ 步行训练。步行训练是脊髓损伤患者重要的功能训练之一，当患者具有站立能力，且能交替迈步，虽然肌力不足以支撑体重，平衡控制还不太好时，可采用减重步行训练。

步行训练分为平行杠内步行训练和持拐杖步行训练。持双拐行走包括迈至步、迈越步、三点步和四点步训练；患者耐力增强之后可以练习上下台阶训练；跨越障碍训练；摔倒及摔倒后站起训练等。行走训练时要求身体正直，步伐稳定，步速均匀。

（3）辅助器具使用的护理　社区护士应指导患者选择合适的生活辅助器具，帮助患者熟练掌握其使用方法和注意事项，并协助患者借助辅助器具完成日常生活活动和康复训练，最大限度地利用其残存功能，提高患者日常生活能力，改善其心理、功能状况。

2. 脊髓损伤患者并发症的护理

（1）肺部感染　脊髓损伤患者由于长期卧床或呼吸肌运动障碍，咳嗽动作减弱或消失，致使大量呼吸道分泌物排出不畅，容易引起肺部感染。护士要指导患者进行呼吸功能训练，鼓励并积极协助患者咳嗽排痰及翻身活动，必要时可给予雾化吸入，稀释痰液，促进排出。

（2）压力性损伤　截瘫患者由于体位不能随意翻动，皮肤及皮下组织很容易受压形成压力性损伤。护士要指导患者及其家属保持床铺清洁、平整，教会患者及家属检查受压皮肤的方法及预防压力性损伤的措施。

（3）下肢深静脉血栓　脊髓损伤的患者由于长期卧床，很容易导致下肢深静脉血栓形成。为预防下肢深静脉血栓的发生，在病情允许的情况下，应指导患者及早规律的进行下肢的主动和被动活动，定期测量肢体周径，观察有无肿胀及皮温升高。

（4）关节僵硬和痉挛　指导患者家属定期为患者做肌肉按摩和

关节活动，维持适宜的功能体位，以促进下肢血液循环，防止肌肉萎缩和关节固定畸形。

3. 心理支持护理

脊髓损伤患者生活方式发生巨大变化，容易导致严重的心理和精神障碍。社区护士在进行康复护理过程中要注意与患者及其家属建立良好的护患关系，加强对患者的心理护理，采取有效措施对患者进行心理干预和疏导，帮助患者解决心理障碍，鼓励患者建立战胜疾病的信心。

五、骨折患者的社区康复护理

（一）骨折的定义

骨折是指由于外伤或病理等原因导致骨的连续性或完整性中断。其主要临床表现为骨折部有局限性疼痛和压痛，局部肿胀和出现瘀斑，肢体功能部位或完全丧失。

（二）病因

（1）直接暴力　暴力直接作用使受伤部位发生骨折，如撞伤、摔倒或滑倒等。

（2）间接暴力　通过暴力传导、杠杆、旋转或肌肉突然强烈拉力引起骨折。

（3）积累劳损　长期反复直接或间接损伤，致使身体某一部位骨折，如远距离行军导致 2、3 跖骨及腓骨下 1/3 骨干骨折。

（4）骨骼疾病　如骨髓炎、骨肿瘤所致骨质破坏，受轻微外力即可发生骨折，称为病理性骨折。

（三）骨折的临床表现与诊断

1. 全身表现

骨盆骨折、股骨骨折及多发性骨折可因大量出血、剧烈疼痛导致休克严重的开放性骨折或并发胸部、腹部或骨盆内重要脏器损伤

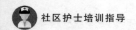

时也会引起休克。

2. 局部表现

（1）一般局部表现　局部疼痛，肿胀，压痛，运动功能障碍等。

（2）骨折的特有体征　畸形，异常活动，骨擦音或骨擦感。

（3）并发症表现　感染，休克，内脏损伤，血管神经损伤，缺血性骨坏死缺血性肌挛缩，关节僵硬，创伤性关节炎等表现。

（4）X线检查　可帮助确定骨折部位程度和类型。

（四）分类

根据不同的分类标准，骨折可以分为稳定性骨折和不稳定性骨折、闭合性骨折和开放性骨折、外伤性骨折和病理性骨折、完全骨折和不完全骨折、新鲜骨折和陈旧骨折。

（五）骨折的愈合

骨折的愈合可分为三个阶段，各阶段之间是相互交织演进的。后两个阶段的康复治疗一般可在社区内完成。

（1）血肿机化演进期　骨折部位形成血肿，与局部坏死组织引起无菌性炎性反应。机化的血肿逐渐被清除，形成肉芽组织，并进而转化为纤维组织。这一过程约在骨折后2周完成。

（2）原始骨痂形成期　通过组织修复过程，由膜内化骨生成内骨痂和外骨痂；由软骨内化骨生成环状骨痂及髓腔内骨痂。两部分骨痂会合后，不断钙化而逐渐增强，4～8周达到骨折临床愈合。

（3）骨痂改造塑型期　随着肢体的活动和负重位于应力轴线上的骨痂不断得到加强，应力轴线以外的骨痂逐渐被清除，骨髓腔重新沟通，恢复骨的正常结构。这过程需2～4年才能完成。

（六）主要功能障碍

（1）疼痛　常因外伤性炎症引起，疼痛易造成肌肉痉挛，骨折断端妥善固定后疼痛可减轻或逐渐消失，因疼痛反射引起的交感性动脉而导致局部缺血，也会加重局部疼痛。

（2）局部肿胀和瘀斑　骨折后，骨及骨周围软组织血管破裂，在骨折周围形成血肿和软组织水肿，患肢出现肿胀。表浅部位的骨折或骨折伴有表浅部位软组织损伤，可出现皮下瘀斑。

（3）畸形　骨折断端移位或骨折愈合位置未达到功能复位的要求可出现成角、旋转、重叠等畸形。若畸形较轻，一般不影响功能。

（4）关节活动受限　长时间制动和缺乏相应康复训练易导致关节粘连和僵硬。制动有利于骨折修复，但长期制动或骨折周围关节缺乏运动将使关节囊和韧带缺乏被动牵伸，逐渐缩短，并引起关节活动受限。损伤后关节内和周围的血肿、浆液纤维渗出物和纤维蛋白的沉积和吸收不良，易造成关节内和关节周围软组织的粘连，加重关节活动受限。

（5）肌肉萎缩和肌力下降　疼痛、肿胀和长时间制动等因素将使肌肉主动收缩减少，导致肌肉萎缩和肌力下降。

（6）其他并发症　骨折后常见周围血管功能障碍、周围神经损伤、骨折部位感染。长期卧床可导致肺部和泌尿系统感染、压疮和心肺功能下降等并发症。

（七）康复护理评估

骨折的康复护理评估主要目的是判断患者有无运动功能障碍及其程度，评价康复治疗与护理的效果，制订与调整下一步康复治疗方案与护理措施。

（1）全身及局部状况　全身及局部状况包括精神心理状况的评估以及局部疼痛、皮肤颜色、肢体肿胀、感觉等面的评估。

（2）肢体长度和周径测量　通过对骨折患者肢体长度和周径的测量可判断肢体的肿胀及肌肉萎缩程度。应用带尺以骨性标志为定点测量，并与健侧对应位置作对比。

（3）肌力评定　着重评估受累关节周围肌肉的肌力，常采用徒手肌力检查法。

（4）关节活动度评定　骨折后，由于关节内外粘连等原因，将导致关节活动受限，要重点检查关节活动范围。

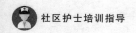

（5）ADL 能力评定　对上肢骨折患者重点评估生活能力和劳动能力，对下肢骨折患者着重评估步行、负重等能力。

（八）康复护理措施

1. 骨折早期

骨折早期是指骨折后 1～3 周，此期伤肢疼痛、肿胀明显，骨折断端不稳定。应以促进患肢血液循环、止痛、消肿为目的。

（1）患肢抬高　创伤早期应抬高患肢，肢体的远端要高于近端，近端要高于心脏平面，以促进血液、淋巴回流，有利于消肿。定期测量患肢周径，与健侧肢体比较，注意观察皮肤颜色、温度、感觉和肿胀消退情况。

（2）理疗　理疗可改善血液循环、消炎消肿、减轻疼痛、减少粘连及肌肉萎缩。包括经皮电神经刺激、红外线、蜡疗、短波、激光、高频电疗等。但有金属固定时禁用。

（3）运动疗法

① 关节活动度训练。术后第 2 天即可开始患肢近端和远端未被固定关节各个方向、全关节活动范围的被动与助力训练，以促进肢体血液循环，有利于消除肢体肿胀、促进骨折端愈合，并可防止关节挛缩畸形。上肢应特别注意肩关节的外展、外旋、掌指关节的屈伸及拇外展的训练；下肢要注意保持踝关节的背屈，以防足下垂。

② 患肢肌力训练。一般在复位稳定后 2～3 天，局部疼痛减轻时即可开始训练。以患者能忍耐的疼痛为度，无痛时可逐渐增加用力程度，每次收缩持续 5～6s，放松 20～30s 每 10 次为一组，每日可根据情况训练 2～3 组，训练量以不引起肌肉过劳为宜。

③ 健肢维持正常活动训练。对健侧肢体和躯干应尽可能保持其正常活动，尽量早期离床活动或在床上做肢体活动的操练，以改善全身状况，防止压疮、呼吸系统及泌尿系统感染等并发症，尤其是年老体弱的患者更应注意。

（4）支具的使用　可采用夹板、石膏托及弹性支架。当关节挛缩较严重时，可在运动与牵引的间歇期用夹板或石膏托固定患肢，以减少纤维组织的弹性回缩，加强牵引的效果。

2. 骨折中期

骨折中期是指骨折后 4～8 周。该期肢体肿胀逐渐消退，疼痛减轻，骨痂形成，骨折日益稳定。本期康复护理的目的是促进骨痂形成，逐渐增加关节活动度和肌肉力量，改善日常生活能力，逐渐恢复部分工作能力。

（1）疼痛和肿胀的处理　可继续采用愈合早期方案进行疼痛和肿胀的控制。

（2）肌力训练　本期应逐步增加肌肉训练强度，引起肌肉适度疲劳。去除外固定后，可逐步由等长训练过渡到等张训练。进行肌力训练时应注重对骨折处的保护，避免再次骨折。

（3）关节活动度训练　尽可能鼓励患者进行受累关节各个运动方向的主动运动，轻柔牵伸肌肉和软组织，运动幅度逐渐增大。去除外固定后，采用主动助力运动，以后随着关节活动度的增加而减少助力。如若关节挛缩、粘连严重，且骨折愈合良好时，可给予被动活动，动作应平稳、缓慢、有节奏，运动方向与范围应控制在关节解剖和生理活动范围内，以不引起明显疼痛和肿胀为宜，避免再次骨折。

（4）物理因子疗法　红外线、蜡疗等温热疗法可作为手法和功能训练前的辅助治疗促进血液循环、软化瘢痕；紫外线照射可促进钙盐沉积和镇痛；音频电疗、超声波治疗可软化瘢痕、松解粘连。

（5）日常功能训练和工作能力训练　尽早加入作业治疗，改善肢体精细动作功能针对性地进行生活能力或工作能力训练。

3. 骨折后期

此期骨折已基本愈合，外固定拆除，此期康复的目的是恢复受累关节的活动度，增强肌肉的力量，使肢体功能恢复。加强伤肢关节的主动活动和负重练习，并注意全身功能训练的协调性以及步态训练等为主要训练内容。当关节活动范围和肌力有所恢复时，即应开始自理能力训练。

（1）扩大关节的活动范围　根据患者的能力逐渐从被动运动、助力运动、主动运动到抗阻运动。应注意如下。

① 遵循循序渐进的原则，活动范围由小到大，避免突然发力，用力过猛、强度过大引起训练过量，易致创伤性关节炎、骨化性肌炎等并发症。

② 控制关节活动度，尤其是经关节的骨折，如果固定不好，骨关节表面不平整，在进行反复的关节主被动活动中，容易造成关节面的磨损，关节软骨的退变，引起创伤性关节炎。

③ 训练宜反复多次进行，尤其关节牵引，每次持续的时间最好在10min以上，以局部有紧张感，轻度牵拉痛为宜。

④ 治疗中定期检查、评估，注意骨折对位情况、内固定物是否对关节活动有影响。

（2）肌力练习　在进行肌力练习时应注意如下。

① 掌握运动量和训练节奏，遵循疲劳和超量恢复的原则以及准备-强度-放松的原则。

② 选择合适的运动量，在无痛下进行肌力训练。

③ 充分调动患者的主观积极性，肌力训练应持之以恒。

（九）康复护理宣教

① 由骨折产生的疼痛、关节畸形、功能障碍常对患者造成巨大的心理压力，产生抑郁或焦虑情绪，护理人员应予以理解，进行心理干预，使患者能面对现实，保持乐观情绪，积极配合治疗。

② 教会患者正确的功能锻炼方法，在骨折早期应注意内外固定物的稳定性，在运动过程中注意肿胀和疼痛的控制。遵医嘱进行个体化的康复治疗，强化对患者家属的宣教，让家属积极参与到康复治疗中。

③ 注意生活和工作中的安全，预防骨折再发。合理饮食，加强体育锻炼，预防骨质疏松。

④ 骨折后的规范化康复治疗能使患者尽可能恢复功能，宣教中应告知患者规范化康复治疗的重要性，提醒患者定期回院复诊，避免到非医疗机构进行治疗。

六、颈椎病患者的社区康复护理

（一）颈椎病的定义

颈椎病是指由于颈椎椎间盘退行性改变及其继发的颈椎组织病理改变累及其周围组织结构（颈部肌肉和筋膜、颈神经根、脊髓、椎动脉、交感神经等）而引起的一系列症状和体征。颈椎病是一种常见病和多发病，好发于中老年人，高发年龄为 30～50 岁，其患病率为 3.8%～17.6%。目前颈椎病的患病率不断上升，且发病年龄有年轻化的趋势。

（二）颈椎病发病机制

（1）关节退变　椎间盘、钩椎关节及关节突关节的退变是一种随年龄增长而进行的长期病理过程。从 20 岁开始首先发生在活动量最大的颈 5～6 椎间盘。退变的椎间盘含水量及蛋白多糖逐渐减少，胶原类型改变，细胞、基质纤维异变，结构紊乱。髓核及纤维环失去原来的生物力学性能。椎间盘的承载能力及应力分布异常，椎间隙逐渐变窄。

（2）骨质增生　椎体后缘增生及突出的椎间盘组织可以压迫硬脊膜、脊髓前动脉、脊髓及神经根、根动脉、椎动脉及其伴行的交感神经。

（3）椎动脉受压　椎动脉受压几乎都是因颈椎关节增生或变位所致。颈椎过伸位不稳定使椎管矢状径及椎间孔变狭窄加重压迫程度。节段性不稳定存在时，往往因头颈位置偶然变动而引起椎间错动，可能刺激交感神经或椎动脉。

（三）颈椎病的分类及特点

（1）颈型　是颈椎病发病的早期表现，多由于局部劳累所致，临床上较为常见。颈型可见头、颈、肩、背部酸胀不适、疼痛，颈肩部肌肉紧张、僵硬，检查可见相应的压痛点，并伴有功能活动受限。但没有上肢的放射性疼痛和麻木感。X 线没有明显的退行性

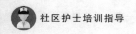

改变。

（2）神经根型　本型临床最常见，主要表现为颈、肩、背疼痛，并向一侧或两侧上肢放射，常伴有上肢麻木和感觉障碍，可有上肢无力和肌肉萎缩。检查可见颈部活动受限、棘突、棘突旁或沿肩胛骨内缘有压痛点。臂丛神经牵拉试验阳性、压顶试验阳性或椎间孔挤压试验阳性，X线可显示颈椎生理幅度或线列改变，椎间孔狭窄，椎体后缘骨质增生等退行性改变。

（3）椎动脉型　本型以眩晕为主要症状，可同时伴有颈、肩或颈枕部疼痛，眩晕常因颈部活动而加重，表现为转头时易出现眩晕、恶心、呕吐、猝倒等椎动脉供血不足的症状；可伴有耳鸣、耳查、视物不清、记忆力减退、行走失衡等症状。

（4）脊髓型　本型病情最重。患者常诉走路不稳或有"踩棉花感"。脊髓型主要表现为颈肩痛并伴有四肢麻木、手持物易落、下肢沉重发软、肌力减弱或步态不稳。查体可见颈部活动受限不明显，肢体远端常有不规则的感觉障碍、肌力减弱、肌张力增加、腱反射亢进、病理反射阳性，严重者可见髌阵挛或踝阵挛，严重者后期可出现大小便功能障碍。CT、MRI或脊髓造影硬膜囊或脊髓受压，可明确诊断。

（5）交感神经型　本型为颈椎周围的交感神经纤维受到刺激所致。临床上可表现为头晕、头痛、视物模糊、眼窝胀痛、干涩或流泪、耳鸣、耳聋、心律异常、肢体或面部区域性麻木、发凉或出汗障碍等表现。X侧位片显示颈椎生理弧度加大，椎间隙变窄，椎体前后缘有骨刺形成。

（6）混合型　两型或两型以上的症状和体征混合存在。

（四）主要康复问题

（1）疼痛　疼痛是常见症状，以慢性疼痛为主，反复发作，常常有劳累、受凉、受伤、姿势不当等诱因。疼痛的部位、性质及持续时间不尽相同。

（2）运动功能障碍　运动功能障碍表现包含颈部、肩关节活动受限，上肢肌力和手握力减退等。

（3）感觉功能障碍　感觉功能障碍表现为颈、肩、背、上肢疼痛，皮肤麻木、蚁走感、触电样感觉，手指发热、发冷，躯干部紧束感等。

（4）ADL 能力障碍　因患者有运动功能障碍疼痛及其他感觉功能障碍，还可有头晕、眩晕、听力下降、视物模糊、大小便障碍等，常导致 ADL 能力下降，如梳头、穿衣提物、个人卫生、站立行走等基本生活活动明显受限。

（5）心理障碍　由于颈椎病病程长，加上各种功能障碍影响患者日常生活和工作，使患者产生焦虑、恐惧、暴躁、抑郁、悲观失望等心理问题。

（五）护理评估

（1）健康史　了解患者的生活环境及工作习惯，以便了解发病诱因，如是否有长时间低头工作或看手机的习惯，颈部有无受伤史，颈部是否受风寒侵袭，有无睡眠姿势不良，是否经常在潮湿环境中工作，有无先天性颈椎管狭窄等。评估患者目前颈部及四肢的感觉及功能，如有功能障碍需要评估患者的生活自理能力。

（2）身体状况　颈部僵硬、疼痛，头晕、头痛，耳鸣或听力下降，眼胀、视物不清，失眠、多梦、恶心、呕吐，上肢麻木或四肢麻木、无力，步态异常等。

（3）心理-社会状况　了解患者对颈椎病的心理反应认知状态以及对颈椎病康复知识的了解程度及心理反应。患者常因颈部疼痛不适、头昏、头胀、耳鸣、肢体麻木无力而影响生活、工作，常会产生恐惧、忧虑、烦躁等情绪。病情较重，严重影响生活者，常会因担心治疗效果出现紧张、焦虑心理。

（4）辅助检查　颈椎 X 线片、颈椎 CT、颈椎 MRI、椎-基底动脉多普勒、肌电图。

（六）康复护理措施

颈椎病康复护理的短期目标为缓解疼痛、降低肌肉痉挛、改善关节活动度、松解粘连，改善功能；改善心理状况，缓解焦虑、抑

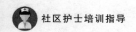

郁、紧张等心理障碍。长期目标为加强颈部肌肉锻炼，维持疗效，预防复发。

1. 卧床休息

卧床休息是颈椎间盘疾病治疗的基础，对急性椎间盘突出，休息可促使软组织损伤修复；对慢性椎间盘病变，可减轻炎症反应。卧床休息时要注意枕头硬度适中、高低适宜，以维持颈椎的生理曲度，避免神经、血管受压，使颈部和肩胛带的肌肉放松，解除颈肌痉挛。

2. 保持正确的工作坐姿

颈椎病的发生、发展与头部长期所处的某一位置有一定关系，长期伏案工作是颈椎病发病的重要原因，因此，应注意调整桌面或工作台的高度，原则使头、颈、胸保持正常生理曲线标准，避免颈部长久维持某一种姿势导致疲劳，应每隔1～2h让头颈部向各个方向慢转动数次。

3. 保持良好睡姿

良好的睡眠体位既能够维持整个脊柱的生理曲度与支撑性，又使患者感到舒适，应注意枕头的选择，枕头不应过硬，枕头高度一般为10～12cm或与肩同宽，确保在睡眠体位变化时，始终能支撑颈椎。

4. 颈椎牵引治疗

主要适用于椎间盘突出或膨出的神经根型颈椎病，也可用于椎动脉型和交感型。该疗法对颈椎病是较为有效且应用广泛的一种治疗方法，但必须掌握牵引的角度、牵引力和牵引时间三大要素，以保证牵引的最佳治疗效果。

（1）牵引方式　常用枕颌布带牵引法，通常采用坐位牵引，但病情较重或不能坐位牵引时可用卧式牵引。可以采用连续牵引，也可用间歇牵引或两者相结合。

（2）牵引角度　一般按病变部位而定，原则是上颈椎疾患前倾度数小些，下颈椎疾患前倾度数大些。如病变主要在上颈段，牵引角度宜采用0°～10°，如病变主要在下颈段（颈5～7），牵引角度应稍前倾，可在 15°～30°，同时注意结合患者舒适来调整角度。

（3）牵引力　间歇牵引的力可以其自身体重的 10％～20％确定，持续牵引则应适当减轻。一般初始较小，多数报道为 6～15kgf，根据患者体质及颈部肌肉发达情况逐步增加牵引，但牵引过度（超过 20kgf）可能造成肌肉韧带、关节囊等软组织的损伤。

（4）牵引时间　牵引时间以连续牵引 20min，间歇牵引则 20～30min 为宜，每天一次，10～15 天为一疗程。

（5）注意事项　应充分考虑个体差异，年老体弱者宜牵引轻些，牵引时间短些，年轻力壮则可牵引长些；牵引过程要注意观察询问患者的反应，如有不适或症状加重者应立即停止牵引，查找原因并调整、更改治疗方案。

（6）牵引禁忌证　牵引后有明显不适或症状加重，经调整牵引参数后仍无改善者；脊髓受压明显、节段不稳严重者；年迈椎骨关节退行性变严重、椎管明显狭窄、韧带及关节囊钙化骨化严重者。

5. 推拿按摩

推拿按摩也是应用相当普遍而且比较有效的疗法。一般采用推拿、揉捏、滚法等手法按摩头颈、肩背和手臂等部位，以舒筋活络，减轻疼痛，常用的穴位有风池、天柱、大椎、肩井、手三里、内关及外关等。

6. 理疗

可根据患者病情选用直流电药物离子导入治疗、超短波治疗、调制中频电治疗、超声波治疗及红外线治疗等。治疗过程中要注意观察患者的皮肤情况、治疗效果和不良反应。

7. 运动疗法

对各型颈椎病症状缓解期或术后均可应用运动疗法，是提高和巩固疗效的重要手段。锻炼内容包括保持和恢复颈部和肩部活动范围的练习，以改善颈椎各关节功能；加强颈部和肩胛带肌肉力量的练习；可采用医疗体操的方式，如颈功操。

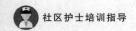

8. 配戴颈围的护理

颈椎病急性发作时，使用颈围有制动和保护作用，有助于组织的修复与症状缓解，但避免长期使用，以免肌肉萎缩，影响颈部功能。可按照患者需要选用高度合适的颈围领或颈托，保持颈椎处于功能位。

（七）康复护理宣教

1. 加强社区居民的宣传教育

大力宣传有关颈椎的保健知识，减少颈椎病的发病率及复发率。①养成良好的工作、生活习惯，预防各种诱因的发生。避免颈部劳累，避免风寒、潮湿侵袭，避免颈部外伤，及时治疗落枕，"伏案族"应避免连续长时间屈颈、低头。②选择合适的枕头和睡眠姿势。首先要注意枕头的高低及位置，枕头的高度以侧卧时与肩同高为宜，一般为12cm左右（成人），枕头宜置于颈后，保持头部轻度后仰，使之符合颈椎的生理曲度。其次要保持良好的睡姿。③坚持颈部锻炼，具体方法有：腹式呼吸、耸肩、左顾右盼、仰望观天、转身回望、颈臂抗力、旋转活动、左右摆动等。

2. 向青少年普及颈椎健康知识

随着青少年学业竞争压力的加剧，长时间的看书学习或看手机，对广大青少年的颈椎健康造成了极大危害，从而出现颈椎病发病低龄化的趋势。在中小学乃至大学中，大力宣传有关颈椎的保健知识，教育学生树立颈椎的保健意识，重视颈椎健康，树立科学学习、健康学习的理念，从源头上预防颈椎病。

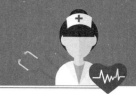

第十二章

社区居民健康档案管理

居民健康档案主要记录与社区居民有关的系统性文件资料。包括以问题为导向的既往病史记录、健康体检记录，以预防为主的保健卡以及个体、家庭和社区与健康有关的各种记录。居民健康档案的记录与管理是社区医疗实践的需要、教学与科研的需要、评价社区卫生服务质量的需要，系统、完整、规范的居民健康档案也是制定卫生政策的重要参考依据。

第一节 ▌ 建立社区居民健康档案的目的与要求

社区居民健康档案是指医疗卫生机构在为社区居民提供医疗卫生服务过程中所作的规范记录。旨在以居民个人健康为核心、贯穿于整个生命周期过程、涵盖与健康因素有关的系统性文件。居民健康档案是社区居民享有均等性公共卫生服务的重要体现，是医疗卫生机构为社区居民提供高质量医疗卫生服务的有效工具，是各级政府及医疗卫生行政单位共同制订卫生政策的参考依据。

一、建立社区居民健康档案的目的

居民健康档案是记录居民基本情况、健康状况、家庭问题的重要工具。通过社区居民档案的建立可促进社区医护人员全面了解本社区居民的健康、家庭、社会问题及社区卫生资源利用状况从而有效地提供社区卫生服务。

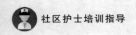

二、建立社区居民健康档案的要求

① 社区居民健康档案应具有真实性、完整性、连续性。

② 社区居民健康档案作为可参考的医学信息资料，应按照医学通用模式进行记录。关于文字描述、图表制作、计量单位的使用都应符合有关规定标准。实际工作中关于健康问题的描述也应符合医学规范。

③ 书写时用圆珠笔或钢笔，字迹清楚且工整，不得用铅笔或红色笔书写。

④ 数字或者代码均使用阿拉伯数字书写，内容不要填出格外。填写的内容应实事求是，切不可随意涂改。

⑤ 注意对社区居民提供的相关隐私信息进行保护。

第二节 ▌ 居民健康档案的类型与内容

一、居民健康档案的类型

居民健康档案类型可分为三类：个人健康档案、家庭健康档案和社区健康档案。个人健康档案在社区卫生服务中使用频率最高，是居民健康档案的主体；家庭健康档案主要包含家庭各成员的健康资料；社区健康档案则是依据社区具体情况而建立。

二、居民健康档案的内容

（一）个人健康档案的内容

个人健康档案主要记录与居民个人健康有关的基本信息及卫生服务信息的系统性资料。

资料通常按照一定顺序归档整理并装入个人健康档案袋内，常包含个人基本信息、健康体检记录、重点人群健康管理记录和其他医疗卫生服务记录等内容。

1. 居民健康档案封面

由社区建档人员填写，包括居民编号、姓名、家庭地址（一般指户籍地址）、联系电话、乡镇或街道名称、村或居委会名称等。

2. 个人基本信息

一般由社区居民首次建立健康档案时填写，常通过入户调查获得。若社区居民的个人信息有所变动时，须在原条目处修改，并注明修改日期及时间。

（1）基础信息　包括社区居民的姓名、性别、民族、出生日期、血型、身份证号、文化程度、职业、婚姻情况、费用支付方式等。

（2）健康信息　包括既往史、家族史、过敏史、遗传史、个人残疾情况等。

3. 健康体检记录

社区居民首次建立健康档案时填写，一般通过免费体检获得，2型糖尿病、高血压、重性精神疾病等患者的年度健康检查也应在体检后进行填写。

（1）一般状况　包括个人身高、体重、基础生命体征、体重指数等。

（2）生活方式　包括饮食习惯、体育锻炼、吸烟饮酒情况、职业病有关因素、接触史等。

（3）医学相关检查　包括个人体格检查、辅助检查等。

（4）中医体质辨识　由专业的基层医疗卫生机构具有中医资格证的医务人员或经过培训的其他专业医务人员填写。

（5）健康问题　主要指现存健康问题、住院治疗及用药情况、预防接种史、健康评价及指导等。

4. 重点人群健康管理记录

主要包括0～6岁儿童，孕产妇，糖尿病、高血压、各类慢性病及重性精神疾病患者等重点人群的健康管理记录。

（1）0～6岁儿童健康管理记录　包括新生儿家庭访视记录、1岁以内儿童健康检查记录、1～2岁及3～6岁儿童健康体检记录等。

（2）孕产妇健康管理记录　主要包括产前随访及产后访视服务。

（3）预防接种卡 主要的服务对象是0～6岁儿童和其他重点人群。每次接种完成后，接种人应将接种日期、部位、疫苗批号、生产企业、接种单位等内容登记到预防接种本中，接种医生并及时签名；同时将接种日期、接种部位、疫苗批号、接种医生等内容登记到儿童预防接种本中。

（4）2型糖尿病患者随访服务记录 糖尿病患者在接受随访服务时，由医生填写"2型糖尿病患者随访服务记录表"。每年的健康体检后，如实填写城乡居民健康档案管理服务规范中的"健康体检表"。

（5）高血压患者随访记录 高血压患者在接受随访服务时，由医生填写"随访服务记录表"。每年的健康体检后，如实填写城乡居民健康档案管理服务规范的"健康体检表"。

（6）重性精神疾病患者管理记录 对于重性精神疾病的患者，在建立居民健康档案时，需填写个人基本信息表和个人信息补充表。如随访过程中发现个人信息有变化时，应及时变更。患者在接受随访服务时，应由医生填写"重性精神疾病患者随访服务记录表"。

5. 其他医疗卫生服务记录

主要包括接诊记录、会诊记录、转诊记录等。

（1）接诊记录表 主要指社区居民急性或短期健康问题接受咨询和医疗服务时使用，此记录表能够如实反映居民接受服务的全过程。接诊记录表采用"S-O-A-P"形式进行描述（表12-1），由接诊医生填写。

① S。就诊者的主观资料，是患者及照顾者等提供的主诉、症状及不适感、疾病史、家族史和社会生活史等资料。记录应按照患者的陈述书写，充分表达其原本的意思。

② O。就诊者的客观资料，是社区医护人员通过体格检查、实验室检查、心理测量等方式检查而获得的结果，也包括观察到就诊者的态度、行为举止等。

③ A。对健康问题的评估，指社区医护人员通过对就诊患者的主、客观资料的分析所作出的综合判断（主要指疾病诊断或健康问题评估）。

表 12-1 接诊记录表（S-O-A-P 描述书写）

姓名：   编号：

问题：糖尿病

S。乏力、多尿 3 个月。既往消化性溃疡病史，母亲患有 2 型糖尿病，父亲死于脑卒中。

O。身高 175cm，体重 62.5kg，血压 150/90mmHg，BMI 20.31，尿糖（＋＋＋），空腹血糖 8.9mmol/L。

A。根据以上资料，初步印象为 2 型糖尿病，但应排除其他原因引起的血糖升高。本病可能并发多种感染、动脉硬化、肾脏疾病、神经病变、酮症酸中毒等。

P. 诊断计划：测定尿糖、尿酮体；

测定血糖、血脂；

眼底检查；

检查尿查规、肾功能。

治疗计划：糖尿病饮食；

体重监测；

使用口服降糖药；

合理使用胰岛素（在应急、感染等情况下使用）；

注意皮肤护理，防止感染；

定期监测血糖、尿糖。

患者指导：糖尿病疾病知识介绍；

避免加重糖尿病病情的各种因素（包括饮食、心理因素等）；

介绍控制饮食的方法和意义；

预防或减少并发症发生的措施；

注意血糖控制，帮助患者学会自查血糖；

介绍使用降糖药物的注意事项；

对子女进行血糖、尿糖检查。

医生签字：×××

接诊日期：××××年××月××日

---

④ P。根据评估结果制订的处理方法。一般包括进一步确诊需做的检查和治疗计划、健康指导、保健及康复计划指导等。

（2）会诊记录表 会诊记录表主要供社区居民接受会诊服务时使用，由责任医生填写。

（3）双向转诊单 包括转出单和回诊单两部分，供社区居民双向转诊时使用，一般由转诊医生填写。

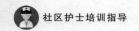

6. 居民健康档案信息卡

供社区居民复诊或随访时使用，一般由责任医生建档时填写并发放。信息卡为正反两面，有关居民信息应如实填写。

（二）家庭健康档案内容

家庭健康档案是以家庭为单位，记录居民与健康问题有关的家庭因素的系统性资料，充分体现了社区卫生服务以家庭为单位的专业特色。家庭健康档案的内容常包含家庭基本资料、评估资料、家庭健康问题目录及描述、家庭成员健康资料等内容。

（1）家庭基本资料　主要反映家庭的基本情况，常用表格形式表达。主要包括：①家庭的基本信息，如户主姓名、家庭住址、联系电话等。②家庭居住环境状况，如居住面积、水来源、家庭通风采光情况等。③家庭经济收入状况，如年收入、年人均收入等。④家庭成员基本信息，如姓名、性别、关系、学历水平、婚姻状况、职业及健康问题等。

（2）评估资料　主要了解家庭的结构、生活周期、家庭内外资源、家庭压力及存在的危机等。目前广泛应用的家庭评估工具有家庭圈、家系图、家庭关怀指数等。

（3）家庭健康问题目录及描述　家庭健康问题目录主要反映家庭成员和整个家庭的主要健康问题，而家庭问题描述主要针对整个家庭的健康问题，如家庭重要生活事件、行为与生活方式、家族遗传性疾病及与健康有关的一些问题等。家庭主要问题描述仍运用POMR中的"S-O-A-P"形式进行描述。

（4）家庭成员健康资料　主要内容与个人健康档案一致。一般以家庭为单位，将家庭各成员个人健康档案并入家庭健康档案统一管理。

（三）社区健康档案的内容

社区健康档案是以社区为范围，记录社区健康问题、评估社区主要特征以及社区健康需求的系统性资料。目前，各地社区健康档案可根据实际情况制定社区项目。社区健康档案主要包括社区基本资料、卫生服务资源及服务状况和居民健康状况等。

（1）社区基本资料　主要包括：①自然环境，如社区的地理位置、面积及气候等。②社会环境，如社区居民的宗教信仰、风俗习惯及文化风俗等。③社区的经济水平，如重要产业的发展、社区经济状况及居民生活水平等。④社区的组织机构，如社区组织机构的种类及配置情况等。

（2）社区卫生服务资源　主要包括：①社区卫生服务机构，如医疗保健机构、健康教育机构和福利机构等。②社区卫生人力资源基本情况，如社区卫生人员的年龄、性别、职称、专业等。

（3）社区卫生服务状况　主要包括：门诊服务、住院服务、转会诊服务、家庭服务等。

（4）社区居民健康状况　主要包括：①人口学资料，如社区人口数量及构成、社区人口统计指标等。②居民患病资料，如主要健康危险因素的发病及患病率等。③社区居民死亡资料，如居民死亡率等。④居民健康危险因素评估资料，如社区居民主要健康危险因素评估资料，如影响健康的危险因素种类、分布、频率、严重程度等。

第三节 ▍ 居民健康档案的管理

一、居民健康档案的建立

（一）建档对象

居民健康档案的建立常遵循自愿与引导相结合的原则，建档对象为社区内常住居民，包括居住半年以上的户籍及非户籍居民，以0～6岁儿童、孕产妇、高血压、糖尿病、慢性病患者和重性精神疾病患者等人群为重点。

（二）建档方式

建立居民健康档案的方式有以下两种。

① 居民到乡镇卫生院、村卫生室或社区卫生服务中心接受就

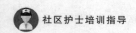

诊服务时，由专业医务人员负责为其建立居民健康档案，并根据居民主要问题和服务提供情况如实填写相应的记录。同时为服务居民填写并发放健康档案信息卡。

② 通过入户调查、疾病筛查、健康体检等多种方式，由乡镇卫生院、村卫生室、社区卫生服务中心组织医务人员为社区居民建立健康档案信息，并根据其主要健康问题和服务提供情况如实填写相应记录。已经建立居民电子健康档案信息系统的地区，由三级通过上述方式，为居民个人建立电子健康档案，并发放国家统一标准的医疗保健卡。

二、居民健康档案的保管和存放

① 居民健康档案每人装一个档案袋，每个社区装一个档案盒、存放一个档案柜。

② 对填写健康档案的医务人员按统一的规范来描述并记录，字迹清晰，格式规范统一。内容要真实可靠，符合逻辑，不得随意涂改。如有改动，医护责任人必须签字，代表负责。

③ 居民健康档案应由社区全科医生负责填写，做到及时收集、及时记录，统一编号，归档保管，以便查阅。并应逐步输入计算机系统管理。

④ 居民健康档案具有医疗保密性，未经准许不得随意查阅和外借。

⑤ 档案室应干燥、清洁、无强光照射，无飞尘，并做好防火、防盗、防水、防鼠、防虫害、防泄密等工作。如造成居民健康档案的丢失破坏，将追究档案管理员的责任。

三、居民健康档案的管理和使用

(一) 居民健康档案的管理

卫生部印发《关于规范城乡居民健康档案管理的指导意见》，制定《国家基本公共卫生服务规范 (2011 年版)》，主要对居民健康档案实施规范化管理，居民健康档案管理流程见（图 12-1）。

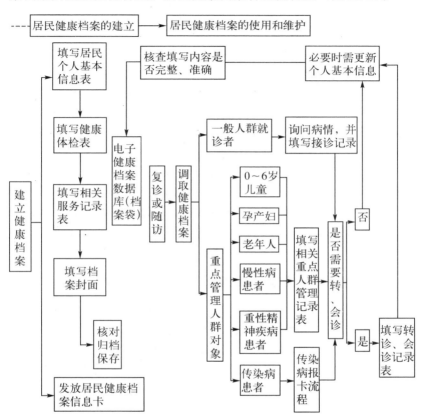

图 12-1　居民健康档案管理流程

（1）统一存放　居民健康档案应统一存放于城乡医疗卫生机构中。并设立档案室，由专人负责保管。通常由挂号人员、社区医生或者护士兼管。档案室须防尘、防火。居民健康档案资料通常以家庭为单位装入档案袋，档案袋的设计应便于查找和提取，并在档案袋上标记标号或者颜色，以便后期查找和阅读，如一般健康档案由绿色代表标记，高血压患者健康档案用红色标记，黄色代表糖尿病患者健康档案等。每次使用完毕须归还相应位置，确保健康档案整齐有序。

（2）终身保存　居民健康档案一经建立，须为居民终身保存。若医疗卫生机构发生变更时，应当将居民健康档案整齐完整的移交给上级卫生行政部门。

（3）定期更新整理　城乡医疗卫生机构为居民提供医疗卫生服务时，应认真调取并查阅居民健康档案，了解和掌握社区内居民的健康动态变化情况，提供服务后及时记录、补充和完善相关的健康档案。每年底档案管理人员需将健康档案认真进行核查补充并及时更新。若城乡基层医疗卫生机构已建立电子健康档案信息系统，应同时更新电子健康档案。

（4）遵守档案安全制度　加强健康档案管理制度，不得随意造成健康档案的损毁、丢失，禁止擅自泄露健康档案中的社区居民个人信息以及与居民健康有关的隐私信息。居民健康档案不得转让、出卖给其他商业人员或机构，除法律规定必须出示或处于保护居民健康目的外。

（二）居民健康档案的使用

（1）首次建档　为服务对象首次接受周期性健康体检或就诊时，为同意建立健康档案的居民建立健康档案，并发放健康档案信息卡，便于后期复诊或随访时使用。并为建档居民准备文件袋，在文件袋表面填写居民的家庭住址、户主姓名、联系电话等基本信息用于存放健康档案。

（2）复诊　对于已经建立健康档案的居民到社区卫生服务机构就诊时，应出示居民个人健康档案信息卡，由医护人员根据信息卡内容调取就诊者的健康档案，并转交于接诊医生。接诊医生可通过健康档案迅速了解就诊者基本情况，再根据本次就诊情况填写接诊信息，并及时记录补充、更新相应的内容并归档。

（3）入户访问或随访重点管理人群　开展入户访问或随访重点管理人群时，由入户服务的医护人员提前调取管理对象的健康档案，了解随访对象基本情况并随身携带其相应表单。在随访过程中，应及时填写相关重点人群管理记录表，并更新、补充相应记录内容。并与随访对象进行下次随访预约，及时登记在管理记录表中。若随访对象未按时复诊，医护人员应按照系统管理规范进行主动随访，从而保证健康管理的连续性。

（4）转、会诊服务　在随访或复诊过程中遇到需要转、会诊的患者，接诊医生应及时准确填写转、会诊记录表与住院记录；对于已经住院的患者，应在患者出院后3个工作日内进行随访并补充完善各项记录，放入居民健康档案文件袋内便于后期存档。

（5）周期性健康检查　责任医生根据就诊者周期性检查表内容，为就诊者进行检查，并填写新一轮的周期性检查表。同时根据就诊者情况补充或更新就诊者在健康档案中的主要健康问题目录。接诊完毕后，由责任医生将居民健康档案汇总后存档。

（6）整理　社区医护人员应在每年年底将负责所有家庭或居民的健康档案信息进行核查、补充并更新。

四、电子健康档案在社区卫生管理中的应用

电子健康档案信息系统逐步与农村合作医疗、居民城镇职工和基本医疗保险信息系统、传染病报告、预防接种、妇幼保健以及医院电子病例等信息相互连通，是储存于计算机系统之中并具有安全保密性的终身个人健康档案。电子健康档案在卫生管理中的应用主要体现以下几个方面。

（1）建立电子健康档案　电子健康档案是将居民个人健康信息以电子信息的形式储存于计算机系统之中，便于对健康档案数据进行收集、核对、统计及筛查从而可以及时高效的调整、更新档案信息。

（2）开展健康管理　目前健康管理的主要对象是老年人管理、慢性疾病患者的管理、精神障碍性疾病患者的管理、残疾人的管理、孕妇及儿童等弱势群体的管理、传染性疾病患者的管理、肿瘤患者的管理。可利用电子健康档案对管理对象进行健康随访、门诊健康管理、双向就诊及远程就诊等形式进行健康管理。

（3）卫生管理服务　电子健康档案可记录不同年龄、性别、职业等社区居民的健康信息。通过这些信息，一方面可以更好地了解当地社区居民健康情况，另一方面明确清晰的数据有助于记录健康管理工作量，工作量可作为医疗部门对医务工作人员的工作考核。

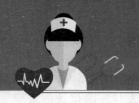

第十三章

社区临终护理

　　生老病死是每个人必须经历的自然过程，而完整的生命终结过程包括临终和死亡。当人面对生命临终时，如何能减轻肉体及精神的痛苦，愉快舒适地度过人生的最后一段旅程，护士发挥着重要的作用。临终关怀的发展是现代疾病和治疗模式转变的必然结果，它强调以人为本的理念，重点是为临终患者及家属提供优质的护理和关怀，包括生理、心理、社会和精神方面的护理，从而改善临终生活质量，安详平和地走完人生的最后一段旅程。

第一节 ▊ 临终关怀

一、临终关怀的概念

　　临终关怀又称善终服务、临终照顾或安宁照顾。是由多学科、多方面的专业人员组成的团队，为临终患者及其家属提供全方面的支持和照料，以使临终患者缓解病痛，维护临终患者的尊严，使其能够舒适、安宁有尊严地度过人生的最后一段旅程，同时使家属的身心健康得到保障和维护。

二、临终关怀的理念

　　（1）从治疗疾病为主转变为对症护理照顾为主　有效控制症状是临终关怀的首要工作。对于绝大多数临终患者，治愈希望已变得十分渺茫。最需要的是身体舒适、控制疼痛、减轻痛苦、生理护理和心理支持，使患者得到最终的安宁。

（2）提高临终生活质量　在患者有限生命时间内，为患者提供优质的临终服务，强调患者和家属的参与，正确认识和尊重患者生活的价值，提高其生活质量是对临终患者最有效的服务。

（3）尊重生命，维护患者的权利　尊重临终患者的尊严和权利，个人尊严不应以生命活动降低而递减，个人权利也不可因身体衰竭而被剥夺。尊重个人隐私和原有的生活方式，尊重他们的信仰和习俗，满足患者的合理要求，使患者有尊严地离去。

（4）在治疗护理中强调多学科协作　临终关怀强调对患者的全方位的整体照顾，终末期患者经常存在身体、心理、精神等多方面的问题，而多学科协作共同解决问题正是社区护理的优势和特点。因此，社区临终关怀护理是更符合我国国情的临终关怀服务方式。

（5）共同面对死亡，注重心理护理　护理工作人员首先建立正确的生死观，才能坦然地指导患者面对死亡、接受死亡，珍惜即将结束的生命的价值。

（6）重视临终患者家属的心理支持　在对临终患者全面照顾的同时，也要注意为患者家属提供心理和社会支持，使他们能够接受和面对现实，顺利度过悲伤期，消除患者及家属对死亡的恐惧心理。

第二节 ▍临终患者的身心护理

一、临终患者的常见症状及护理

社区护士是患者的直接照顾者，掌握临终患者常见的症状及护理对策，对保持临终患者的尊严和舒适至关重要。临终患者最常见的症状有疼痛、呼吸困难、便秘、尿失禁、厌食、大出血、压疮、恶心、呕吐、发热等。

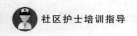

1. 疼痛

疼痛是临终患者最主要的躯体症状，能否有效控制临终患者的疼痛问题直接关系到患者的生活质量。癌性疼痛使患者产生担忧、焦虑、恐惧甚至绝望而自杀。因此，缓解疼痛对临终患者的生活质量，消除情绪压力有很大影响。护理人员应给予充分的关怀，主动采取各种方法控制疼痛，提高临终患者的生活质量。

（1）疼痛评估　疼痛是一种主观感觉。疼痛产生的原因是多种多样的。每个人的痛阈不同，对疼痛的反应也不同。世界卫生组织（WHO）将癌症疼痛程度划分为：0度，不痛；Ⅰ度，轻度痛，表现为间歇痛，可不用药；Ⅱ度，中度痛，表现为持续痛，影响休息，需用镇痛药；Ⅲ度，重度痛，表现为持续痛；Ⅳ度，严重痛，表现为持续剧痛伴血压、脉搏等变化。在进行疼痛评估时，需要医护人员全面准确评估疼痛的原因、性质、程度、持续时间、减轻或加重因素及患者对疼痛的认识及镇痛药应用效果等，给予相应的处理，从而有效解除患者疼痛。

（2）疼痛干预

① 镇痛药物治疗干预。目前临床用药普遍采用 WHO 建设的"三阶梯镇痛治疗方案"。a. 轻度疼痛，以阿司匹林、对乙酰氨基酚、布洛芬、吲哚美辛等非阿片类药物加减镇痛辅助药。b. 中度疼痛，以可待因、曲马朵等为代表的弱阿片类药物加减非甾体消炎药和镇痛药。c. 重度疼痛，以吗啡、哌替啶为代表的强阿片类镇痛药加减非甾体消炎药和镇痛药。

对于控制疼痛应及时、有效，WHO 推荐镇痛药应用的 5 个要点：口服、按时、按阶梯、个体化、注意细节。口服给药方便、经济。按时给药即按照规定的间隔时间给药，这样可以使镇痛药在体内保持稳定的血药浓度，保证疼痛得到持续缓解。按阶梯给药，即遵循三阶梯原则，根据疼痛强度选择不同阶梯的镇痛药。个体化给药指个体对麻醉性镇痛药的敏感度差异较大，阿片类药物没有标准用量，根据患者具体反应进行调整，能够使疼痛得到有效缓解的剂量就是正确剂量。注意细节指要密切观察药物不良反应，如恶心、呕吐、便秘等症状。

② 非药物治疗。疼痛的非药物干预是指对引起疼痛的非躯体因素

进行干预，包括有创伤性非药物疗法、物理疗法和社会心理干预。创伤性非药物疗法靠用外科方法、姑息手术治疗法、麻醉方法等。物理疗法包括皮肤刺激、经皮电神经刺激、针灸疗法等。皮肤刺激包括冷、热、按摩等。社会心理干预采用认知和行为技术帮助患者得到疼痛被控制的感觉，如转移或分散注意力、放松、冥想、音乐疗法等。

2. 呼吸困难

呼吸困难多见于慢性充血性心力衰竭、慢性阻塞性肺疾病、晚期癌症以及其他终末期疾病的患者等。临终患者不能自主清除呼吸道分泌物，而导致呼吸困难。当患者进入终末期，也不可能明确所有的原因，治疗的目标在于减慢呼吸频率和减轻焦虑程度。

护理措施　①氧气疗法。对于能够使用氧气疗法缓解的呼吸困难，护士要及时根据患者病情采取适当的给氧方式，注意监测血氧饱和度水平，减轻呼吸困难。②药物治疗的护理。常使用的药物包括支气管扩张剂、阿片类、皮质激素、抗焦虑药物等。在使用药物治疗时，护士需加强观察药物不良反应。③非药物干预。如教会患者腹式呼吸法、缩唇呼吸等呼吸技巧，教会意识清楚的患者正确咳痰。协助患者采取半坐位或坐位等舒适体位，保持室内合适的温度与湿度，提供心理支持等。

3. 恶心与呕吐

恶心与呕吐是临终患者常见的症状之一。常见的疾病有胃肠道梗阻、中枢神经系统的原发或转移性肿瘤、感染、高血糖或低钠血症等代谢异常等。治疗方面有抗癌治疗有关的细胞毒性药物对呕吐中枢的刺激所导致的恶心呕吐、疼痛治疗中强阿片类药物引起的恶心与呕吐、药物引起的急性与延期性呕吐等；及患者自身因素是否存在焦虑或抑郁情绪导致的恶心与呕吐症状等。

护理措施　①保持空气清新的环境。维持患者居住环境安静、整洁、清新，避免室内物品过多、食物存放引起的气味过重、花粉刺激等，在患者出现呕吐时，及时协助患者漱口并清理呕吐物，适时开窗通风换气。②掌握合适的给药时机。对于化疗药物导致的恶心、呕吐，应安排患者餐后 3～4h 给药。餐后 3～4h 胃充盈度小、胃内压力低，发生恶心与呕吐的概率相对较小。应遵医嘱合理使用止吐药，并观察患者使用后的不良反应，及时给予处理。③做好饮食管理。化疗治疗时恶心与呕吐会导致患者交感神经兴奋性增高，抑制胃肠道平滑肌的蠕动以及消化腺的分泌，直接影响患者的消化功能。患者的饮食应以清淡易消化的高维生素、高营养食物为主，少食多餐，避免大量饮水。④心理支持。恶心与呕吐的发生常导致患者紧张、恐惧等负面情绪的产生，因此需要加强与患者的沟通交流，告知患者恶心与呕吐发生的原因及缓解转移方法，使患者有充分的心理准备，积极面对恶心与呕吐症状的发生。

4. 便秘

临终患者的排便失禁主要有胃肠道疾病、神经系统疾病、精神障碍、肿瘤压迫及临终期的肌肉松弛等原因引起。

护理措施 ①饮食护理。增加食物中纤维素含量的摄入，保证每日饮水量的摄入，刺激肠蠕动，以促进规律性排便。②皮肤护理。及时用温水清洗肛周及臀部皮肤并轻轻擦干，保持局部皮肤干燥，必要时使用润肤油剂或凡士林，避免皮肤的破溃。③心理支持。临终患者在出现排便失禁时，常存在害怕被发现、难以启齿等心理，了解失禁患者的心理需求，有针对性地进行心理疏导。

5. 压疮

大部分患者在终末期会出现恶病质，长期卧床、极度消瘦、被动体位均增加了皮肤发生压疮的风险。特别是伴有大小便失禁、腹泻、阴道膀胱瘘等的患者更易出现皮肤压疮。需要评估出现压疮的危险因素、压疮的大小与分期等。

护理措施 ①定时翻身。对于有高危压疮危险的患者，定时协助患者翻身，变换合适的体位是预防压疮的关键，并建立翻身卡督促执行。②使用减压产品。长期卧床无多发骨破坏的患者给予使用气垫床，以减轻身体受压程度，改善局部血液循环，有效预防压疮。或在骶尾部、骨隆突处及其他受压部位使用减压用品如海绵垫、小枕头等以减轻皮肤长期受压。③合理使用敷料（如泡沫敷料、水胶体敷料等）。④保持清洁。保持皮肤及床单位的清洁。

6. 睡眠障碍

由于各种因素影响而导致睡眠量不正常、睡眠质量的改变，或是睡眠过程中出现异常行为均称为睡眠障碍。临终患者睡眠障碍影响因素主要有环境因素、药物因素、患者个体相关因素等。

护理措施　①睡眠环境刺激控制。主要包括日间控制和睡眠时间的控制，日间控制时强调不管夜间睡眠时间长短都要做到清晨固定时间起床、日间充分暴露在明亮环境中，睡眠时间时强调保持良好睡眠行为习惯，可采用安抚性声音有助于进入睡眠状态。②药物治疗的护理。睡眠障碍的常用药物包括抗抑郁类药物、苯二氮䓬类、激素类等。使用药物治疗时需要注意应用间隔给药方法，通常为每周2～4次。在停药时需注意逐渐停药，注意停药反应。③认知-行为疗法。主要包括精神放松训练、身体放松训练、睡眠限制等。睡眠限制是指限制卧床时间，减少卧床中的非睡眠时间，从而提高睡眠效率。

二、临终患者的心理变化及护理

临终患者的心理是十分复杂的，取决于其人格特点、信仰、教育及相关传统观念，从而表现出不同的心理体验。美国精神医学专家伊丽莎白·库勒·罗斯将身患绝症患者从获知病情到临终整个阶段的心理反应过程总结为否认期、愤怒期、协议期、忧郁期、接受期5个阶段。

（1）否认期　当患者得知即将面临死亡时，常表现出不承认病情恶化的情况，认为可能是医生的误诊，到处询问，要求复查，企图逃避，同时千方百计去打探疾病和预后情况，这是人的一种心理防御机制。此期一般比较短暂，但也有个别患者会保持否认态度直至死亡。

（2）愤怒期　当患者的诊断已经明确，知道自己病情预后不佳不能理解，表现为痛恨、怨恨、愤怒、绝望，经常发脾气、烦躁，拒绝治疗，并向他人发泄，甚至拒绝医护人员的治疗、护理，常迁怒于周围人员。患者这时正处于一种应激状态。医护人员及家属要给予理解和关怀，耐心倾听他们的心声，允许患者发泄内心的不

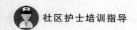

满、恐惧，同时注意意外事件的发生。

（3）协议期　患者经过一段时间后，心理状态转为平静、安详、友善。开始接受事实，愿意配合医护人员，出现求生欲望，希望得到最佳的治疗和护理，能延长生命。此期患者对自己的病情抱有希望，能积极配合治疗。护理人员应积极主动的关心和指导患者，尽可能满足患者的心理需求，积极教育和引导患者，减轻患者的压力。

（4）忧郁期　患者发现任何努力都无济于事，身体每况愈下，认识到死亡即将到来。情绪低落，悲观绝望，极度伤感，甚至有轻生的念头。不仅要忍受生理上的病痛，更要在心理上忍受即将与亲人离别的痛苦。此期患者十分想念亲人和朋友，希望亲朋好友时刻陪伴在身边。医护人员应给患者表达自己的情感和鼓励的机会，鼓励和支持患者，帮助他们实现自己的愿望。

（5）接受期　此期患者对即将来临的死亡已有所准备，不再恐惧和悲伤。表现为平静安宁，嗜睡，对周围事物不感兴趣，情感减退，不愿与人交谈。医护人员应为患者提供安静舒适的环境，减少外界干扰，允许家人亲友的陪伴，尽量满足他们的要求。

三、死亡教育

死亡教育是随着死亡学的兴起发展起来的，是引导人们科学、人道地认识死亡，对待死亡，是将有关死亡及其与生命有关的知识传递给个体及社会的教育过程。死亡教育关注的不仅只是死亡的话题，还包括了关于生命的探讨，因而也称为生命教育。目前国内的死亡教育开展最多的是针对临终患者及家庭的死亡教育，死亡教育有助于缓解对死亡的恐惧，使人们改变对待死亡的态度，建立起对待死亡和生命的正确认识，坦然面对死亡现实，安宁地走完人生的最后阶段，有助于减轻患者及其家属的精神痛苦。

1. 死亡教育的意义

死亡是构成完整生命历程中不可回避的重要组成部分，是人类不可抗拒的自然规律。在中国，由于传统文化的影响，人们对死亡尽量采取避而不谈的态度。生老病死，人之常情，应加强全社会死亡教育和临终关怀。对于医务人员，在向临终患者及家属进行死亡教育，有利于缓解对死亡的悲伤，使家属较快地接受亲人亡故的现实，缩短悲伤阶段，尽快地度过居丧期，恢复正常生活。对于全社会，死亡教育有利于人们树立珍惜生命的观念，获得对自我人生的积极评价，使人们更好地意识到生命的意义，以充实的生命、正确的人生观和安详的心态来消除对死亡的恐惧。

2. 死亡教育的内容

死亡教育的内容应根据教育对象的年龄、特点等进行，从而制订具有针对性的死亡教育大纲。包括了死亡教育的本质及意义，死亡及濒死的态度和问题，对死亡及濒死的处理及调适，对自杀、安乐死、意外死亡等特殊问题的探讨，有关死亡教育的实施等 5 个方面。

3. 尊重患者的权利

患者有知情权、参与权、选择权。社区护士应该与家属一起制订告知计划，列出需告知患者哪些情况、分几个阶段告知、每个阶段告知的内容等。让患者逐步接受，运用恰当的沟通技巧，如开始时可以使用一些模糊的词汇委婉地开启话题。在分次告知患者时，要尽可能地给患者留有希望，但内容必须是真实的，不能欺骗患者，否则会使患者产生不信任感。在告知过程中，要允许患者适当发泄，及时给予患者情感支持。尊重患者对临终濒死阶段的治疗和抢救措施的选择，引导患者坦然接受死亡的现实。

4. 死亡教育的形式与方法

死亡教育应考虑到教育对象的特点、时间、场所等。形式包括文字材料、个人指导、团体讲解、电话教育等，方法包括讨论法、模拟想象法、情景教育法、阅读指导法等。

四、临终患者家属的护理

1. 患者临终期

患者濒临死亡，社区护士应告知家属患者已临近死亡，让家属在心灵上有准备，这一缓冲时间可以减轻家属对亲人逝去已成为事实的过度悲伤。此阶段，不影响治疗等前提下给予患者和家属单独相处的机会，并告知家属患者病情的准确信息。

2. 居丧期家属的护理

患者的死亡对家属来说是悲哀的高峰，面对亲人离去，家属承受着巨大的心理压力。通常表现出悲伤、恐慌、忧虑、愤怒等各种不同的心理反应。护理人员对患者家属应给予同情、理解和帮助，使他们能以平静的心态面对亲人的死亡，努力克服各种心理障碍，回到正常的生活轨道。

（1）对急性悲伤期家属的护理　丧亲之后，家属会出现一系列急性悲伤反应。有的家属因极度悲伤可能会突然发生晕厥、心脑血管意外等急症，社区护士可将处于急性悲伤期的家属安排到安静的房间，鼓励患者家属以哭诉的方式宣泄负面情绪，亲友的陪伴和抚慰是对他们最好的支持。在尸体料理过程中，尽量按照他们当地的习俗、遗愿和家属的意愿进行尸体料理。

（2）帮助家属顺利度过正常悲伤期　失去亲人后的几天，家属经历着悲伤的痛苦，痛苦的程度和表达方式各不相同。有调查显示，居丧第一年的家属，自杀倾向、心血管疾病、意外事故的发生率明显增加，由此患抑郁症的比例也明显增加。因此，社区护士对居丧期家属的随访很重要。护士应耐心倾听，讲述逝者生前的事情等，并表示理解和同情。鼓励家属表达其内心感受，以减轻痛苦。鼓励家属积极参加社会活动，建立新的人际关系，逐渐从悲伤中走出来。国外临终关怀比较成熟，是由临床护理专家、社会工作者、护理服务指导者为成员的居丧服务小组，帮助家属处理好居丧事宜。并经常对家属进行访视、寄同情卡、随访信或电话随访等访视与家属保持联系，使家属顺利度过悲伤期。利用各种支持系统，如心理服务组织、志愿者、悲伤互助小组，这些社会服务网络帮助家属提高应对能力，顺利度过悲伤期。

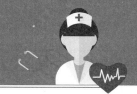

第十四章

实 训 操 作

实训一 ▌ 护理礼仪操作流程

一、 操作流程

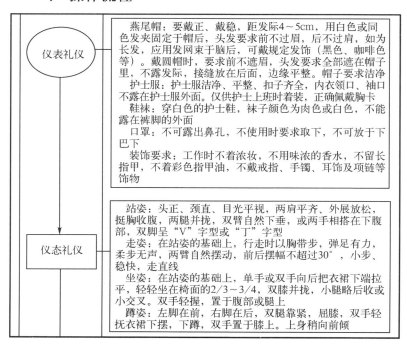

仪表礼仪	燕尾帽：要戴正、戴稳，距发际4～5cm，用白色或同色发夹固定于帽后，头发要求前不过眉，后不过肩，如为长发，应用发网束于脑后，可戴规定发饰（黑色、咖啡色等）。戴圆帽时，要求前不遮眉，头发要求全部遮在帽子里，不露发际，接缝放在后面，边缘平整。帽子要求洁净 护士服：护士服洁净、平整、扣子齐全，内衣领口、袖口不露在护士服外面。仅供护士上班时着装，正确佩戴胸卡 鞋袜：穿白色的护士鞋，袜子颜色为肉色或白色，不能露在裤脚的外面 口罩：不可露出鼻孔，不使用时要求取下，不可放于下巴下 装饰要求：工作时不着浓妆，不用味浓的香水，不留长指甲，不着彩色指甲油，不戴戒指、手镯、耳饰及项链等饰物
仪态礼仪	站姿：头正、颈直、目光平视，两肩平齐、外展放松，挺胸收腹，两腿并拢，双臂自然下垂，或两手相搭在下腹部，双脚呈"V"字型或"丁"字型 走姿：在站姿的基础上，行走时以胸带步，弹足有力，柔步无声，两臂自然摆动，前后摆幅不超过30°，小步、稳快，走直线 坐姿：在站姿的基础上，单手或双手向后把衣裙下端拉平，轻轻坐在椅面的2/3～3/4，双膝并拢，小腿略后收或小交叉。双手轻握，置于腹部或腿上 蹲姿：左脚在前，右脚在后，双腿靠紧，屈膝，双手轻抚衣裙下摆，下蹲，双手置于膝上。上身稍向前倾

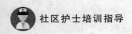

续表

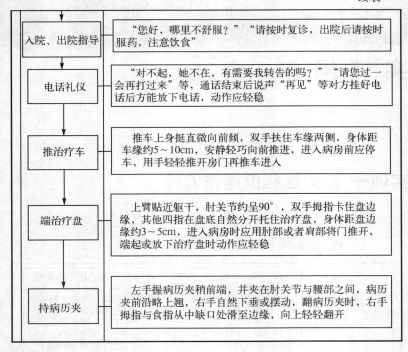

入院、出院指导	"您好,哪里不舒服?""请按时复诊,出院后请按时服药,注意饮食"
电话礼仪	"对不起,她不在,有需要我转告的吗?""请您过一会再打过来"等,通话结束后说声"再见"等对方挂好电话后方能放下电话,动作应轻稳
推治疗车	推车上身挺直微向前倾,双手扶住车缘两侧,身体距车缘约5~10cm,安静轻巧向前推进,进入病房前应停车,用手轻轻推开房门再推车进入
端治疗盘	上臂贴近躯干,肘关节约呈90°,双手拇指卡住盘边缘,其他四指在盘底自然分开托住治疗盘,身体距盘边缘约3~5cm,进入病房时应用肘部或者肩部将门推开,端起或放下治疗盘时动作应轻稳
持病历夹	左手握病历稍前端,并夹在肘关节与腰部之间,病历夹前沿略上翘,右手自然下垂或摆动,翻病历夹时,右手拇指与食指从中缺口处滑至边缘,向上轻轻翻开

二、评分标准

护士礼仪考核评分标准

评 分 标 准		满分	得分
仪容仪表	面带微笑,应着淡妆,服饰要庄重得体。护士的服装应以裙装为主,整洁庄重、大方合体,裙装约过膝5cm,内衣不可外露,不佩戴耳环、手镯、戒指等首饰,鞋子统一为白色、软底坡跟鞋,袜子为肤色或白色长袜,袜口不露出裤装底边。工作时头戴燕尾帽,且要保持燕式帽的洁白、挺括、无皱褶,头发不宜过高、过多和过长,耳边头发一律梳理到耳后,长发用发网向上网住,使发不垂肩,帽冠底边距前额发际2~5cm,用发夹在帽后方固定,帽翼两侧禁用发夹,以保持两翼外展似燕子飞翔的形象	15	

评　分　标　准			满分	得分
举止行为美	站姿	头正颈直、两眼平视、下颌微收、收腹挺胸，两肩自然下垂，左手握住右手4指背侧，两腿直立，身心上提。"丁"字形站立时，两脚尖距离10～15cm，脚跟距离5～7cm，使后背五点在同一平面上	10	
	行姿	行走时双眼平视前方，收腹挺胸，两臂自然摆动，摆动幅度为30°左右，双脚在一条直线上行走，步态轻稳，弹足有力。两人同行擦肩而过应保持10cm，防止相互碰撞，失礼失态	10	
	坐姿	双手握住椅背上缘，四指并拢于外侧，拇指在内，平稳提起，放下动作要轻，以保持病房安静。坐下时右脚先稍许后退，单手或双手抚衣裙，坐下后双手掌心向下放于同侧大腿上（或左下右上重叠放于左侧大腿衣襟处），躯干与大腿呈90°，两眼平视、挺胸抬头、自然大方。站起时，右脚稍许后退，站起	10	
	蹲姿	右脚稍许后退，双手抚衣裙下摆，脚掌贴地，脚跟抬起，自然下蹲，蹲下后双手左上右下，置于左腿上1/3处，保持重心平稳，拾物时用右手拾取物体	10	
	推治疗车	推车时双手扶住车缘把手两侧，躯干略向前倾，进病房时先停车，用手轻轻开门，再把车推至患者床前	10	
	持病历夹	左手握病历夹稍前端，并夹在肘关节与腰部之间，病历夹前沿略上翘，右手自然下垂或摆动，翻病历夹时，右手拇指与食指从中缺口处滑至边缘，向上轻轻翻开	10	
	端盘姿势	取自然站立姿势，双肘托住盘底边缘1/3处，拇指与食指夹持盘体，其他3指自然分开托住盘底，肘关节呈90°，使盘边距躯体3～5cm，要保持盘的平稳，不可倾斜，不可将手指伸入盘内	10	
	操作用语	例：静脉输液 ①操作前解释　"×××您好，根据你的病情，现在需要静脉输液，您现在是否需要排便，要不要我帮您做好准备?" ②操作中指导　"请您把手伸出来，就选用左手好吗? 让我给您扎上止血带，请您握紧拳头，对，您配合很好，您不用紧张，我保证动作很轻，请您放心。"如果一针没进，向患者道歉说："对不起，给您增添了痛苦……" ③操作后嘱咐　"您合作得很好，谢谢，现在您感觉怎样，请注意进针部位是否疼痛、肿胀，或者全身有什么不适，呼叫器就在您身旁，您可以随时叫我，好，现在请您安心休息。"	10	

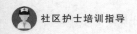

续表

评　分　标　准			满分	得分
举止行为美	电话用语	①在任何时候接起电话，请一定说："您好，××办公室"，语音清晰，语气亲切友善，语速平稳 ②当对方要找的人在时，请说："好的，您请稍等，我找他/她听电话"，此时勿放下电话筒大声叫喊；当对方要找的人不在时，请说："对不起，×××暂时不在办公室，您有什么事我可以帮您留言/转达吗？她/他可能一会儿就回办公室，您方不方便5min后再打过来?" ③如有必要时，还需要重复一遍对方的话（如重要的话或电话号码等） ④接听途中，应不时轻声说些："是的、很好"之类的短语，以积极的态度回应对方，表示自己一直在倾听或表示同意他/她的通话内容 ⑤挂上电话前，请一定要询问对方："您好，还有没有其他的事情?"，确定清楚后才说"好的，再见"，待对方挂机后，再轻巧地挂上话机 ⑥接听电话途中有急事需要处理时，一定要告诉对方："对不起，×××先生/小姐，我现在有急事要处理，您稍等一下或5min后再给您回话，好吗?" ⑦当再次与对方通话时，一定要说："非常抱歉，让您久等了。"	5	
总　分		100 分		

实训二 ▍ 生命体征测量法操作流程

一、 操作流程

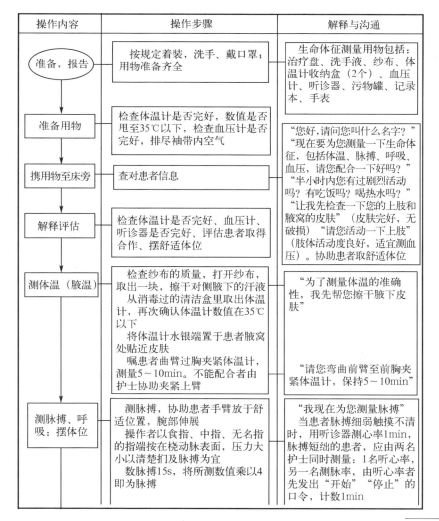

操作内容	操作步骤	解释与沟通
准备，报告	按规定着装，洗手、戴口罩；用物准备齐全	生命体征测量用物包括：治疗盘、洗手液、纱布、体温计收纳盒（2个）、血压计、听诊器、污物罐、记录本、手表
准备用物	检查体温计是否完好，数值是否甩至35℃以下，检查血压计是否完好，排尽袖带内空气	"您好,请问您叫什么名字?""现在要为您测量一下生命体征，包括体温、脉搏、呼吸、血压，请您配合一下好吗?""半小时内您有过剧烈活动吗? 有吃饭吗? 喝热水吗?""让我先检查一下您的上肢和腋窝的皮肤"（皮肤完好，无破损）"请您活动一下上肢"（肢体活动度良好，适宜测血压）。协助患者取舒适体位
携用物至床旁	查对患者信息	
解释评估	检查体温计是否完好、血压计、听诊器是否完好、评估患者取得合作、摆舒适体位	
测体温（腋温）	检查纱布的质量，打开纱布，取出一块，擦干对侧腋下的汗液　从消毒过的清洁盒里取出体温计，再次确认体温计数值在35℃以下　将体温计水银端置于患者腋窝处贴近皮肤　嘱患者曲臂过胸夹紧体温计，测量5～10min。不能配合者由护士协助夹紧上臂	"为了测量体温的准确性，我先帮您擦干腋下皮肤"　　　"请您弯曲前臂至前胸夹紧体温计，保持5～10min"
测脉搏、呼吸：摆体位	测脉搏，协助患者手臂放于舒适位置，腕部伸展　操作者以食指、中指、无名指的指端按在桡动脉表面，压力大小以清楚扪及脉搏为宜　数脉搏15s，将所测数值乘以4即为脉搏	"我现在为您测量脉搏"　当患者脉搏细弱触摸不清时，用听诊器测心率1min，脉搏短绌的患者，应由两名护士同时测量：1名听心率，另一名测脉率，由听心率者先发出"开始""停止"的口令，计数1min

操作内容	操作步骤	解释与沟通
	测呼吸,保持诊脉式,观察患者胸部或腹部的起伏,一呼一吸为一次。测30s,将所测数值乘2即为呼吸频率	呼吸不规则者或婴儿应测1min,若患者呼吸微弱不宜观察,可用少许棉花置于患者鼻孔前,观察棉花的吹动次数,计数1min
测血压	测血压,将被测上肢衣袖卷至肩部,必要时脱袖,掌心向上伸直,放于体侧,被测肢体的肱动脉与心脏水平位于同一水平,仰卧位时平腋中线,坐位时平第4肋 取血压计放于被测上肢的外侧,打开血压计,开启水银槽开关取出袖带,平整缠于上臂中部,袖带下缘距肘窝2~3cm,松紧度以能放入1指为宜 戴听诊器,将听诊器胸件放于肱动脉搏动最明显处,左手固定,右手握输气球关闭气门 打气至肱动脉搏动音消失,再升高20~30mmHg 以4mmHg/s的速率缓慢放气,使水银柱缓慢下降 看:测量者视线与水银柱的弯月面在同一水平 听:①当听到第一搏动音时,所看到的水银柱与刻度为收缩压 ②当听到搏动声音突然减弱或消失时,所看到的水银柱刻度为舒张压	
取出体温计	读取数值并甩至35℃以下,将体温计放入消毒液容器中	
整理解释	解下袖带,排尽袖带内余气,卷好袖带放入盒内,将血压计盒盖右倾45°,使水银液回流槽内,关闭水银槽开关,盖紧盒盖。协助患者整理衣袖	
整理用物	整理床单位向患者解释	"××,您的体温××,脉搏××,呼吸××,血压××,生命体征都在范围之内,请您不要担心,谢谢您的配合。"
完成时间;12min,提问	洗手	记录数值

二、注意事项

1. 以口温为例，发热的程度如何划分？

（1）低热　37.3～38.0℃。

（2）中等热　38.1～39.0℃。

（3）高热　39.1～41.1℃。

（4）超高热　41.0℃。

2. 若患者不慎咬破体温计如何处理？

① 应立即清除玻璃以免损伤舌唇、口腔黏膜。

② 口服蛋清液或牛奶以延缓汞的吸收。

③ 病情允许可食用纤维丰富的食物以促进汞的排泄。

3. 测量血压的注意事项？

① 测血压前要求患者安静休息 20～30min，如运动、情绪激动、吸烟、进食等可导致血压偏高。

② 长期观察血压的患者，做到"四定"：定时间、定部位、定体位、定血压计。

③ 保持测量者视线与血压计刻度平行。

④ 为偏瘫、一侧肢体外伤或手术的患者测血压应选择健侧肢体。

⑤ 衣袖过紧时，应脱去衣袖，以免影响测量结果。

⑥ 排除影响血压值的外界因素。袖带过窄使测得血压值偏高；袖带过宽使测得血压值偏低；袖带过松使测得血压值偏高；袖带过紧使测得血压值偏低。

⑦ 发现血压听不清或异常，应重测，重测时，带水银柱降至"0"点，稍等片刻再测量，必要时双侧对照。

三、评分标准

体温测量法考核评分标准

项目总分	项目内容	技术要求	分值	扣分分值	备注
素质要求 （6分）	报告内容	语言流畅，面带微笑	2		
	仪表举止	仪表大方，举止端庄	2		
	服装服饰	服装鞋帽整洁，头发、着装符合要求	2		
操作前准备 （8分）	环境	温湿度适宜、安静整洁，光线适中	2		
	用物	用物准备齐全，摆放合理美观	3		
	护士	洗手、戴口罩	3		
操作步骤 （75分）	体位 （10分）	①核对，解释 ②检查体温计是否完好性，水银柱是否在35℃以下	4 6		
	测量 （42分）	测口温 ①口表水银端斜放于舌下热窝，嘱其闭口，勿咬，用鼻呼吸 ②3min后取出，准确读取数据 ③再次核对	5 4 5		
		测腋温 ①擦干汗液，将体温计水银端放腋窝正中，紧贴皮肤，屈臂过胸，加紧 ②10min后取出，准确读取数据 ③再次核对	5 4 5		
		测肛温 ①取侧卧，露出臀部，润滑肛表水银端，插入3～4cm ②3min后取出，准确读取数据 ③再次核对	5 4 5		
	整理 （5分）	整理衣物，取舒适体位，整理床单位	5		
	操作后处理 （18分）	①告知注意事项 ②动作平稳、准确 ③患者感觉舒适，整理用物 ④洗手，记录，脱口罩 ⑤报告操作完毕	5 4 3 4 2		

续表

项目 总分	项目 内容	技 术 要 求	分值	扣分 分值	备注
综合 评价 （11分）	操作效果	操作中患者无不适，测量数值准确	4		
	操作态度	护患沟通亲切自然有效，体现人文关怀	3		
	操作方法	程序正确，动作规范、美观，操作熟练	4		
总　　　分		100 分			

脉搏测量法考核评分标准

项目 总分	项目 内容	技 术 要 求	分值	扣分 分值	备注
素质 要求 （6分）	报告内容	语言流畅，面带微笑	2		
	仪表举止	仪表大方，举止端庄	2		
	服装服饰	服装鞋帽整洁，头发、着装符合要求	2		
操作前 准备 （8分）	环境	温湿度适宜、安静整洁，光线适中	2		
	用物	用物准备齐全，摆放合理美观	3		
	护士	洗手、戴口罩	3		
操作 步骤 （75分）	体位 （10分）	①核对，解释 ②选择合适的测量部位，首选桡动脉 ③取坐位或卧位，手腕放于舒适位置，便于测量	4 4 2		
	测量 （42分）	①以食、中、无名指（三指并拢），指端轻按于桡动脉处，压力的大小以清楚触到搏动为宜 ②计数 30s，将所测得数值乘 2 即为每分钟的脉搏数 ③口述 a. 异常脉搏（如心血管疾病、危重患者等）应测 1min b. 脉搏细弱而触不清时，用听诊器听心率 1min 代替触诊 c. 细脉，由两人同时测量，一人听心率，另一人测脉率，两人同时开始，由听心率者发出"起""停"口令，测 1min ④再次核对	9 7 7 7 7 5		
	整理 （5分）	整理衣物，取舒适体位，整理床单位	5		

续表

项目 总分	项目 内容	技 术 要 求	分值	扣分 分值	备注
操作 步骤 (75分)	操作后 处理 (18分)	①告知注意事项 ②动作平稳、准确 ③患者感觉舒适，整理用物 ④洗手，记录，脱口罩 ⑤报告操作完毕	5 4 3 4 2		
综合 评价 (11分)	操作效果	操作中患者无不适，测量数值准确	4		
	操作态度	护患沟通亲切自然有效，体现人文关怀	3		
	操作方法	程序正确，动作规范、美观，操作熟练	4		
总　分		100分			

呼吸测量法考核评分标准

项目 总分	项目 内容	技 术 要 求	分值	扣分 分值	备注
素质 要求 (6分)	报告内容	语言流畅，面带微笑	2		
	仪表举止	仪表大方，举止端庄	2		
	服装服饰	服装鞋帽整洁，头发、着装符合要求	2		
操作前 准备 (8分)	环境	温湿度适宜、安静整洁，光线适中	2		
	用物	用物准备齐全，摆放合理美观	3		
	护士	洗手、戴口罩	3		
操作 步骤 (75分)	体位 (9分)	①核对，解释 ②取舒适体位，一般平卧位	4 5		
	测量 (43分)	①将手放在患者的诊脉部位，观察胸部或腹部起伏 ②一吸一呼为一次呼吸，计数30s，所测数值乘以2，为呼吸频率 ③口述： a. 异常呼吸测1min b. 危重患者呼吸微弱，可用少许棉花置于鼻孔前，观察棉花被吹动次数，计时1min ④再次核对	12 8 9 9 5		

续表

项目 总分	项目 内容	技术要求	分值	扣分 分值	备注
操作 步骤 (75分)	整理 (5分)	整理衣物，取舒适体位，整理床单位	5		
	操作后 处理 (18分)	①告知注意事项 ②动作平稳、准确 ③患者感觉舒适，整理用物 ④洗手，记录，脱口罩 ⑤报告操作完毕	5 4 3 4 2		
综合 评价 (11分)	操作效果	操作中患者无不适，测量数值准确	4		
	操作态度	护患沟通亲切自然有效，体现人文关怀	3		
	操作方法	程序正确，动作规范、美观，操作熟练	4		
总　　分		100分			

血压测量法考核评分标准

项目 总分	项目 内容	技术要求	分值	扣分 分值	备注
素质 要求 (6分)	报告内容	语言流畅，面带微笑	2		
	仪表举止	仪表大方，举止端庄	2		
	服装服饰	服装鞋帽整洁，头发、着装符合要求	2		
操作前 准备 (8分)	环境	温湿度适宜、安静整洁，光线适中	2		
	用物	用物准备齐全，摆放合理美观	3		
	护士	洗手、戴口罩	3		
操作 步骤 (75分)	体位 (10分)	①核对，解释 ②卷袖露臂，肘部伸直，掌心向上，手臂（肱动脉）与心脏保持在同一水平，坐位：平第四肋；仰卧位：平腋中线	4 6		

续表

项目 总分	项目 内容	技 术 要 求	分值	扣分 分值	备注
操作 步骤 (75分)	测量 (42分)	①放平、打开，开启水银槽开关 ②驱尽袖带内空气，平整地缠于上臂中部，下缘距肘窝2～3cm，松紧以能放入一指为宜 ③将听诊器胸件置于肱动脉搏动最明显处，一手固定，另一手关闭气门，握加压气球，充气至肱动脉搏动音消失再升高20～30mmHg ④缓慢放气，速度以4mmHg/s为宜 ⑤听诊器出现的第一声搏动音时水银柱所指的刻度为收缩压，随后波动逐渐增强，当搏动音突然变弱或消失时，水银柱所指的刻度为舒张压 ⑥排尽袖带内空气，解下袖带，放入盒内，将盒盖右倾45°，使水银全部流入槽内，关闭水银槽开关，盖上盒盖，平稳放置 ⑦再次核对	4 6 7 5 8 7 5		
	整理 (5分)	整理衣物，取舒适体位，整理床单位	5		
	操作后 处理 (18分)	①告知注意事项 ②动作平稳、准确 ③患者感觉舒适，整理用物 ④洗手，记录，脱口罩 ⑤报告操作完毕	5 4 3 4 2		
综合 评价 (11分)	操作效果	操作中患者无不适，测量数值准确	4		
	操作态度	护患沟通亲切自然有效，体现人文关怀	3		
	操作方法	程序正确，动作规范、操作熟练	4		
总　　分		100分			

实训三 ▌ 快速血糖测量操作流程

一、操作流程

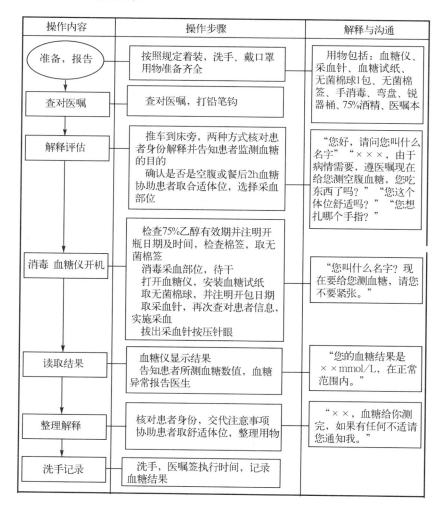

操作内容	操作步骤	解释与沟通
准备，报告	按照规定着装，洗手、戴口罩 用物准备齐全	用物包括：血糖仪、采血针、血糖试纸、无菌棉球1包、无菌棉签、手消毒、弯盘、锐器桶、75%酒精、医嘱本
查对医嘱	查对医嘱，打铅笔钩	
解释评估	推车到床旁，两种方式核对患者身份解释并告知患者监测血糖的目的 确认是否是空腹或餐后2h血糖 协助患者取合适体位，选择采血部位	"您好，请问您叫什么名字""×××，由于病情需要，遵医嘱现在给您测空腹血糖，您吃东西了吗？""您这个体位舒适吗？""您想扎哪个手指？"
消毒 血糖仪开机	检查75%乙醇有效期并注明开瓶日期及时间，检查棉签，取无菌棉签 消毒采血部位，待干 打开血糖仪，安装血糖试纸 取无菌棉球，并注明开包日期 取采血针，再次查对患者信息，实施采血 拔出采血针按压针眼	"您叫什么名字？现在要给您测血糖，请您不要紧张。"
读取结果	血糖仪显示结果 告知患者所测血糖数值，血糖异常报告医生	"您的血糖结果是××mmol/L，在正常范围内。"
整理解释	核对患者身份，交代注意事项 协助患者取舒适体位，整理用物	"×××，血糖给你测完，如果有任何不适请您通知我。"
洗手记录	洗手，医嘱签执行时间，记录血糖结果	

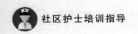

二、注意事项

① 采血部位的选择。五指任意手指的两侧均可。

② 正常空腹血糖值范围。3.9～6.1mmol/L，餐后 2h 7.8～11.1mmol/L。

③ 采血部位在酒精消毒后要待干采血，并擦去第一滴血，以避免酒精与试纸上的物质发生反应，影响测量结果。

④ 不宜采用含碘消毒剂消毒皮肤，碘可以与血糖试纸中的酶发生反应，使测量结果产生误差。

⑤ 采血量必须完全覆盖试纸的测试孔。血量不足会导致测量失败或测量值偏低；若血量过多溢出孔外，不但污染仪器，还导致测量结果出现误差。

三、评分标准

血糖测量法考核评分标准

项目总分	项目内容	技术要求	分值	扣分分值	备注
素质要求（6分）	报告内容	语言流畅，面带微笑	2		
	仪表举止	仪表大方，举止端庄	2		
	服装服饰	服装鞋帽整洁，头发、着装符合要求	2		
操作前准备（8分）	环境	温湿度适宜、安静整洁，光线适中	2		
	用物	用物准备齐全，摆放合理美观	3		
	护士	洗手、戴口罩	3		
操作步骤（75分）	体位（10分）	①核对，解释 ②患者清洁双手，取舒适体位	4 6		

续表

项目 总分	项目 内容	技 术 要 求	分值	扣分 分值	备注
操作 步骤 (75分)	测量 (42分)	①确定采血部位，用酒精消毒，待干 ②打开血糖仪，取出试纸，屏幕出现插入试纸提示时将试纸插入 ③再次核对 ④采血针放在手指预采血部位，按采血针 ⑤无菌干棉签擦去第一滴血 ⑥按压手指，将测试孔靠近血液，使血液充满测试孔，待屏幕上显示血糖的测量值 ⑦无菌干棉签按压出血点至止不出血	6 4 5 7 6 8 6		
	整理 (5分)	整理衣物，取舒适体位，整理床单位	5		
	操作后 处理 (18分)	①告知注意事项 ②动作平稳、准确 ③患者感觉舒适，整理用物 ④洗手，记录，脱口罩 ⑤报告操作完毕	5 4 3 4 2		
综合 评价 (11分)	操作效果	操作中患者无不适，测量数值准确	4		
	操作态度	护患沟通亲切自然有效，体现人文关怀	3		
	操作方法	程序正确、动作规范、操作熟练	4		
总　　分		100分			

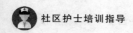

实训四 ▌ 翻身侧卧法操作流程

一、操作流程

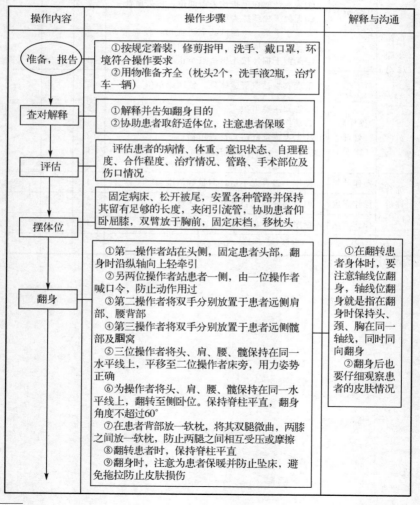

操作内容	操作步骤	解释与沟通
准备，报告	①按规定着装，修剪指甲，洗手、戴口罩，环境符合操作要求 ②用物准备齐全（枕头2个，洗手液2瓶，治疗车一辆）	
查对解释	①解释并告知翻身目的 ②协助患者取舒适体位，注意患者保暖	
评估	评估患者的病情、体重、意识状态、自理程度、合作程度、治疗情况、管路、手术部位及伤口情况	
摆体位	固定病床、松开被尾，安置各种管路并保持其留有足够的长度，夹闭引流管，协助患者仰卧屈膝，双臂放于胸前，固定床档，移枕头	
翻身	①第一操作者站在头侧，固定患者头部，翻身时沿纵轴向上轻牵引 ②另两位操作者站患者一侧，由一位操作者喊口令，防止动作用过 ③第二操作者将双手分别放置于患者远侧肩部、腰背部 ④第三操作者将双手分别放置于患者远侧髋部及腘窝 ⑤三位操作者将头、肩、腰、髋保持在同一水平线上，平移至二位操作者床旁，用力姿势正确 ⑥为操作者将头、肩、腰、髋保持在同一水平线上，翻转至侧卧位。保持脊柱平直，翻身角度不超过60° ⑦在患者背部放一软枕，将其双腿微曲，两膝之间放一软枕，防止两腿之间相互受压或摩擦 ⑧翻转患者时，保持脊柱平直 ⑨翻身时，注意为患者保暖并防止坠床，避免拖拉防止皮肤损伤	①在翻转患者身体时，要注意轴线位翻身，轴线位翻身就是指在翻身时保持头、颈、胸在同一轴线，同时同向翻身 ②翻身后也要仔细观察患者的皮肤情况

操作内容	操作步骤	解释与沟通
整理、报告	①收拾用物，整理床单位 ②再次查对患者身份 ③交待注意事项 ④垃圾分类，洗手	

二、注意事项

① 第一操作者站在头侧，固定患者头部，翻身时沿纵轴向上略加牵引，防止头颈部扭曲。

② 操作时应由一位操作者喊口令，以便动作同步，确保患者头、颈、肩在同一水平上。

③ 翻身过程中注意各种导管及输液装置安排妥当。

④ 三位操作者在操作过程中使头、肩、腰、髋保持在同一水平线上，翻转至侧卧位。

⑤ 翻身时始终保持脊椎平直，翻身角度不超过 $60°$。

住院患者翻身及受压皮肤评估记录表

日期	时间	翻身	皮肤情况	签名	日期	时间	翻身	皮肤情况	签名

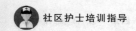

三、评分标准

翻身侧卧法考核评分标准

项目 总分	项目 内容	技 术 要 求	分值	扣分 分值	备注
素质 要求 （6分）	报告内容	语言流畅，面带微笑	2		
	仪表举止	仪表大方，举止端庄	2		
	服装服饰	服装鞋帽整洁，头发、着装符合要求	2		
操作前 准备 （8分）	环境	温湿度适宜、安静整洁，光线适中	2		
	用物	用物准备齐全，摆放合理美观	3		
	护士	洗手、戴口罩	3		
操作 步骤 （75分）	翻身前 准备 （9分）	①核对，解释	4		
		②固定床脚轮，盖被折叠至床尾	5		
	翻身 （43分）	①患者双手放于腹部，将其肩部、臀部移向护士侧的床沿，嘱患者屈膝	12		
		②一手托肩部，一手扶膝，将患者转向对侧，背向护士	12		
		③观察皮肤情况	6		
		④用枕头支撑患者胃部及肢体	6		
		⑤盖好盖被，询问患者有无不适	7		
	整理 （5分）	整理衣物，取舒适体位，整理床单位	5		
	操作后 处理 （18分）	①告知注意事项	5		
		②动作平稳、准确、省力	4		
		③患者感觉舒适，整理用物	3		
		④洗手，脱口罩	4		
		⑤报告操作完毕	2		
综合 评价 （11分）	操作效果	操作中患者无不适	4		
	操作态度	护患沟通亲切自然有效，体现人文关怀	3		
	操作方法	程序正确，动作规范、美观，操作熟练	4		
总　　分		100分			

实训五 ▌ 叩背法操作流程

一、操作流程

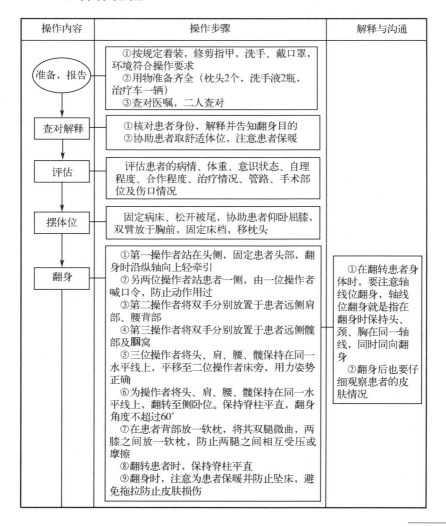

操作内容	操作步骤	解释与沟通
准备，报告	①按规定着装，修剪指甲，洗手、戴口罩，环境符合操作要求 ②用物准备齐全（枕头2个，洗手液2瓶，治疗车一辆） ③查对医嘱，二人查对	
查对解释	①核对患者身份，解释并告知翻身目的 ②协助患者取舒适体位，注意患者保暖	
评估	评估患者的病情、体重、意识状态、自理程度、合作程度、治疗情况、管路、手术部位及伤口情况	
摆体位	固定病床、松开被尾，协助患者仰卧屈膝，双臂放于胸前，固定床档，移枕头	
翻身	①第一操作者站在头侧，固定患者头部，翻身时沿纵轴向上轻牵引 ②另两位操作者站患者一侧，由一位操作者喊口令，防止动作用过 ③第二操作者将双手分别放置于患者远侧肩部、腰背部 ④第三操作者将双手分别放置于患者远侧髋部及腘窝 ⑤三位操作者将头、肩、腰、髋保持在同一水平线上，平移至二位操作者床旁，用力姿势正确 ⑥为操作者将头、肩、腰、髋保持在同一水平线上，翻转至侧卧位。保持脊柱平直，翻身角度不超过60° ⑦在患者背部放一软枕，将其双腿微曲，两膝之间放一软枕，防止两腿之间相互受压或摩擦 ⑧翻转患者时，保持脊柱平直 ⑨翻身时，注意为患者保暖并防止坠床，避免拖拉防止皮肤损伤	①在翻转患者身体时，要注意轴线位翻身，轴线位翻身就是指在翻身时保持头、颈、胸在同一轴线，同时同向翻身 ②翻身后也要仔细观察患者的皮肤情况

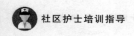

续表

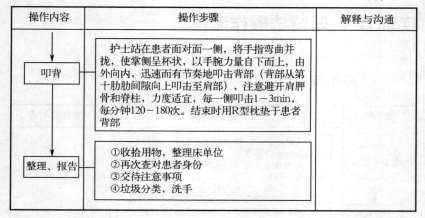

操作内容	操作步骤	解释与沟通
叩背	护士站在患者面对面一侧，将手指弯曲并拢，使掌侧呈杯状，以手腕力量自下而上，由外向内，迅速而有节奏地叩击背部（背部从第十肋间隙向上叩击至肩部），注意避开肩胛骨和脊柱，力度适宜，每一侧叩击1~3min，每分钟120~180次。结束时用R型枕垫于患者背部	
整理、报告	①收拾用物，整理床单位 ②再次查对患者身份 ③交待注意事项 ④垃圾分类，洗手	

二、注意事项

① 术后患者先检查敷料是否脱落、潮湿，若有异常在医生处理后再翻身；颅脑术后的患者不宜翻身，只能卧于健侧或平卧；牵引者翻身时不能放松。

② 叩背禁忌证：有活动性内出血、咳血、气胸、肋骨骨折、肺水肿、肺栓塞、低血压、大血管手术后、头部外伤急性期和颅内压升高等。

③ 叩背时间以 5~10min 为宜，应安排在餐后 2h 至餐前 30min 完成。

三、评分标准

叩背法考核评分标准

项目总分	项目内容	技 术 要 求	分值	扣分分值	备注
素质要求 （6分）	报告内容	语言流畅，面带微笑	2		
	仪表举止	仪表大方，举止端庄	2		
	服装服饰	服装鞋帽整洁，头发、着装符合要求	2		

续表

项目 总分	项目 内容	技 术 要 求	分值	扣分 分值	备注
操作前 准备 （8分）	环境	温湿度适宜、安静整洁，光线适中	2		
	用物	用物准备齐全，摆放合理美观	3		
	护士	洗手、戴口罩	3		
操作 步骤 （75分）	翻身前 准备 （15分）	①核对，解释	5		
		②固定床脚刹车，检查患者皮肤、手术伤口、导管情况	5		
		③关闭管道、松绑引流袋，方便翻身	5		
	翻身 （13分）	①患者双手放于腹部、双腿屈曲，将其肩部、臀部移向护士侧的床沿	8		
		②观察皮肤情况	5		
	叩背 （24分）	①面向患者背部给予叩背，使掌侧呈杯状，以手腕力量自下而上，由外向内，迅速而有节奏的叩击，避开肩胛骨和脊柱，每侧叩击1～3min，每分钟120～180次	16		
		②护理过程中，密切观察病情变化	4		
		③叩背结束，用R型枕垫于患者背部	4		
	整理 （5分）	整理衣物，取舒适体位，整理床单位	5		
	操作后 处理 （18分）	①告知注意事项	5		
		②动作平稳、准确、省力	4		
		③患者感觉舒适，整理用物	3		
		④洗手，脱口罩	4		
		⑤报告操作完毕	2		
综合 评价 （11分）	操作效果	操作中患者无不适或受伤	4		
	操作态度	护患沟通亲切自然有效，体现人文关怀	3		
	操作方法	程序正确，动作规范、美观，操作熟练	4		
总　　分		100分			

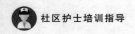
实训六 ▎皮内注射法操作流程

一、操作流程

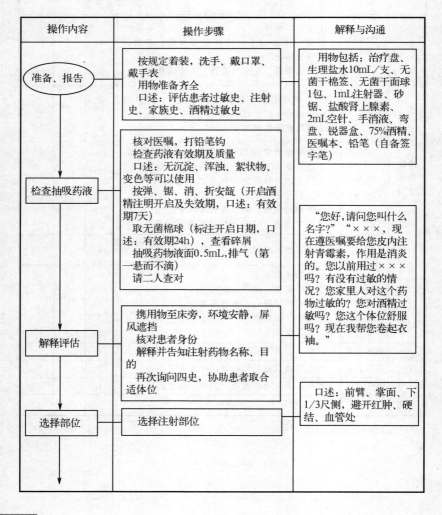

操作内容	操作步骤	解释与沟通
准备、报告	按规定着装，洗手、戴口罩、戴手表 用物准备齐全 口述：评估患者过敏史、注射史、家族史、酒精过敏史	用物包括：治疗盘、生理盐水10mL／支、无菌干棉签、无菌干面球1包、1mL注射器、砂锯、盐酸肾上腺素、2mL空针、手消液、弯盘、锐器盒、75%酒精、医嘱本、铅笔（自备签字笔）
检查抽吸药液	核对医嘱，打铅笔钩 检查药液有效期及质量 口述：无沉淀、浑浊、絮状物、变色等可以使用 按弹、锯、消、折安瓿（开启酒精注明开启及失效期，口述：有效期7天） 取无菌棉球（标注开启日期，口述：有效期24h），查看碎屑 抽吸药物液面0.5mL，排气（第一悬而不滴） 请二人查对	"您好，请问您叫什么名字？""×××，现在遵医嘱要给您皮内注射青霉素，作用是消炎的。您以前用过×××吗？有没有过敏的情况？您家里人对这个药物过敏的？您对酒精过敏吗？您这个体位舒服吗？现在我帮您卷起衣袖。"
解释评估	携用物至床旁，环境安静，屏风遮挡 核对患者身份 解释并告知注射药物名称、目的 再次询问四史，协助患者取合适体位	
选择部位	选择注射部位	口述：前臂、掌面、下1/3尺侧，避开红肿、硬结、血管处

续表

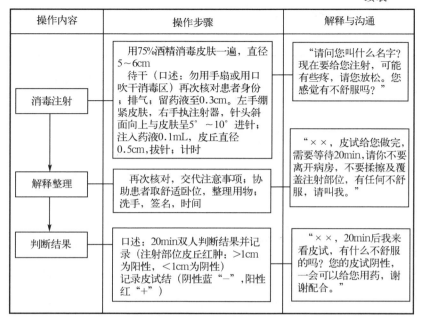

操作内容	操作步骤	解释与沟通
消毒注射	用75%酒精消毒皮肤一遍，直径5~6cm 待干（口述：勿用手扇或用口吹干消毒区）再次核对患者身份；排气，留药液至0.3cm。左手绷紧皮肤，右手执注射器，针头斜面向上与皮肤呈5°~10°进针；注入药液0.1mL，皮丘直径0.5cm，拔针；计时	"请问您叫什么名字？现在要给您注射，可能有些疼，请您放松。您感觉有不舒服吗？"
解释整理	再次核对，交代注意事项；协助患者取舒适卧位，整理用物；洗手，签名，时间	"××，皮试给您做完，需要等待20min，请你不要离开病房，不要揉擦及覆盖注射部位，有任何不舒服，请叫我。"
判断结果	口述：20min双人判断结果并记录（注射部位皮丘红肿：>1cm为阳性，<1cm为阴性）记录皮试结（阴性蓝"－"，阳性红"＋"）	"××，20min后我来看皮试，有什么不舒服的吗？您的皮试阴性，一会可以给您用药，谢谢配合。"

二、注意事项

① 皮内注射要进针快、拔针快，拔针后指导患者勿揉擦局部，以免影响结果的判断。

② 做药物过敏试验消毒皮肤时忌用含碘的消毒剂消毒皮肤，以免影响对局部反应的观察。

③ 在为患者做药物过敏试验前，要备好相应急救药品，以防发生意外。

④ 若需做对照试验，则更换新注射器在另一前臂相应部位注入 0.1mL 生理盐水。

⑤ 注入药液 0.1mL，皮丘直径 0.5cm；注射部位皮丘红肿＞1cm 为阳性，＜1cm 为阴性。

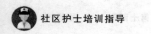

三、评分标准

皮内注射法考核评分标准

项目总分	项目内容	技术要求	分值	扣分分值	备注
素质要求（6分）	报告内容	语言流畅，面带微笑	2		
	仪表举止	仪表大方，举止端庄	2		
	服装服饰	服装鞋帽整洁，头发、着装符合要求	2		
操作前准备（8分）	环境	温湿度适宜、安静整洁，光线适中	2		
	用物	用物准备齐全，摆放合理美观	3		
	护士	洗手、戴口罩	3		
操作步骤（75分）	选择部位（18分）	①核对，解释 ②取舒适体位，询问用药史、过敏史 ③选用前臂掌侧下段，避开硬结、红肿	4 9 5		
	进针推药（34分）	①消毒皮肤，用75%的乙醇消毒皮肤，待干 ②再次核对，排尽空气 ③左手绷紧局部皮肤，右手持注射器，针尖斜面向上，与皮肤呈5°刺入皮内，待针尖斜面完全进入皮内后，放平注射器，用绷紧皮肤手的固定针栓，另一手缓慢注入0.1mL药液，使局部隆起形成一皮丘 ④再次核对	4 7 18 5		
	整理（5分）	整理衣物，取舒适体位，整理床单位	5		
	操作后处理（18分）	①告知注意事项 ②动作平稳、准确 ③患者感觉舒适，整理用物 ④洗手，记录，脱口罩 ⑤报告操作完毕	5 4 3 4 2		
综合评价（11分）	操作效果	操作中患者无不适，无污染现象	4		
	操作态度	护患沟通亲切自然有效，体现人文关怀	3		
	操作方法	程序正确，动作规范、操作熟练	4		
总　　分		100分			

实训七 ▌ 皮下注射法操作流程

一、操作流程图

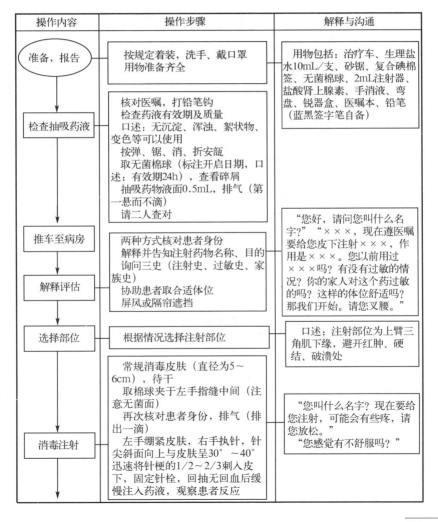

操作内容	操作步骤	解释与沟通
准备，报告	按规定着装，洗手、戴口罩 用物准备齐全	用物包括：治疗车、生理盐水10mL/支、砂锯、复合碘棉签、无菌棉球、2mL注射器、盐酸肾上腺素、手消液、弯盘、锐器盒、医嘱本、铅笔（蓝黑签字笔自备）
检查抽吸药液	核对医嘱，打铅笔钩 检查药液有效期及质量 口述：无沉淀、浑浊、絮状物、变色等可以使用 按弹、锯、消、折安瓿 取无菌棉球（标注开启日期，口述：有效期24h），查看碎屑 抽吸药物液面0.5mL，排气（第一悬而不滴） 请二人查对	
推车至病房 解释评估	两种方式核对患者身份 解释并告知注射药物名称、目的 询问三史（注射史、过敏史、家族史） 协助患者取合适体位 屏风或隔帘遮挡	"您好，请问您叫什么名字？""×××，现在遵医嘱要给您皮下注射×××，作用是×××。您以前用过×××吗？有没有过敏的情况？你的家人对这个药过敏的吗？这样的体位舒适吗？那我们开始。请您叉腰。"
选择部位	根据情况选择注射部位	口述：注射部位为上臂三角肌下缘，避开红肿、硬结、破溃处
消毒注射	常规消毒皮肤（直径为5～6cm），待干 取棉球夹于左手指缝中间（注意无菌面） 再次核对患者身份，排气（排出一滴） 左手绷紧皮肤，右手执针，针尖斜面向上与皮肤呈30°～40°迅速将针梗的1/2～2/3刺入皮下，固定针栓，回抽无回血后缓慢注入药液，观察患者反应	"您叫什么名字？现在要给您注射，可能会有些疼，请您放松。" "您感觉有不舒服吗？"

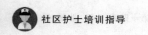

续表

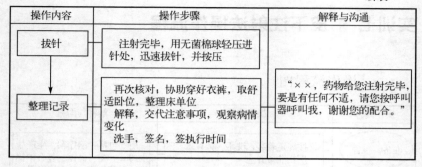

操作内容	操作步骤	解释与沟通
拔针	注射完毕，用无菌棉球轻压进针处，迅速拔针，并按压	
整理记录	再次核对；协助穿好衣裤，取舒适卧位，整理床单位 解释，交代注意事项，观察病情变化 洗手，签名，签执行时间	"××，药物给您注射完毕，要是有任何不适，请您按呼叫器呼叫我，谢谢您的配合。"

二、注意事项

① 什么样的药物要尽量避免皮下注射？

刺激性较强的注射类药物。

② 常用皮下注射的部位是哪里？

上臂三角肌下缘、下腹部（肚脐周围三横指）、大腿前外侧、后背。

③ 应该怎样选择皮下注射的部位？

避开红肿、硬结、破溃的部位。

④ 经常皮下注射的患者应该注意什么？

应当每次更换注射部位。

三、评分标准

皮下注射法考核评分标准

项目总分	项目内容	技 术 要 求	分值	扣分分值	备注
素质要求（6分）	报告内容	语言流畅，面带微笑	2		
	仪表举止	仪表大方，举止端庄	2		
	服装服饰	服装鞋帽整洁，头发、着装符合要求	2		
操作前准备（8分）	环境	温湿度适宜、安静整洁，光线适中	2		
	用物	用物准备齐全，摆放合理美观	3		
	护士	洗手、戴口罩	3		

项目 总分	项目 内容	技术要求	分值	扣分 分值	备注
操作 步骤 (75分)	选择 部位 (18分)	①核对，解释 ②取舒适体位，询问用药史、过敏史 ③选用上臂三角肌下缘注射	4 9 5		
	进针 推药 (34分)	①消毒皮肤，待干 ②再次核对，排尽空气 ③左手绷紧局部皮肤，右手持注射器，示指固定针栓，针头斜面向上，与皮肤呈30～40°角快速刺入皮下，将针梗1/2～2/3刺入皮下， ④松开绷紧皮肤的手，抽动活塞，如无回血，缓慢推入药液 ⑤再次核对	4 7 13 5 5		
	整理 (5分)	整理衣物，取舒适体位，整理床单位	5		
	操作后 处理 (18分)	①告知注意事项 ②动作平稳、准确 ③患者感觉舒适，整理用物 ④洗手，记录，脱口罩 ⑤报告操作完毕	5 4 3 4 2		
综合 评价 (11分)	操作效果	操作中患者无不适，无污染现象	4		
	操作态度	护患沟通亲切自然有效，体现人文关怀	3		
	操作方法	程序正确，动作规范、操作熟练	4		
总　　分		100分			

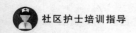

实训八 ▎ 肌内注射法操作流程

一、操作流程

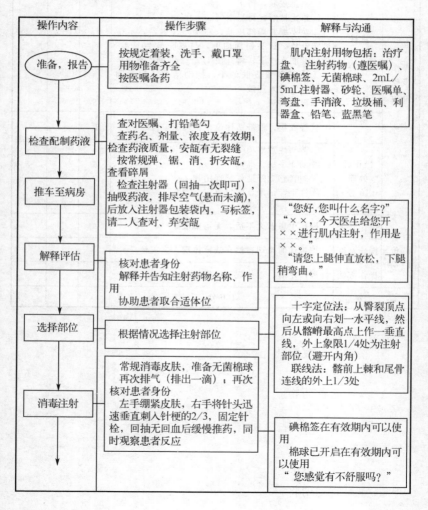

操作内容	操作步骤	解释与沟通
准备，报告	按规定着装，洗手、戴口罩 用物准备齐全 按医嘱备药	肌内注射用物包括：治疗盘、注射药物（遵医嘱）、碘棉签、无菌棉球、2mL/5mL注射器、砂轮、医嘱单、弯盘、手消液、垃圾桶、利器盒、铅笔、蓝黑笔
检查配制药液	查对医嘱、打铅笔勾 查药名、剂量、浓度及有效期；检查药液质量，安瓿有无裂缝 按常规弹、锯、消、折安瓿，查看碎屑	
推车至病房	检查注射器（回抽一次即可）抽吸药液，排尽空气(悬而未滴)，后放入注射器包装袋内，写标签，请二人查对、弃安瓿	"您好，您叫什么名字?" "××，今天医生给您开××进行肌内注射，作用是××。" "请您上腿伸直放松，下腿稍弯曲。"
解释评估	核对患者身份 解释并告知注射药物名称、作用 协助患者取合适体位	
选择部位	根据情况选择注射部位	十字定位法：从臀裂顶点向左或向右划一水平线，然后从髂嵴最高点上作一垂直线，外上象限1/4处为注射部位（避开内角） 联线法：髂前上棘和尾骨连线的外上1/3处
消毒注射	常规消毒皮肤，准备无菌棉球再次排气（排出一滴）；再次核对患者身份 左手绷紧皮肤，右手将针头迅速垂直刺入针梗的2/3，固定针栓，回抽无回血后缓慢推药，同时观察患者反应	碘棉签在有效期内可以使用 棉球已开启在有效期内可以使用 "您感觉有不舒服吗？"

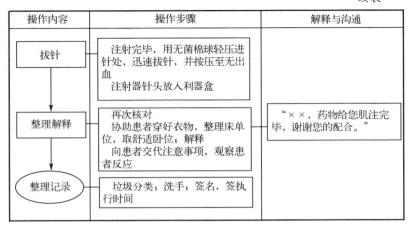

操作内容	操作步骤	解释与沟通
拔针	注射完毕,用无菌棉球轻压进针处,迅速拔针,并按压至无出血 注射器针头放入利器盒	
整理解释	再次核对 协助患者穿好衣物,整理床单位,取舒适卧位;解释 向患者交代注意事项,观察患者反应	"××,药物给您肌注完毕,谢谢您的配合。"
整理记录	垃圾分类;洗手;签名,签执行时间	

二、注意事项

1. 减轻患者疼痛的注射方法

① 解除患者思想顾虑,分散其注意力,取合适体位,便于进针。

② 注射时做到"两快一慢",即进针、拔针快,推药慢。

③ 注射刺激性较强的药物时,应选用细长针头,进针要深。同时注射多种药物时,先注射刺激弱的药物,后注射刺激强的药物。

2. 臀大肌注射法的部位选择

① 十字法。自臀裂顶点向左或向右作一水平线,然后从髂嵴最高点作一垂直线,将一侧臀部分为 4 个象限,其外上象限避开内角为注射部位。

② 联线法。取髂前上棘与尾骨联线的外 1/3 处为注射区。

3. 注意事项

① 需要两种药物同时注射时,应注意配伍禁忌。

② 选择合适的注射部位,避免刺伤神经和血管,无回血时方可注射。

③ 注射部位应当避开炎症、硬结、瘢痕等部位。

④ 对经常注射的患者,应当更换注射部位。

⑤ 注射时切勿将针梗全部刺入,以防针梗从根部折断。

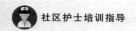
三、评分标准

肌内注射法考核评分标准

项目总分	项目内容	技 术 要 求	分值	扣分分值	备注
素质要求 （6分）	报告内容	语言流畅，面带微笑	2		
	仪表举止	仪表大方，举止端庄	2		
	服装服饰	服装鞋帽整洁，头发、着装符合要求	2		
操作前准备 （8分）	环境	温湿度适宜、安静整洁，光线适中	2		
	用物	用物准备齐全，摆放合理美观	3		
	护士	洗手、戴口罩	3		
操作步骤 （75分）	选择部位 （18分）	①核对，解释 ②取合适体位，选择注射部位臀大肌 ③口述臀大肌两种注射方法	4 9 5		
	进针推药 （34分）	①消毒皮肤，待干 ②再次核对，排尽空气 ③左手绷紧皮肤，右手持注射器，中指固定针栓，用前臂带动腕部的力量，将针头迅速垂直刺入 ④松开绷紧皮肤的手，抽动活塞，如无回血，缓慢注入药液 ⑤再次核对	4 7 13 5 5		
	整理 （5分）	整理衣物，取舒适体位，整理床单位	5		
	操作后处理 （18分）	①告知注意事项 ②动作平稳、准确 ③患者感觉舒适，整理用物 ④洗手，记录，脱口罩 ⑤报告操作完毕	5 4 3 4 2		
综合评价 （11分）	操作效果	操作中患者无不适，无污染现象	4		
	操作态度	护患沟通亲切自然有效，体现人文关怀	3		
	操作方法	程序正确，动作规范、操作熟练	4		
总　　分		100分			

实训九 ▌ 口腔护理操作流程

一、操作流程

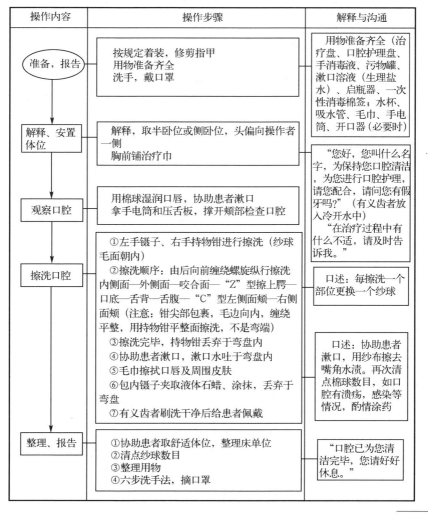

操作内容	操作步骤	解释与沟通
准备，报告	按规定着装，修剪指甲 用物准备齐全 洗手，戴口罩	用物准备齐全（治疗盘、口腔护理盘、手消毒液、污物罐、漱口溶液（生理盐水）、启瓶器、一次性消毒棉签；水杯、吸水管、毛巾、手电筒、开口器（必要时）
解释、安置体位	解释，取半卧位或侧卧位，头偏向操作者一侧 胸前铺治疗巾	"您好，您叫什么名字，为保持您口腔清洁，为您进行口腔护理，请您配合，请问您有假牙吗?"（有义齿者放入冷开水中） "在治疗过程中有什么不适，请及时告诉我。"
观察口腔	用棉球湿润口唇，协助患者漱口 拿手电筒和压舌板，撑开颊部检查口腔	
擦洗口腔	①左手镊子、右手持物钳进行擦洗（纱球毛面朝内） ②擦洗顺序：由后向前缠绕螺旋纵行擦洗内侧面—外侧面—咬合面—"Z"型擦上腭—口底—舌背—舌腹—"C"型左侧面颊—右侧面颊（注意：钳尖部包裹，毛边向内，缠绕平整，用持物钳平整面擦洗，不是弯端） ③擦洗完毕，持物钳丢弃于弯盘内 ④协助患者漱口，漱口水吐于弯盘内 ⑤毛巾擦拭口唇及周围皮肤 ⑥包内镊子夹取液体石蜡、涂抹，丢弃于弯盘 ⑦有义齿者刷洗干净后给患者佩戴	口述：每擦洗一个部位更换一个纱球 口述：协助患者漱口，用纱布擦去嘴角水渍。再次清点棉球数目，如口腔有溃疡，感染等情况，酌情涂药
整理、报告	①协助患者取舒适体位，整理床单位 ②清点纱球数目 ③整理用物 ④六步洗手法，摘口罩	"口腔已为您清洁完毕，您请好好休息。"

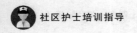

二、注意事项

① 常用的漱口溶液

a. 口腔清洁。生理盐水。

b. 抑菌。1/5000 呋喃西林液、2％～3％硼酸溶液。

c. 防腐防臭。1％～3％过氧化氢溶液。

d. 真菌感染。1％～4％碳酸氢钠。

e. 铜绿假单胞菌感染。0.1％醋酸。

② 昏迷患者可使用开口器协助张口，开口器应从磨牙处放入，牙关紧闭者不可使用暴力张口，以免损伤。

③ 义齿放在冷开水中，不能放在热水与酒精中，防止变形及老化。

④ 口唇干燥者，涂以石蜡油；口腔黏膜如有溃疡，涂1％甲紫（龙胆紫）或冰硼散撒于溃疡处。

⑤ 含漱口液的棉球以拧到不滴水为宜，以防患者将漱口液吸入到呼吸道。

⑥ 长期应用抗生素的患者要注意观察口腔内有无真菌感染。

⑦ 操作完毕，清点纱球，防止遗留在口腔内。

三、评分标准

口腔护理考核评分标准

项目总分	项目内容	技术要求	分值	扣分分值	备注
素质要求（6分）	报告内容	语言流畅，面带微笑	2		
	仪表举止	仪表大方，举止端庄	2		
	服装服饰	服装鞋帽整洁，头发、着装符合要求	2		
操作前准备（8分）	环境	环境整洁、宽敞、明亮	2		
	用物	用物准备齐全，摆放合理美观	3		
	护士	洗手、戴口罩	3		

续表

项目总分	项目内容	技术要求	分值	扣分分值	备注
操作步骤（75分）	体位（7分）	①核对，解释 ②协助侧卧或仰卧，头偏向一侧，颌下铺治疗巾，放置弯盘于口角处	4 3		
	观察、漱口（7分）	①湿润口唇，嘱张口，一手持手电筒，一手持压舌板，观察有无出血、溃疡，有活动义齿者，先取下义齿 ②协助用吸水管吸水漱口	4 3		
	擦洗口腔（28分）	①清点棉球，用弯血管钳夹取含有漱口液的棉球，拧干（以不滴水为宜），每次一个 ②擦洗牙齿外侧面：嘱患者张口，咬合上、下牙齿，用压舌板撑开一侧，纵向擦洗磨牙至门齿处外侧面，同法擦洗对侧 ③擦洗牙齿内侧面与咬合面：嘱患者口，擦洗牙齿左上内侧面→左上咬合面→左下内侧面→左下咬合面→弧形擦洗左侧颊部，同法擦洗对侧 ④擦洗腭与舌：由内向外擦洗舌面、舌下及硬腭部	5 9 9 5		
	涂药（10分）	①再次评估口腔情况，酌情使用外用药 ②再次核对	5 5		
	整理（5分）	撤去弯盘、治疗巾，整理衣物，取舒适卧位，整理床单位	5		
	操作后处理（18分）	①告知注意事项 ②动作平稳、准确 ③患者感觉舒适，整理用物 ④洗手，记录，脱口罩 ⑤报告操作完毕	5 4 3 4 2		
综合评价（11分）	操作效果	操作中患者无不适或受伤	4		
	操作态度	护患沟通亲切自然有效，体现人文关怀	3		
	操作方法	程序正确，动作规范、美观，操作熟练	4		
总　　分		100 分			

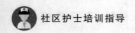

实训十 ▌ 冰袋物理降温操作流程

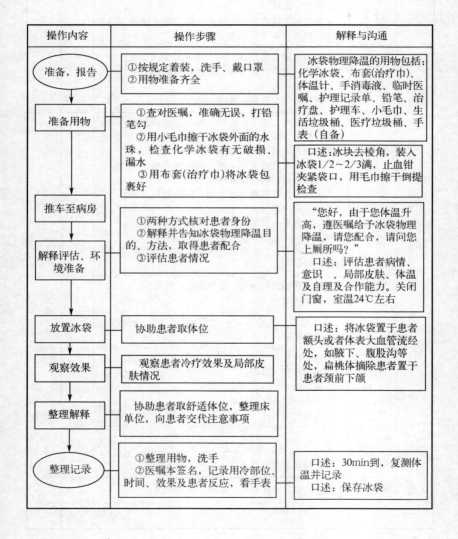

操作内容	操作步骤	解释与沟通
准备，报告	①按规定着装，洗手、戴口罩 ②用物准备齐全	冰袋物理降温的用物包括：化学冰袋、布套(治疗巾)、体温计、手消毒液、临时医嘱、护理记录单、铅笔、治疗盘、护理车、小毛巾、生活垃圾桶、医疗垃圾桶、手表（自备）
准备用物	①查对医嘱，准确无误，打铅笔勾 ②用小毛巾擦干冰袋外面的水珠，检查化学冰袋有无破损、漏水 ③用布套(治疗巾)将冰袋包裹好	口述：冰块去棱角，装入冰袋1/2~2/3满，止血钳夹紧袋口，用毛巾擦干倒提检查
推车至病房	①两种方式核对患者身份 ②解释并告知冰袋物理降温目的、方法，取得患者配合 ③评估患者情况	"您好，由于您体温升高，遵医嘱给予冰袋物理降温，请您配合，请问您上厕所吗？" 口述：评估患者病情、意识、局部皮肤、体温及自理及合作能力。关闭门窗，室温24℃左右
解释评估、环境准备		
放置冰袋	协助患者取体位	口述：将冰袋置于患者额头或者体表大血管流经处，如腋下、腹股沟等处，扁桃体摘除患者置于患者颈前下颌
观察效果	观察患者冷疗效果及局部皮肤情况	
整理解释	协助患者取舒适体位，整理床单位，向患者交代注意事项	
整理记录	①整理用物，洗手 ②医嘱本签名，记录用冷部位、时间、效果及患者反应，看手表	口述：30min到，复测体温并记录 口述：保存冰袋

实训十一 ▌ 床上擦浴操作流程

一、操作流程

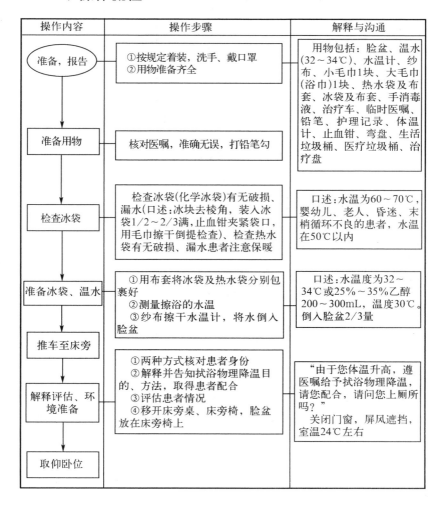

操作内容	操作步骤	解释与沟通
准备，报告	①按规定着装，洗手、戴口罩 ②用物准备齐全	用物包括：脸盆、温水(32～34℃)、水温计、纱布、小毛巾1块、大毛巾(浴巾)1块、热水袋及布套、冰袋及布套、手消毒液、治疗车、临时医嘱、铅笔、护理记录、体温计、止血钳、弯盘、生活垃圾桶、医疗垃圾桶、治疗盘
准备用物	核对医嘱，准确无误，打铅笔勾	
检查冰袋	检查冰袋(化学冰袋)有无破损、漏水(口述:冰块去棱角，装入冰袋1/2～2/3满，止血钳夹紧袋口，用毛巾擦干倒提检查)、检查热水袋有无破损、漏水患者注意保暖	口述:水温为60～70℃，婴幼儿、老人、昏迷、末梢循环不良的患者，水温在50℃以内
准备冰袋、温水	①用布套将冰袋及热水袋分别包裹好 ②测量擦浴的水温 ③纱布擦干水温计，将水倒入脸盆	口述:水温度为32～34℃或25%～35%乙醇200～300mL，温度30℃倒入脸盆2/3量
推车至床旁		
解释评估、环境准备	①两种方式核对患者身份 ②解释并告知拭浴物理降温目的、方法，取得患者配合 ③评估患者情况 ④移开床旁桌、床旁椅，脸盆放在床旁椅上	"由于您体温升高，遵医嘱给予拭浴物理降温，请您配合，请问您上厕所吗？" 关闭门窗，屏风遮挡，室温24℃左右
取仰卧位		

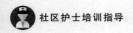

操作内容	操作步骤	解释与沟通
拭浴（上肢）	①清洗毛巾，先拍拭额头、脸颊、颈前 松开床尾盖被，脱去患者近侧上衣，松解裤带。将热水袋置于患者足部，冰袋置于患者头部 ②浴巾垫于擦浴部位下 ③清洗毛巾，包裹于手、离心方向拍拭 先拍拭近侧上半身，依次为颈外侧—肩部—上臂外侧—手背（口述：清洗毛巾） ④侧胸—腋窝—上臂内侧—肘窝—前臂内侧—手心 ⑤给予患者取侧卧位，（口述：清洗毛巾）纵向擦拭颈下—背部—臀部（口述：清洗毛巾） ⑥大毛巾(浴巾)擦干患者皮肤，穿好近侧上衣（口述：更换温水）	口述：热水袋置于患者足部，冰袋置于患者头部
拭浴（下肢）	①协助患者脱去近侧裤腿，并遮盖会阴，对侧用被子盖好，近侧用大毛巾(浴巾)盖好。下肢拍拭顺序依次为：髂骨—下肢外侧—足背(口述：清洗毛巾) ②腹股沟—下肢内侧—内踝（口述：清洗毛巾） ③臀下—大腿后侧—腘窝—足跟(口述：清洗毛巾) ④大毛巾(浴巾)擦干皮肤，穿好近侧裤子 ⑤同法拍拭对侧下肢（口述：更换温水） ⑥拭浴完毕，给患者穿好衣服（口述：必要时更换清洁裤） ⑦取下热水袋	
整理解释	①协助患者取舒适体位，向患者交代注意事项 ②移回床旁桌、移回床旁椅，整理垃圾	口述：拭浴30min后复测体温，若体温降至39℃以下，取下头部冰袋
整理记录	洗手，签字、记录拭浴时间、效果及患者反应	

二、注意事项

（1）拭浴时的顺序

依次为：额头、脸颊、颈前；颈外侧—肩部—上臂外侧—手背；侧胸—腋窝上臂内侧—肘窝—前臂内侧—手心；颈下—背部—臀部；髂骨—下肢外侧—足背；腹股沟—下肢内侧—内踝。

（2）拭浴时应停止擦浴的情况

擦浴过程中，如患者出现局部皮肤苍白、青紫或有麻木感时，应停止使用。

（3）物理降温的禁忌部位

枕后、耳郭、心前区、腹部、胸部、阴囊及足底物理降温时避开。

三、评分标准

床上擦浴考核评分标准

项目总分	项目内容	技术要求	分值	扣分分值	备注
素质要求（6分）	报告内容	语言流畅，面带微笑	2		
	仪表举止	仪表大方，举止端庄、轻盈矫健	2		
	服装服饰	服装鞋帽整洁，头发、着装符合要求	2		
操作前准备（8分）	环境	环境整洁、宽敞、明亮	2		
	用物	用物准备齐全，摆放合理美观	3		
	护士	洗手、戴口罩	3		
操作步骤（75分）	调节室温、水温（8分）	①核对，解释	4		
		②关闭门窗，屏风遮挡，调节室温，取舒适体位	2		
		③面盆放于床旁桌上，倒入热水约2/3满，调试水温	2		
	擦洗面、颈部（6分）	①湿毛巾包在手上成手套式，由内眦向外眦擦洗眼部	2		
		②依次擦洗额部、面颊、鼻翼、人中、耳后、下颌、颈部	4		

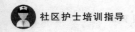

项目总分	项目内容	技术要求	分值	扣分分值	备注
操作步骤（75分）	擦洗上肢（8分）	①协助脱去上衣（脱衣时先脱近侧，后脱对侧；先脱健侧，后脱患侧） ②在擦洗部位下铺大毛巾，从远心端向近心端擦洗上肢至腋窝 ③同法擦洗对侧上肢，温水泡手并擦干	2 3 3		
	擦洗躯干（4分）	浴巾盖于胸前，向下折叠至脐部，擦洗时，一手掀浴巾，另一手用手套式毛巾依次擦洗胸部及腹部	4		
	擦洗背部（8分）	①取侧卧位，浴巾纵向铺于身下，依次擦洗后颈、背、臀部，并进行背部按摩 ②协助穿清洁衣服，先穿对侧，后穿近侧；先穿患侧，再穿健侧	4 4		
	擦洗下肢、双足（8分）	①更换毛巾及水，取平卧位 ②依次擦洗髋部、大小腿，同法擦洗对侧 ③移盆于足下，洗净双足并擦干	2 4 2		
	擦洗会阴（10分）	①更换毛巾、盆及水 ②用浴巾遮盖上身，浴毯遮盖下肢，暴露会阴部，洗净并擦干会阴部，协助穿清洁裤子 ③再次核对	2 3 5		
	整理（5分）	整理衣物，取舒适体位，整理床单位	5		
	操作后处理（18分）	①告知注意事项 ②动作平稳、准确 ③患者感觉舒适，整理用物 ④洗手，记录，脱口罩 ⑤报告操作完毕	5 4 3 4 2		
综合评价（11分）	操作效果	操作中患者无不适或受伤	4		
	操作态度	护患沟通亲切自然有效，体现人文关怀	3		
	操作方法	程序正确，动作规范、美观，操作熟练	4		
总　　分		100分			

实训十二 ▎ 鼻饲法操作流程

一、操作流程

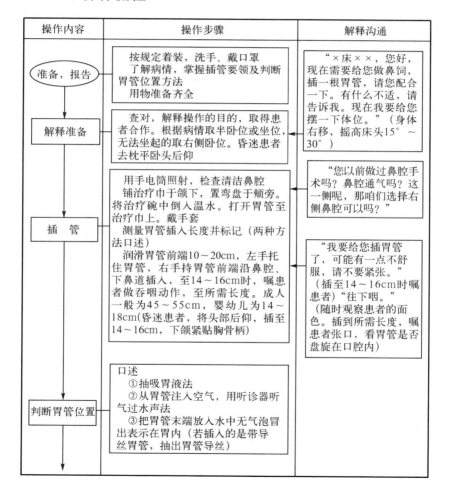

操作内容	操作步骤	解释沟通
准备，报告	按规定着装，洗手、戴口罩 了解病情，掌握插管要领及判断 胃管位置方法 用物准备齐全	"×床××，您好，现在需要给您做鼻饲，插一根胃管，请您配合一下。有什么不适，请告诉我。现在我要给您摆一下体位。"（身体右移，摇高床头15°～30°）
解释准备	查对，解释操作的目的，取得患者合作。根据病情取半卧位或坐位，无法坐起的取右侧卧位。昏迷患者去枕平卧头后仰	
插 管	用手电筒照射，检查清洁鼻腔 铺治疗巾于颌下，置弯盘于颊旁。将治疗碗中倒入温水。打开胃管至治疗巾上。戴手套 测量胃管插入长度并标记（两种方法口述） 润滑胃管前端10～20cm，左手托住胃管，右手持胃管前端沿鼻腔、下鼻道插入，至14～16cm时，嘱患者做吞咽动作，至所需长度。成人一般为45～55cm，婴幼儿为14～18cm(昏迷患者，将头部后仰，插至14～16cm，下颌紧贴胸骨柄)	"您以前做过鼻腔手术吗？鼻腔通气吗？这一侧呢，那咱们选择右侧鼻腔可以吗？" "我要给您插胃管了，可能有一点不舒服，请不要紧张。"（插至14～16cm时嘱患者）"往下咽。"（随时观察患者的面色。插到所需长度，嘱患者张口，看胃管是否盘旋在口腔内）
判断胃管位置	口述 　①抽吸胃液法 　②从胃管注入空气，用听诊器听气过水声法 　③把胃管末端放入水中无气泡冒出表示在胃内（若插入的是带导丝胃管，抽出胃管导丝）	

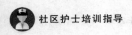

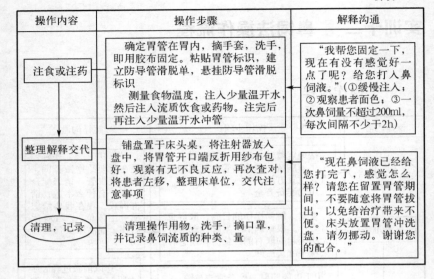

操作内容	操作步骤	解释沟通
注食或注药	确定胃管在胃内，摘手套，洗手，即用胶布固定。粘贴胃管标识，建立防导管滑脱单，悬挂防导管滑脱标识 测量食物温度，注入少量温开水，然后注入流质饮食或药物。注完后再注入少量温开水冲管	"我帮您固定一下，现在有没有感觉好一点了呢？给您打入鼻饲液。"（①缓慢注入；②观察患者面色；③一次鼻饲量不超过200ml，每次间隔不少于2h）
整理解释交代	铺盘置于床头桌，将注射器放入盘中，将胃管开口端反折用纱布包好，观察有无不良反应，再次查对，将患者左移，整理床单位，交代注意事项	"现在鼻饲液已经给您打完了，感觉怎么样？请您在留置胃管期间，不要随意将胃管拔出，以免给治疗带来不便。床头放置胃管冲洗盘，请勿挪动。谢谢您的配合。"
清理，记录	清理操作用物，洗手，摘口罩，并记录鼻饲流质的种类、量	

二、评分标准

鼻饲法考核评分标准

项目总分	项目内容	技术要求	分值	扣分分值	备注
素质要求（6分）	报告内容	语言流畅，面带微笑	2		
	仪表举止	仪表大方，举止端庄	2		
	服装服饰	服装鞋帽整洁，头发、着装符合要求	2		
操作前准备（8分）	环境	安静整洁，光线适宜，无探视人员	2		
	用物	用物准备齐全，摆放合理美观	3		
	护士	洗手、戴口罩	3		
操作步骤（75分）	测量（14分）	①核对，解释	4		
		②取平卧位，颌下铺治疗巾，弯盘置于患者口角处	3		
		③准备胶布，选择鼻孔通畅一侧，用湿棉签清洁鼻腔	3		
		④测量长度：鼻尖至耳垂再至剑突的长度（或发际至剑突的长度）约为45～55cm	4		

项目总分	项目内容	技 术 要 求	分值	扣分分值	备注
操作步骤（75分）	润管、插管（19分）	①戴无菌手套，用液体石蜡纱布润滑胃管前段约15～20cm	4		
		②一只手拿纱布持胃管，另一手用镊子夹胃管，沿一侧鼻孔插入至咽喉时（约14～16cm处），嘱患者吞咽	9		
		③胃管缓慢插入，患者无呛咳、呼吸困难、紫绀等情况	6		
	确认胃管在胃内（19分）	①胃管末端接注射器，可抽出胃液，证实鼻胃管在胃内	4		
		②置听诊器于胃部，用注射器快速将10ml空气从胃管注入，能听到气过水声	4		
		③鼻胃管末端放入盛水的碗中，看有无气泡逸出，如有大量气泡逸出，表明误入气管	4		
		④胶布粘贴固定胃管于鼻翼或颊部	2		
		⑤再次核对	5		
	整理（5分）	整理衣物，取舒适体位，整理床单位	5		
	操作后处理（18分）	①告知注意事项	5		
		②动作平稳、准确	4		
		③患者感觉舒适，整理用物	3		
		④洗手，记录，脱口罩	4		
		⑤报告操作完毕	2		
综合评价（11分）	操作效果	操作中患者无不适，无污染	4		
	操作态度	护患沟通亲切自然有效，体现人文关怀	3		
	操作方法	程序正确，动作规范、操作熟练	4		
总　　分		100分			

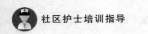

实训十三 ▌ 静脉输液法操作流程

一、操作流程

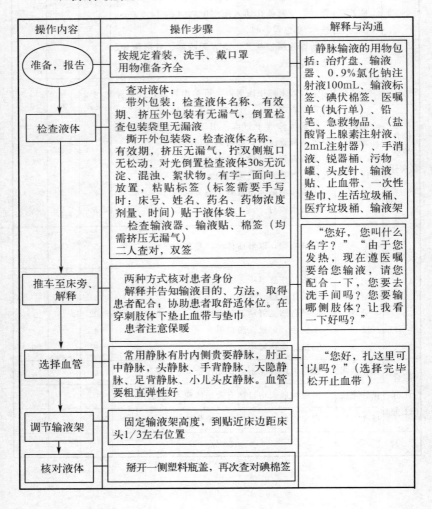

操作内容	操作步骤	解释与沟通
准备，报告	按规定着装，洗手、戴口罩 用物准备齐全	静脉输液的用物包括：治疗盘、输液器、0.9%氯化钠注射液100mL、输液标签、碘伏棉签、医嘱单（执行单）、铅笔、急救物品、（盐酸肾上腺素注射液、2mL注射器）、手消液、锐器桶、污物罐、头皮针、输液贴、止血带、一次性垫巾、生活垃圾桶、医疗垃圾桶、输液架
检查液体	查对液体： 带外包装：检查液体名称、有效期、挤压外包装有无漏气，倒置检查包装袋里无漏液 撕开外包装袋：检查液体名称，有效期，挤压无漏气，拧双侧瓶口无松动，对光倒置检查液体30s无沉淀、混浊、絮状物。有字一面向上放置，粘贴标签（标签需要手写时：床号、姓名、药名、药物浓度剂量、时间）贴于液体袋上 检查输液器、输液贴、棉签（均需挤压无漏气） 二人查对，双签	
推车至床旁、解释	两种方式核对患者身份 解释并告知输液目的、方法，取得患者配合；协助患者取舒适体位。在穿刺肢体下垫止血带与垫巾 患者注意保暖	"您好，您叫什么名字？""由于您发热，现在遵医嘱要给您输液，请您配合一下，您要去洗手间吗？您要输哪侧肢体？让我看一下好吗？"
选择血管	常用静脉有肘内侧贵要静脉，肘正中静脉，头静脉、手背静脉、大隐静脉、足背静脉、小儿头皮静脉。血管要粗直弹性好	"您好，扎这里可以吗？"（选择完毕松开止血带）
调节输液架	固定输液架高度，到贴近床边距床头1/3左右位置	
核对液体	掰开一侧塑料瓶盖，再次查对碘棉签	

续表

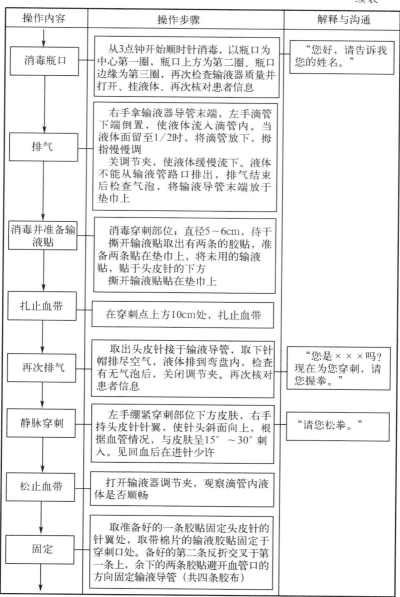

操作内容	操作步骤	解释与沟通
消毒瓶口	从3点钟开始顺时针消毒,以瓶口为中心第一圈,瓶口上方为第二圈、瓶口边缘为第三圈,再次检查输液器质量并打开、挂液体、再次核对患者信息	"您好,请告诉我您的姓名。"
排气	右手拿输液器导管末端,左手滴管下端倒置,使液体流入滴管内。当液体面留至1/2时,将滴管放下,拇指慢慢调 关调节夹,使液体缓慢流下。液体不能从输液管路口排出,排气结束后检查气泡,将输液导管末端放于垫巾上	
消毒并准备输液贴	消毒穿刺部位:直径5~6cm,待干撕开输液贴取出有两条的胶贴,准备两条贴在垫巾上,将未用的输液贴,贴于头皮针的下方 撕开输液贴贴在垫巾上	
扎止血带	在穿刺点上方10cm处,扎止血带	
再次排气	取出头皮针接于输液导管,取下针帽排尽空气,液体排到弯盘内,检查有无气泡后,关闭调节夹。再次核对患者信息	"您是×××吗?现在为您穿刺,请您握拳。"
静脉穿刺	左手绷紧穿刺部位下方皮肤,右手持头皮针针翼,使针头斜面向上,根据血管情况,与皮肤呈15°~30°刺入。见回血后在进针少许	"请您松拳。"
松止血带	打开输液器调节夹,观察滴管内液体是否顺畅	
固定	取准备好的一条胶贴固定头皮针的针翼处,取带棉片的输液胶贴固定于穿刺口处。备好的第二条反折交叉于第一条上,余下的两条胶贴避开血管口的方向固定输液导管(共四条胶布)	

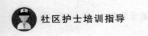
续表

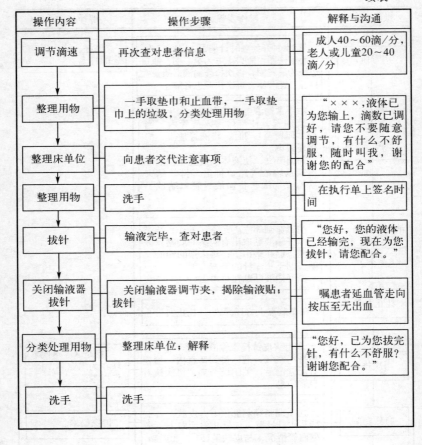

操作内容	操作步骤	解释与沟通
调节滴速	再次查对患者信息	成人40~60滴/分,老人或儿童20~40滴/分
整理用物	一手取垫巾和止血带,一手取垫巾上的垃圾,分类处理用物	"×××,液体已为您输上,滴数已调好,请您不要随意调节,有什么不舒服,随时叫我,谢谢您的配合"
整理床单位	向患者交代注意事项	
整理用物	洗手	在执行单上签名时间
拔针	输液完毕,查对患者	"您好,您的液体已经输完,现在为您拔针,请您配合。"
关闭输液器拔针	关闭输液器调节夹,揭除输液贴;拔针	嘱患者延血管走向按压至无出血
分类处理用物	整理床单位;解释	"您好,已为您拔完针,有什么不舒服?谢谢您配合。"
洗手	洗手	

二、注意事项

1. 护士在输液过程中注意事项?

① 长期输液的患者,要注意保护和合理使用静脉。

② 为防止空气栓塞,要及时更换液体,输液完毕及时拔针。

③ 患者发生输液反应时要及时处理。

2. 输液完毕应提醒患者的注意事项有哪些?

① 穿刺部位应低于输液滴管高度，以免回血。

② 不要随意调节滴数。

③ 若发现不滴或输液部位有肿胀、疼痛或其他异常情况，立即呼叫护士查看并处理。

3. 调节滴速的原则是什么？

① 成人：40～60 滴/分，儿童及老人 20～40 滴/分。

② 对年老、体弱、心肺肾功能不良及婴幼儿输注时，刺激性较强的药物速率宜慢。

③ 对严重脱水、血容量不足、心肺功能良好者输液速度可适当加快。

三、评分标准

静脉输液考核评分标准

项目总分	项目内容	技术要求	分值	扣分分值	备注
素质要求（6分）	报告内容	语言流畅，面带微笑	2		
	仪表举止	仪表大方，举止端庄	2		
	服装服饰	服装鞋帽整洁，头发、着装符合要求	2		
操作前准备（8分）	环境	温湿度适宜、安静整洁，光线适中	2		
	用物	用物准备齐全，摆放合理美观	3		
	护士	洗手、戴口罩	3		
操作步骤（75分）	核对、检查（6分）	①核对医嘱、输液卡 ②核对瓶贴标签 ③检查药液质量	2 2 2		
	加药、插输液器（10分）	①将瓶贴倒贴在输液瓶标签旁 ②启瓶盖，两次消毒瓶塞至瓶颈 ③按医嘱加药，再次核对输液卡、药物、液体，无误后签名 ④检查输液器包装、有效期、质量 ⑤输液器针头插入瓶塞	2 2 2 2 2		
	核对（2分）	携用物至床旁，再次核对床号、姓名，解释，安置体位	2		

项目 总分	项目 内容	技 术 要 求	分值	扣分 分值	备注
操作 步骤 (75分)	初步 排气 (8分)	①关闭调节夹，旋紧头皮针连接处 ②输液瓶挂于输液架上 ③排气（首次排气原则不滴出药液） ④检查有无气泡	2 2 2 2		
	皮肤 消毒 (7分)	①取舒适体位，铺治疗巾 ②选择静脉，扎止血带（距穿刺点上方6～ 10cm） ③2次消毒皮肤，直径大于5cm ④备输液胶贴	1 2 2 2		
	静脉 穿刺 (10分)	①再次核对 ②再次排气至有少量药液滴出 ③检查有无气泡，取下护针帽 ④固定血管，进针 ⑤见回血后再将针头沿血管方向潜行少许	2 2 2 3 1		
	固定 针头 (5分)	①穿刺成功后，"三松"（松止血带、松拳、 打开调节器） ②待液体滴入通畅后用输液贴固定	3 2		
	调节 滴速 (7分)	①根据年龄、病情和药物性质调节滴速（至 少15s），报告滴速 ②操作后核对患者 ③告知注意事项	3 2 2		
	整理 记录 (9分)	①取舒适体位，呼叫器放于易取处 ②整理床单位、用物 ③七步洗手 ④记录输液执行记录卡 ⑤15～30min巡视病房一次（口述）	2 2 2 1 2		
	拔针 按压 (5分)	①核对、解释 ②揭去输液贴，轻压穿刺点，关闭调节夹， 迅速拔针 ③告知注意事项	2 1 2		
	整理 (4分)	①取舒适体位，询问需要 ②清理用物，分类放置	2 2		
	操作后 处理 (2分)	①七步洗手，取下口罩 ②记录输液结束时间及患者反应	1 1		

项目 总分	项目 内容	技 术 要 求	分值	扣分 分值	备注
综合 评价 （11分）	操作效果	操作中患者无不适，无污染现象	4		
	操作态度	护患沟通亲切自然有效，体现人文关怀	3		
	操作方法	程序正确，动作规范、操作熟练	4		
总　　分		100分			

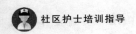

实训十四 ▌ 留置导尿术操作流程

一、操作流程

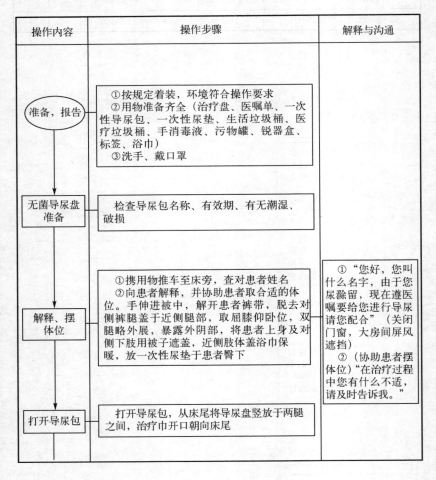

操作内容	操作步骤	解释与沟通
准备,报告	①按规定着装,环境符合操作要求 ②用物准备齐全(治疗盘、医嘱单、一次性导尿包、一次性尿垫、生活垃圾桶、医疗垃圾桶、手消毒液、污物罐、锐器盒、标签、浴巾) ③洗手、戴口罩	
无菌导尿盘准备	检查导尿包名称、有效期、有无潮湿、破损	
解释、摆体位	①携用物推车至床旁,查对患者姓名 ②向患者解释,并协助患者取合适的体位。手伸进被中,解开患者裤带,脱去对侧裤腿盖于近侧腿部,取屈膝仰卧位,双腿略外展,暴露外阴部,将患者上身及对侧下肢用被子遮盖,近侧肢体盖浴巾保暖,放一次性尿垫于患者臀下	①"您好,您叫什么名字,由于您尿潴留,现在遵医嘱要给您进行导尿请您配合"(关闭门窗,大房间屏风遮挡) ②(协助患者摆体位)"在治疗过程中您有什么不适,请及时告诉我。"
打开导尿包	打开导尿包,从床尾将导尿盘竖放于两腿之间,治疗巾开口朝向床尾	

操作内容	操作步骤	解释与沟通
消毒外阴	①初次消毒 a.女性患者：左手带清洁手套，右手持镊子依次消毒：第一个棉球消毒阴阜三下，第二个棉球消毒对侧大阴唇两下，第三个棉球消毒近侧大阴唇两下，左手拇指、食指分开并固定大阴唇，第四个棉球消毒对侧小阴唇，第五个棉球消毒近侧小阴唇，第六个棉球消毒尿道口至肛门 b.男性患者：双手戴手套，右手持镊子依次消毒：先擦洗阴阜三下，再擦洗阴茎背面，顺序为中、对侧、近侧；左手持纱布提起阴茎并后推包皮，充分暴露冠状沟，露出尿道口，夹取棉球自尿道口向外向后旋转擦拭尿道口、龟头及冠状沟3遍 ②脱手套，消毒双手	注意：消毒由外向内，自上而下，消毒过程中注意无菌观念，不能随意跨越无菌区。消毒后棉球置于导尿盘远端治疗巾上
二次消毒、置管	①戴无菌手套，铺孔巾（面向床尾打开） ②用注射器抽取生理盐水，打入导尿管水囊一侧，检查水囊正常，将生理盐水抽出，放一侧备用，用石蜡油棉球由上到下润滑导尿管前端4~5cm，润滑后将尿管放于导尿盘内，将导尿盘移至会阴部 ③二次消毒 a.女性患者：左手拇指、食指分开并固定大阴唇，暴露尿道口，依次消毒尿道口—对侧小阴唇—近侧小阴唇，然后再消毒尿道口 b.男性患者：一手持纱布提起阴茎并后推包皮，充分暴露冠状沟，露出龟头，夹取棉球螺旋方式消毒尿道口、龟头、冠状沟。尿道口消毒加强一次	
留置尿管	①插尿管（女性拇指、食指仍分开并固定大阴唇，右手持尿管；男性左手将阴茎提起与腹部呈60°角） ②留取尿标本（左手在留取标本前后始终反折尿管下端） ③注水入气囊向外轻拉尿管，确保固定有效 ④接引流袋，将引流袋从孔巾处取出，自患者近侧腿下穿过，用别针固定在近侧床边 ⑤撤导尿盘（将标本单独拿出放在治疗盘内）	口述："您好，现在要给您插尿管，过程可能有些不舒服，请您配合。"女性插入深度4~6cm，男性插入20~22cm，见尿后再插1~2cm

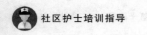

续表

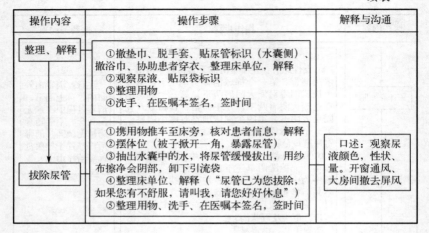

操作内容	操作步骤	解释与沟通
整理、解释	①撤垫巾、脱手套、贴尿管标识（水囊侧）、撤浴巾、协助患者穿衣、整理床单位，解释 ②观察尿液、贴尿袋标识 ③整理用物 ④洗手、在医嘱本签名，签时间	
拔除尿管	①携用物推车至床旁，核对患者信息，解释 ②摆体位（被子掀开一角，暴露尿管） ③抽出水囊中的水，将尿管缓慢拔出，用纱布擦净会阴部，卸下引流袋 ④整理床单位、解释（"尿管已为您拔除，如果您有不舒服，请叫我，请您好好休息"） ⑤整理用物、洗手、在医嘱本签名，签时间	口述：观察尿液颜色、性状、量。开窗通风、大房间撤去屏风

二、注意事项

① 第一次导尿尿液引流不能超过 1000mL，以防腹压急剧下降，血液滞留在腹腔血管内而致血压下降而虚脱，及膀胱内压急剧降低，导致膀胱黏膜充血而发生血尿。

② 老年女性尿道口回缩，操作时应仔细观察、辨认，避免误入阴道。

③ 男、女患者导尿的每个棉球限用一次，在消毒尿道口时稍作停顿，充分发挥消毒作用。女患者导尿初次消毒顺序是自上而下、由外向内，再次消毒时自上而下、由内向外。

三、评分标准

女性导尿术考核评分标准

项目总分	项目内容	技 术 要 求	分值	扣分分值	备注
素质要求（6分）	报告内容	语言流畅，面带微笑	2		
	仪表举止	仪表大方，举止端庄	2		
	服装服饰	服装鞋帽整洁，头发、着装符合要求	2		

项目总分	项目内容	技 术 要 求	分值	扣分分值	备注
操作前准备（8分）	环境	环境宽敞、明亮，关闭门窗，屏风遮挡	2		
	用物	用物准备齐全，摆放合理美观	3		
	护士	洗手、戴口罩	3		
操作步骤（75分）	体位（10分）	①核对，解释	4		
		②关闭门窗，屏风遮挡，操作者站在患者右侧，松开床尾盖被，脱去对侧裤子，盖在近侧腿部，对侧腿用盖被遮盖	4		
		③取屈膝仰卧位，铺垫巾于臀下，将患者下腿伸直，上腿弯曲	2		
	消毒、插管导尿（42分）	①初步消毒：检查无菌导尿包灭菌日期及质量，在治疗车上打开无菌导尿包，取出初步消毒用物，置于两腿间	3		
		②左手戴手套，右手持镊子夹取碘伏棉球，依次消毒阴阜、大腿内侧上1/3、大阴唇；左手分开阴唇，消毒小阴唇、尿道口至会阴部。污染棉球、镊子置外包装袋内	6		
		③消毒完毕，弯盘移至床尾，脱下手套置外包装袋内，并将其移至治疗车下层	3		
		④在患者两腿之间打开内层导尿包，按无菌操作原则打开治疗巾，戴无菌手套，取出洞巾，铺于外阴处并暴露会阴，取出导尿管并向气囊注水后抽空，检查是否渗漏，润滑导尿管前端	4		
		⑤连接导尿管和集尿袋的引流管，消毒棉球置于弯盘内	3		
		⑥再次消毒：左手分开并固定小阴唇，右手持血管钳夹取消毒棉球，依次消毒尿道口、对侧小阴唇、近侧小阴唇、尿道口，污染棉球置于弯盘内	6		
		⑦左手用无菌纱布分开并固定小阴唇，弯盘置于洞巾口旁，嘱患者张口呼吸，用圆头镊子夹持导尿管，对准尿道口插入4～6cm，见尿液流出后再插入1cm	4		
		⑧松开左手，下移固定导尿管，待尿液引流到集尿袋内至合适量，用无菌标本瓶接取中段尿液5mL，盖好瓶盖，放置稳妥处	4		
		⑨导尿完毕，拔出导尿管，撤下洞巾，擦净外阴，脱去手套置于弯盘内，撤除导尿包和垫巾并置于治疗车下层	4		
		⑩再次核对	5		

续表

项目总分	项目内容	技术要求	分值	扣分分值	备注
操作步骤（75分）	整理（5分）	整理衣物，取舒适体位，整理床单位	5		
	操作后处理（18分）	①告知注意事项 ②动作平稳、准确 ③患者感觉舒适，整理用物 ④洗手，记录，脱口罩 ⑤报告操作完毕	5 4 3 4 2		
综合评价（11分）	操作效果	操作中患者无不适，无污染现象	4		
	操作态度	护患沟通亲切自然有效，体现人文关怀	3		
	操作方法	程序正确，动作规范、美观，操作熟练	4		
总　　分		100分			

男性导尿术考核评分标准

项目总分	项目内容	技术要求	分值	扣分分值	备注
素质要求（6分）	报告内容	语言流畅，面带微笑	2		
	仪表举止	仪表大方，举止端庄	2		
	服装服饰	服装鞋帽整洁，头发、着装符合要求	2		
操作前准备（8分）	环境	环境宽敞、明亮，关闭门窗，屏风遮挡	2		
	用物	用物准备齐全，摆放合理美观	3		
	护士	洗手、戴口罩	3		
操作步骤（75分）	体位（10分）	①核对，解释 ②关闭门窗，屏风遮挡，操作者站在患者右侧，松开床尾盖被，脱去对侧裤子，盖在近侧腿部，对侧腿用盖被遮盖 ③取屈膝仰卧位，铺垫巾于臀下，将患者下腿伸直，上腿弯曲	4 4 2		

项目总分	项目内容	技术要求	分值	扣分分值	备注
操作步骤（75分）	消毒、插管导尿（42分）	①初步消毒：检查无菌导尿包灭菌日期及质量，在治疗车上打开无菌导尿包，取出初步消毒用物，置于两腿间	3		
		②左手戴手套，右手持镊子夹取碘伏棉球，依次消毒阴阜、大腿内侧上 1/3、阴茎、阴囊；左手用纱布包裹并提起阴茎将包皮向后推，暴露尿道口，自尿道口向外向后旋转擦拭尿道口、龟头至冠状沟。污染棉球、纱布、镊子置外包装袋内	6		
		③消毒完毕，弯盘移至床尾，脱下手套置外包装袋内，将外包装袋移至治疗车下层	3		
		④在患者两腿之间打开内层导尿包，按无菌操作原则打开治疗巾，戴无菌手套，取出洞巾，铺于外阴处并暴露阴茎，取出导尿管并向气囊注水后抽空，检查是否渗漏，润滑导尿管前端	4		
		⑤连接导尿管和集尿袋的引流管，消毒棉球置于弯盘内	3		
		⑥再次消毒：左手用纱布包住阴茎，包皮向后推，暴露尿道口，右手持镊子夹消毒棉球，再次消毒尿道口、龟头及冠状沟数次，最后一个棉球在尿道口加强消毒	6		
		⑦左手用无菌纱布固定阴茎并向上提起，与腹壁成60°角，弯盘置于孔巾口旁，嘱患者张口呼吸，用圆头镊子夹持导尿管，对准尿道口插入 20～22cm，见尿液流出后再插入 1～2cm	4		
		⑧松开左手，下移固定导尿管，待尿液引流到集尿袋内至合适量，用无菌标本瓶接取中段尿液 5mL，盖好瓶盖，放置稳妥处	4		
		⑨导尿完毕，拔出导尿管，包皮复位，撤下洞巾，脱去手套置于弯盘内，撤除导尿包和垫巾并置于治疗车下层	4		
		⑩再次核对	5		
	整理（5分）	整理衣物，取舒适体位，整理床单位	5		
	操作后处理（18分）	①告知注意事项	5		
		②动作平稳、准确	4		
		③患者感觉舒适，整理用物	3		
		④洗手，记录，脱口罩	4		
		⑤报告操作完毕	2		

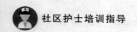

续表

项目 总分	项目 内容	技 术 要 求	分值	扣分 分值	备注
综合 评价 （11分）	操作效果	操作中患者无不适，无污染现象	4		
	操作态度	护患沟通亲切自然有效，体现人文关怀	3		
	操作方法	程序正确，动作规范、美观，操作熟练	4		
总　　分		100分			

实训十五 ▌ 单人徒手心肺复苏术操作流程

一、操作流程

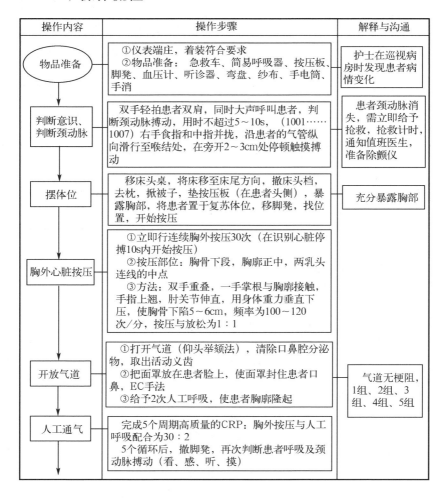

操作内容	操作步骤	解释与沟通
物品准备	①仪表端庄、着装符合要求 ②物品准备：急救车、简易呼吸器、按压板、脚凳、血压计、听诊器、弯盘、纱布、手电筒、手消	护士在巡视病房时发现患者病情变化
判断意识、判断颈动脉	双手轻拍患者双肩，同时大声呼叫患者，判断颈动脉搏动，用时不超过5~10s，（1001……1007）右手食指和中指并拢，沿患者的气管纵向滑行至喉结处，在旁开2~3cm处停顿触摸搏动	患者颈动脉消失，需立即给予抢救，抢救计时，通知值班医生，准备除颤仪
摆体位	移床头桌，将床移至床尾方向，撤床头挡，去枕，掀被子，垫按压板（在患者头侧），暴露胸部，将患者置于复苏体位，移脚凳，找位置，开始按压	充分暴露胸部
胸外心脏按压	①立即行连续胸外按压30次（在识别心脏停搏10s内开始按压） ②按压部位：胸骨下段，胸廓正中，两乳头连线的中点 ③方法：双手重叠，一手掌根与胸廓接触，手指上翘，肘关节伸直，用身体重力垂直下压，使胸骨下陷5~6cm，频率为100~120次/分，按压与放松为1:1	
开放气道	①打开气道（仰头举颏法），清除口鼻腔分泌物，取出活动义齿 ②把面罩放在患者脸上，使面罩封住患者口鼻，EC手法 ③给予2次人工呼吸，使患者胸廓隆起	气道无梗阻，1组、2组、3组、4组、5组
人工通气	完成5个周期高质量的CRP：胸外按压与人工呼吸配合为30:2 5个循环后，撤脚凳，再次判断患者呼吸及颈动脉搏动（看、感、听、摸）	

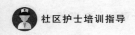

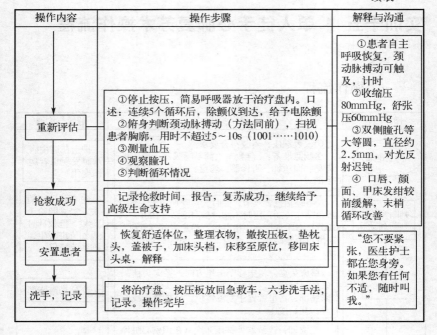

操作内容	操作步骤	解释与沟通
重新评估	①停止按压，简易呼吸器放于治疗盘内。口述：连续5个循环后，除颤仪到达，给予电除颤 ②俯身判断颈动脉搏动（方法同前），扫视患者胸廓，用时不超过5～10s（1001……1010） ③测量血压 ④观察瞳孔 ⑤判断循环情况	①患者自主呼吸恢复，颈动脉搏动可触及，计时 ②收缩压80mmHg，舒张压60mmHg ③双侧瞳孔等大等圆，直径约2.5mm，对光反射迟钝 ④口唇、颜面、甲床发绀较前缓解，末梢循环改善
抢救成功	记录抢救时间，报告，复苏成功，继续给予高级生命支持	
安置患者	恢复舒适体位，整理衣物，撤按压板，垫枕头，盖被子，加床头档，床移至原位，移回床头桌，解释	"您不要紧张，医生护士都在您身旁。如果您有任何不适，随时叫我。"
洗手，记录	将治疗盘、按压板放回急救车，六步洗手法，记录。操作完毕	

二、注意事项

（1）复苏成功的标志

① 大动脉搏动恢复，收缩压维持在 60mmHg。

② 自主呼吸恢复。

③ 患者可有神志方面的好转。

④ 末梢循环改善，口唇、颜面、皮肤、指端由苍白发绀转为红润，肢体转温。

⑤ 瞳孔缩小，并有对光反射。

⑥ 昏迷变浅，出现反射、挣扎或躁动。

（2）按压的要求

① 垫板位置。按压板位置与患者双肩平齐。

② 按压的频率。100～120 次/分、深度 5～6cm。

③ 按压位置。两乳头连线中点。

④ 按压手法。双手叠扣法。

⑤ 应用简易呼吸器。将简易呼吸器连接氧气，氧流量 10～12L/min，一手固定面罩，另一手挤压简易呼吸器气囊 1s，连续两次，每次送气 500～600mL，通气频率 8～10 次/分，以呼吸结束。

（3）两次评估颈动脉的区别

第一次评估颈动脉时眼睛要从头外出顺着胸廓环视一圈到内侧。第二次是看、感、听、摸（看胸廓是否起伏、感觉呼吸道有无气体通过声音，触摸颈动脉搏动）。

三、评分标准

单人徒手心肺复苏考核评分标准

项目总分	项目内容	技术要求	分值	扣分分值	备注
素质要求（6分）	报告内容	语言流畅，面带微笑	2		
	仪表举止	仪表大方，举止端庄	2		
	服装服饰	服装鞋帽整洁，头发、着装符合要求	2		
操作前准备（8分）	环境	温湿度适宜、安静整洁，光线适中	2		
	用物	用物准备齐全，摆放合理美观	3		
	护士	洗手、戴口罩	3		
操作步骤（75分）	判断、呼救（9分）	①判断意识，5s内完成，报告结果	2		
		②同时判断呼吸、大动脉搏动，5～10s完成，报告结果	5		
		③确认患者意识丧失，立即呼叫	2		
	安置体位（3分）	①安置于硬板床，取仰卧位	1		
		②去枕，头、颈、躯干在同一轴线上	1		
		③双手放于两侧，身体无扭曲（口述）	1		
	胸外按压（16分）	①抢救者立于患者右侧	1		
		②解开衣领、腰带，暴露胸腹部	2		
		③按压部位：胸骨中线与两乳头连线中点处	3		
		④按压方法：两手掌根部重叠，手指翘起不接触胸壁，上半身前倾，两臂伸直，垂直向下用力	4		
		⑤按压幅度：胸骨下陷5～6cm	3		
		⑥按压频率：100～120 次/分	3		

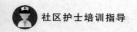

续表

项目 总分	项目 内容	技 术 要 求	分值	扣分 分值	备注
操作 步骤 （75分）	开放 气道 （10分）	①检查口腔，清除口腔异物 ②取出活动义齿（口述） ③判断颈部有无损伤，根据不同情况采取合适方法开放气道	2 2 6		
	人工 呼吸 （20分）	①捏住患者鼻孔 ②深吸一口气，用力吹气1s以上，直至胸廓抬起 ③吹气毕，观察胸廓情况 ④连续2次 ⑤按压与通气比为30：2，连续5个循环	2 2 2 2 12		
	判断 复苏 效果 （11分）	操作5个循环后，判断并报告复苏效果 ①颈动脉恢复搏动 ②自主呼吸恢复 ③散大的瞳孔缩小，对光反射存在 ④收缩压大于60mmHg（体现测血压动作） ⑤面色、口唇、甲床和皮肤色泽转红	 2 2 2 3 2		
	操作后 处理 （6分）	①整理用物，分类放置 ②七步洗手 ③记录病情变化和抢救情况	2 2 2		
综合 评价 （11分）	操作效果	正确完成5个循环复苏	7		
	操作态度	护患沟通亲切自然有效，体现人文关怀	2		
	操作方法	程序正确，操作规范，动作熟练	2		
总　　分		100分			

实训十六 ▌ 膀胱冲洗操作流程

一、操作流程

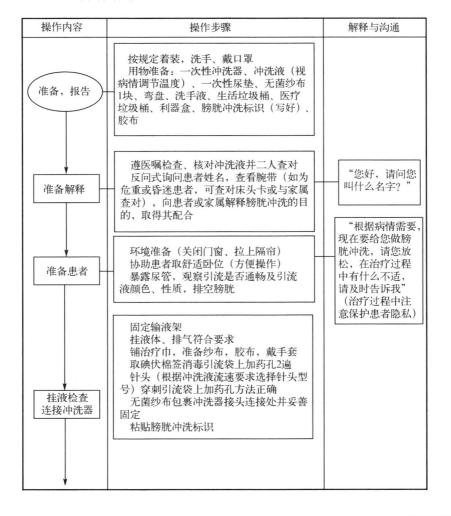

操作内容	操作步骤	解释与沟通
准备，报告	按规定着装，洗手、戴口罩 用物准备：一次性冲洗器、冲洗液（视病情调节温度）、一次性尿垫、无菌纱布1块、弯盘、洗手液、生活垃圾桶、医疗垃圾桶、利器盒、膀胱冲洗标识（写好）、胶布	
准备解释	遵医嘱检查、核对冲洗液并二人查对反问式询问患者姓名，查看腕带（如为危重或昏迷患者，可查对床头卡或与家属查对），向患者或家属解释膀胱冲洗的目的，取得其配合	"您好，请问您叫什么名字？"
准备患者	环境准备（关闭门窗、拉上隔帘） 协助患者取舒适卧位（方便操作） 暴露尿管，观察引流是否通畅及引流液颜色、性质，排空膀胱	"根据病情需要，现在要给您做膀胱冲洗，请您放松，在治疗过程中有什么不适，请及时告诉我"（治疗过程中注意保护患者隐私）
挂液检查 连接冲洗器	固定输液架 挂液体、排气符合要求 铺治疗巾，准备纱布，胶布，戴手套 取碘伏棉签消毒引流袋上加药孔2遍 针头（根据冲洗液流速要求选择针头型号）穿刺引流袋上加药孔方法正确 无菌纱布包裹冲洗器接头连接处并妥善固定 粘贴膀胱冲洗标识	

续表

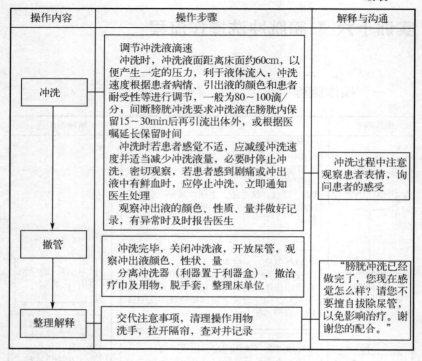

操作内容	操作步骤	解释与沟通
冲洗	调节冲洗液滴速 　冲洗时，冲洗液面距离床面约60cm，以便产生一定的压力，利于液体流入；冲洗速度根据患者病情、引出液的颜色和患者耐受性等进行调节，一般为80～100滴/分；间断膀胱冲洗要求冲洗液在膀胱内保留15～30min后再引流出体外，或根据医嘱延长保留时间 　冲洗时若患者感觉不适，应减缓冲洗速度并适当减少冲洗液量，必要时停止冲洗，密切观察，若患者感到剧痛或冲出液中有鲜血时，应停止冲洗，立即通知医生处理 　观察冲出液的颜色、性质、量并做好记录，有异常时及时报告医生	冲洗过程中注意观察患者表情，询问患者的感受
撤管	冲洗完毕，关闭冲洗液，开放尿管，观察冲出液颜色、性状、量 　分离冲洗器（利器置于利器盒），撤治疗巾及用物，脱手套，整理床单位	"膀胱冲洗已经做完了，您现在感觉怎么样？请您不要擅自拔除尿管，以免影响治疗。谢谢您的配合。"
整理解释	交代注意事项，清理操作用物 洗手，拉开隔帘，查对并记录	

二、评分标准

膀胱冲洗考核评分标准

项目分值	质量标准	扣分标准	扣分
准备 （5分）	①着装、仪表符合要求（头发整齐，刘海不过眉。指甲整洁，胸卡佩戴符合要求，眼镜佩戴牢固，燕尾帽佩戴端正牢固，鞋袜符合要求）	不符合每项－1 □头发□刘海□指甲□胸卡 □眼镜□燕尾帽□鞋袜	
	②洗手符合要求	□时间＜15s－1 □步骤缺少－1 □方法错误－1	
	③物品准备齐全，放置合理	□准备不全－1 □放置不合理－1	

项目分值	质量标准	扣分标准	扣分
检查核对（5分）	①查对医嘱、药液标签，检查药液质量符合要求	☐未查对医嘱与标签－2 ☐检查液体方法错误－1 ☐时间＜10s－1	
	②实施二人查对	☐未二人查对－1	
查对解释（5分）	①核对患者身份符合要求	☐未核对患者身份－2 ☐未反问式询问患者姓名－1 ☐未查腕带－1	
	②向患者解释膀胱冲洗的目的	以下解释内容不全－1 ☐这样躺着舒适吗 ☐膀胱冲洗目的 ☐请您放松，冲洗过程中如有不适及时告知	
摆放体位（5分）	①关闭门窗、拉隔帘	☐未关闭门窗－1 ☐未拉起隔帘－1	
	②协助患者选择舒适体位，垫治疗巾，评估尿管引流是否通畅	☐未协助患者取舒适体位－1 ☐未垫治疗巾－1 ☐未评估尿管引流情况－1	
正确连接（25分）	①固定输液架	☐未固定输液架－1 ☐输液架高度或位置不合适－1	
	②挂液体排气符合要求	☐挂液前未再次核对患者－2 ☐冲洗器针头污染－2 ☐液体滴出－2 ☐一次排气不成功－2	
	③铺治疗巾，准备纱布，胶布，戴手套	☐未铺治疗巾－1 ☐未备纱布－1 ☐未备胶布－1 ☐未戴手套－1	
	④消毒引流袋上的加药孔方法正确	☐消毒方法不正确－2 ☐违反无菌原则－4	
	⑤针头穿刺引流袋上加药孔方法正确	☐连接方式不正确－1 ☐连接部位不正确－1	

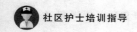

续表

项目分值	质量标准	扣分标准	扣分
正确连接 (25分)	⑥妥善固定	□固定方法不正确—1 □固定时污染—2	
	⑦粘贴膀胱冲洗标识	□标识未贴—2	
冲洗 (20分)	冲洗时，冲洗液面距离床面约60cm，以便产生一定的压力，利于液体流入；冲洗速率根据患者病情、引出液的颜色和患者的耐受性等进行调节，一般为80～100滴/min，间断膀胱冲洗要求冲洗液在膀胱内保留15～30min后再引流出体外，或根据医嘱延长保留时间	□冲洗液距离床面高度不正确—2 □未调节冲洗液滴速—5 □调节速率不符合要求—2 □保留时间不正确—2 □冲洗时污染床单—2	
	冲洗时若患者感觉不适，应减缓冲洗速率并适当减少冲洗液量，必要时停止冲洗，密切观察，若患者感觉到剧痛或引流液中有鲜血时，应停止冲洗，立即通知医生处理	□冲洗过程中未观察患者病情变化—3 □出现问题未正确处理—2	
	观察冲出液的颜色、性质、量并做好记录，有异常时及时与医生联系	□未观察冲洗液颜色、性质、量—3 □未记录—2 □有异常未及时联系医生—2	

实训十七 ▊ 会阴擦洗操作流程

一、操作流程

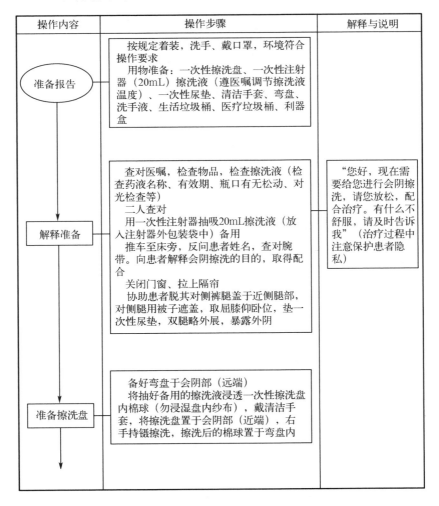

操作内容	操作步骤	解释与说明
准备报告	按规定着装，洗手、戴口罩，环境符合操作要求 　　用物准备：一次性擦洗盘、一次性注射器（20mL）擦洗液（遵医嘱调节擦洗液温度）、一次性尿垫、清洁手套、弯盘、洗手液、生活垃圾桶、医疗垃圾桶、利器盒	
解释准备	查对医嘱，检查物品，检查擦洗液（检查药液名称、有效期、瓶口有无松动、对光检查等） 　　二人查对 　　用一次性注射器抽吸20mL擦洗液（放入注射器外包装袋中）备用 　　推车至床旁，反问患者姓名，查对腕带。向患者解释会阴擦洗的目的，取得配合 　　关闭门窗、拉上隔帘 　　协助患者脱其对侧裤腿盖于近侧腿部，对侧腿用被子遮盖，取屈膝仰卧位，垫一次性尿垫，双腿略外展，暴露外阴	"您好，现在需要给您进行会阴擦洗，请您放松，配合治疗。有什么不舒服，请及时告诉我"（治疗过程中注意保护患者隐私）
准备擦洗盘	备好弯盘于会阴部（远端） 　　将抽好备用的擦洗液浸透一次性擦洗盘内棉球（勿浸湿盘内纱布），戴清洁手套，将擦洗盘置于会阴部（近端），右手持镊擦洗，擦洗后的棉球置于弯盘内	

续表

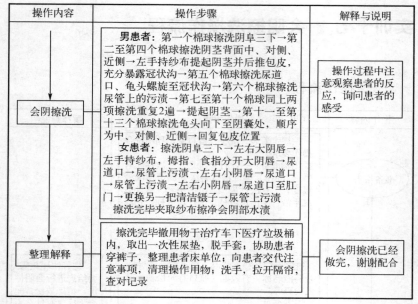

操作内容	操作步骤	解释与说明
会阴擦洗	**男患者**：第一个棉球擦洗阴阜三下→第二至第四个棉球擦洗阴茎背面中、对侧、近侧→左手持纱布提起阴茎并后推包皮，充分暴露冠状沟→第五个棉球擦洗尿道口、龟头螺旋至冠状沟→第六个棉球擦洗尿管上的污渍→第七至第十个棉球同上两项擦洗重复2遍→提起阴茎→第十一至第十三个棉球擦洗龟头向下至阴囊处，顺序为中、对侧、近侧→回复包皮位置 **女患者**：擦洗阴阜三下→左右大阴唇→左手持纱布，拇指、食指分开大阴唇→尿道口→尿管上污渍→左右小阴唇→尿道口→尿管上污渍→左右小阴唇→尿道口至肛门→更换另一把清洁镊子→尿管上污渍 擦洗完毕夹取纱布擦净会阴部水渍	操作过程中注意观察患者的反应，询问患者的感受
整理解释	擦洗完毕撤用物于治疗车下医疗垃圾桶内，取出一次性尿垫，脱手套，协助患者穿裤子，整理患者床单位；向患者交代注意事项，清理操作用物；洗手，拉开隔帘，查对记录	会阴擦洗已经做完，谢谢配合

二、评分标准

会阴擦洗考核评分标准

项目分值	质量标准	扣分标准	扣分
准备 （5分）	①着装、仪表符合要求（头发整齐，刘海不过眉。指甲整洁，胸卡佩戴符合要求，眼镜佩戴牢固，燕尾帽佩戴端正牢固，鞋袜符合要求）	不符合每项－1 □头发 □刘海 □指甲 □胸卡 □眼镜 □燕尾帽 □鞋袜	
	②洗手符合要求	□时间＜15s－1 □步骤缺少－1 □方法错误－1	
	③戴口罩	□未戴口罩－2	

续表

项目 分值	质量标准	扣分标准	扣分
准备 （5分）	④物品准备齐全，放置合理	□准备不全，少一项－1 □放置不合理－1	
检查 核对 （5分）	①查对治疗单、擦洗液标签，检查药液质量符合要求	□未查对治疗单－1 □未查对擦洗液－2 □检查液体方法错误－1 □时间＜10s－1	
	②实施二人查对	□未二人查对－1	
	③用一次性注射器抽吸20mL擦洗液备用	□未抽吸擦洗液备用－2 □违反无菌原则－2	
查对 解释 （5分）	①核对患者身份符合要求	□未核对患者身份－4 □未反问式询问患者姓名－2 □未查腕带－2	
	②向患者解释会阴擦洗的目的	□解释不全面－1	
摆放 体位 （5分）	①关闭门窗、拉上隔帘	□未关闭门窗－1 □未拉上隔帘－1	
	②协助患者摆放体位、注意保护隐私	□未协助患者摆放体位－1 □摆放体位不合适－1 □未注重隐私保护－1	
	③注意给患者保暖	□未注重保暖－1	
	④患者臀下垫尿垫	□未垫尿垫－1	
准备 擦洗盘 （8分）	①弯盘与会阴擦洗盘位置摆放合理	□弯盘位置不合理－1 □擦洗盘位置不合理－1	
	②擦洗液浸润棉球适度	□棉球浸润适度不合理－2 □利器未处理－2 □未戴手套－1	

项目分值	质量标准		扣分标准	扣分
	男患者	女患者		
会阴擦洗（50分）	第一个棉球擦洗阴阜三下→第二至第四个棉球擦洗阴茎背面中、对侧、近侧→左手持纱布提起阴茎并后推包皮，充分暴露冠状沟→第五个棉球擦洗尿道口、龟头螺旋至冠状沟→第六个棉球擦洗尿管上的污渍→第七至第十个棉球同上两项擦洗重复2遍→提起阴茎→第十一至第十三个棉球擦洗龟头向下至阴囊处，顺序为中、对侧、近侧→回复包皮	擦洗阴阜三下→左右大阴唇→左手持纱布，拇指、食指分开大阴唇→尿道口→尿管上的污渍→左右小阴唇→尿道口→尿管上的污渍→左右小阴唇→尿道口至肛门→更换另一把清洁镊子→尿管上的污渍	□擦洗顺序每错1步—2 □未用棉球被污染—5 □擦洗力度不合适—5 □擦洗液滴出—5 □擦洗范围过小—5 □提起阴茎或分开大阴唇未持纱布—5 □男性患者未后推包皮—5 □男性患者未暴露冠状沟—5 □擦洗结束男性患者未回复包皮—5 □女性患者未充分暴露小阴唇、尿道口—5 □女性患者擦洗肛门后未更换另一把清洁镊子—2 □尿管上的污渍未擦干净—5 □会阴部未擦洗彻底—5	
	擦洗完毕夹取纱布擦净会阴部水渍		□未擦水渍—5	
整理解释（12分）	①撤出用物符合规范，垃圾分类正确，脱手套		□未及时撤出用物—1 □垃圾分类不正确—1 □未取出尿垫—1 □未及时脱手套—1	
	②整理床单位符合要求		□未协助患者穿裤子—1 □未整理床单位—2	
	③向患者交代注意事项		□未解释—2 以下内容解释不全—1 □擦洗后您有什么不舒服请及时告诉我	
	④清理用物，洗手，取下口罩符合要求		□未清理用物—2 □未洗手—2 □洗手时间<15s—1 □洗手步骤缺少—1 □洗手方法错误—1 □未取口罩—1	

续表

项目分值	质量标准	扣分标准	扣分
整理解释（12分）	⑤拉开隔帘，视情况打开门窗，查对记录	□未拉开隔帘－1 □未视情况打开门窗－1 □未查对－1 □未记录－1	
综合评价（10分）	①操作中具有受伤观念	□无受伤观念－2	
	②操作流程正确、熟练	□流程错误每项－2	
	③操作过程流畅，物品摆放处置有序，不杂乱	□物品掉落每次－2	
总分（100分）			

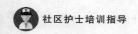

实训十八 ▌ PICC 操作流程

一、操作流程

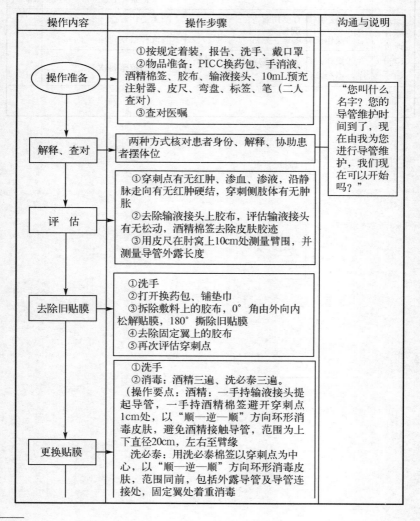

操作内容	操作步骤	沟通与说明
操作准备	①按规定着装，报告、洗手、戴口罩 ②物品准备：PICC换药包、手消液、酒精棉签、胶布、输液接头、10mL预充注射器、皮尺、弯盘、标签、笔（二人查对） ③查对医嘱	"您叫什么名字？您的导管维护时间到了，现在由我为您进行导管维护，我们现在可以开始吗？"
解释、查对	两种方式核对患者身份、解释、协助患者摆体位	
评 估	①穿刺点有无红肿、渗血、渗液，沿静脉走向有无红肿硬结，穿刺侧肢体有无肿胀 ②去除输液接头上胶布，评估输液接头有无松动，酒精棉签去除皮肤胶迹 ③用皮尺在肘窝上10cm处测量臂围，并测量导管外露长度	
去除旧贴膜	①洗手 ②打开换药包、铺垫巾 ③拆除敷料上的胶布，0°角由外向内松解贴膜，180°撕除旧贴膜 ④去除固定翼上的胶布 ⑤再次评估穿刺点	
更换贴膜	①洗手 ②消毒：酒精三遍、洗必泰三遍。（操作要点：酒精—一手持输液接头提起导管，一手持酒精棉签避开穿刺点1cm处，以"顺—逆—顺"方向环形消毒皮肤，避免酒精接触导管，范围为上下直径20cm，左右至臂缘 洗必泰用洗必泰棉签以穿刺点为中心，以"顺—逆—顺"方向环形消毒皮肤，范围同前，包括外露导管及导管连接处，固定翼处着重消毒	

续表

操作内容	操作步骤	沟通与说明
	③洗手，放入无菌物品，将输液接头、10mL预冲注射器放入换药包 ④戴手套，将10mL预冲注射器连接输液接头排气备用（预冲注射器释放阻力），撕开酒精棉片包（注：必要时取下固定翼，用一片酒精棉片摩擦消毒） ⑤持纱布包裹输液接头，提起导管，调整导管位置，如取下固定翼，应将固定翼安装在距穿刺点1cm处 ⑥无菌胶布固定固定翼（胶布避免直接贴在导管上） ⑦贴膜（用透明敷料以穿刺点为中心，无张力粘贴，体外导管应完全覆盖于无菌透明敷料下），塑形	
更换输液接头	①去除输液接头 ②消毒厄路式管口：酒精棉片包裹用力摩擦>15s ③脉冲式冲管：一手持管，一手操作 ④固定：第一根胶布蝶形交叉固定导管，第二根胶布横向加强固定避免导管滑，第三根胶布以高举平台法固定输液接头 ⑤记录标签，横向固定在透明敷料和皮肤上（标签内容：置管日期 外露长度、臂围、更换日期、签名）	"××，导管维护已经为您做好，请您注意不要牵拉导管，置管侧肢体不要负重，贴膜不要打湿，留置期间有任何不适请及时告知，谢谢您的配合。"
整理用物	收拾用物、整理床单位、脱手套、洗手、解释	

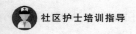

二、评分标准

PICC 维护考核评分标准

项目分值	质量标准	扣分标准	扣分
准备 (10分)	①着装、仪表、举止符合要求（头发整齐，刘海不过眉。指甲整洁，胸卡佩戴符合要求，眼镜佩戴牢固，燕尾帽佩戴端正牢固，鞋袜符合要求）	不符合每项－1 □头发 □刘海 □指甲 □胸卡 □眼镜 □燕尾帽 □鞋袜	
	②洗手、戴口罩符合要求	□时间＜15s－1 □步骤缺少－1 □方法错误－1 □口罩未遮住口鼻－1	
	③物品准备齐全，放置合理	□准备不全－2 □放置不合理－2	
查对 解释 (5分)	①查对 PICC 维护医嘱单，查对各项无菌物品	□未查对医嘱单－1 □未检查无菌物品－2（漏一项－0.5）	
	②两种方式核对患者身份，解释	□未查对－1 □未解释－1	
评估 (5分)	①测量臂围及外露长度方法正确	□未测或方法不正确 －1	
	②评估方法正确无漏项	未评估每项－1 □穿刺点 □穿刺侧肢体 □输液接头	
	③酒精棉签去除胶痕	□未清除胶痕－1	
去旧 贴膜 (10分)	①洗手	□时间＜15s－1 □步骤缺少－1 □方法错误－1	
	②打开换药包、铺垫巾	□过程中污染－1 □未铺垫巾－1	

项目 分值	质量标准	扣分标准	扣分
去旧 贴膜 （10 分）	③去除原透明敷料方法正确（思乐扣；去除旧思乐扣方法正确）	□污染穿刺点－1 □0°平拉去除敷料方法不正确－2 □未卸除思乐扣－2 □方法不正确－1	
	④再次评估导管，观察穿刺点有无异常	□未观察－1	
更换 贴膜 （35 分）	①洗手	□时间＜15s－1 □步骤缺少－1 □方法错误－1	
	②酒精消毒	□酒精消毒未避开穿刺点－1 □未提起导管（或导管提拉过高）－1 □消毒范围小于20cm－2 □消毒顺序错误－1	
	③洗必泰消毒	□未以穿刺点为中心－2 □未消毒导管－2 □未翻转导管擦拭－2 □未擦拭到固定翼－2 □消毒范围小于20cm－2	
	④洗手	□未洗手－1 □时间＜15s－1 □步骤缺少－1 □方法错误－1	
	⑤打开无菌备用物品方法正确无漏项（输液接头，10mL预冲注射器、思乐扣）	□过程中污染－2 □漏项－2	
	⑥戴无菌手套方法正确无污染	□污染－2	
	⑦操作前准备工作完善、过程无污染（取出预冲注射器，释放阻力；安装接头、排气备用；撕开酒精棉片）（必要时取下固定翼摩擦消毒，或撕开皮肤保护剂备用）	□未释放阻力－1 □未预冲接头（或污染接头）－2 □未撕开酒精棉－1 □过程污染－2	
	⑧调整导管位置正确，手套无污染	□导管位置不当－2 □手套污染－2	

续表

项目分值	质量标准	扣分标准	扣分
更换贴膜（35分）	⑨无菌胶条固定飞机翼，距离穿刺点1cm（思乐扣：安装思乐扣方法正确）	□放置固定翼不正确－1 □无菌纱布覆盖提拉接头安装固定翼时污染手套－2 □未涂皮肤保护剂－1 □安装方法不正确－2 □无菌纱布覆盖提拉接头安装固定翼时污染手套－2	
	⑩贴贴膜	□敷料无张力放置不正确－2 □未完全覆盖至固定翼（或思乐扣）－2 □敷料位置、塑形、整片及边缘按压不正确各－1	
更换输液接头（15分）	①卸下旧接头，消毒厄路式管口符合要求	□未卸旧接头－2 □手套污染－1 □未消毒接头横截面－1 □未消毒接头侧面－1 □时间不足－2	
	②脉冲导管正确	□脉冲方法不正确－2	
	③外固定方法正确	□蝶形交叉固定方法不正确－1 □输液接头未固定－1	
	④标签记录完整	□未贴标签－1 □置管日期、外露长度、臂围、更换日期、签名漏一项 各－0.5	
整理用物（10分）	①整理用物，脱手套，洗手	□未按垃圾分类原则－1 □脱手套方法错误－1 □未洗手－1	
	②交代注意事项	□未交代或不全－2	
	③操作时间15min	□超时1min －1	
综合评价（10分）	①操作中遵守无菌操作规程	□跨越无菌区1次 －2	
	②操作流程正确、熟练	□流程错误 每项－2	
	③操作过程流畅，物品摆放处置有序，不杂乱	□物品掉落 每次－2	
总分（100分）			

附录 1 ▎社区医院基本标准（ 2019 年试行 ）

一、社区医院定位

社区医院以社区、家庭和居民为服务对象，以居民健康为中心，提供常见病、多发病和慢性病的基本医疗服务和基本公共卫生服务，属于非营利性医疗机构。

二、社区医院设置

社区医院设置应当符合区域医疗卫生服务体系规划和医疗机构设置规划，在现有社区卫生服务中心和有条件的乡镇卫生院的基础上，医疗服务能力达到一定水平，加挂社区医院牌子。

三、基本功能

（一）具备常见病、多发病、慢性病的门诊、住院诊疗综合服务能力。符合条件的，可提供适宜的手术操作项目。

（二）开展基本公共卫生服务，承担辖区的公共卫生管理和计划生育技术服务工作，能够提供健康管理、康复指导等个性化的签约服务。

（三）具备辖区内居民基层首诊、双向转诊等分级诊疗功能，

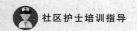

开展远程医疗服务，提供部分常见病、慢性病的在线复诊服务。

（四）对周边基层医疗卫生机构开展技术指导和帮扶。

四、床位设置

实际开放床位数≥30 张，可按照服务人口 1.0～1.5 张/千人配置。主要以老年、康复、护理、安宁疗护床位为主，鼓励有条件的设置内科、外科、妇科、儿科等床位。床位使用率≥75%。

五、科室设置

（一）临床科室。至少设置全科医疗科、康复医学科、中医科，应当设置内科、外科、妇科、儿科、口腔科、眼科、耳鼻喉科、精神（心理）科、安宁疗护（临终关怀）科、血液净化室等专业科室中的 5 个科室，有条件的可设置感染性疾病诊室（发热门诊）、老年医学科等科室。

（二）公共卫生科室。至少设置预防保健科、预防接种门诊、妇儿保健门诊、健康教育室、计划生育技术服务室。公共卫生科室宜相对集中设置，有条件的可设置"优生优育优教中心（三优指导中心）"、营养科。

（三）医技等科室。至少设置医学检验科（化验室）、医学影像科、心电图室、西（中）药房。有条件的可设置胃镜室等功能检查室。影像诊断、临床检验、消毒供应室等科室可由第三方机构或者医联体上级医疗机构提供服务。开展手术操作的社区医院应当设置手术室、麻醉科，病理诊断可由第三方机构或者医联体上级医疗机构提供服务。

（四）其他科室。应当设有治疗室、注射室、输液室、处置室、观察室。社区医院应当根据有关规定和临床用血需求设置输血科或者血库。

（五）管理科室。至少设有综合办公室（党建办公室）、医务科（质管科）、护理科、院感科、公共卫生管理科、财务资产科。有条件的可设置双向转诊办公室、信息科、病案室等。

六、人员配置

（一）非卫技人员比例不超过 15％。

（二）每床至少配备 0.7 名卫生技术人员。

（三）医护比达到 1∶1.5，每个临床科室至少配备 1 名具有主治医师及以上职称的执业医师。

（四）全科医师不少于 3 名，公共卫生医师不少于 2 名，并配备一定比例的中医类别执业医师。

七、设备设施

有与开展的诊疗科目相应的设备设施。

八、房屋

（一）功能分区合理，流程科学，洁污分流，充分体现保护患者隐私、无障碍设计要求，并符合国家卫生学标准。

（二）房屋建筑耐久年限、建筑安全等级应不低于二级，符合节能环保及抗震设防要求。有污水处理设施，污水排放达标。建有规范的医疗废物暂存处。

（三）业务用房建设应符合《社区卫生服务中心、站建设标准》（建标 163—2013）相关要求。

（四）业务用房建筑面积≥3000 平方米。每床位净使用面积不少于 6 平方米。

九、规章制度

社区医院应当严格遵守国家有关法律、法规、规章和技术规范，建立健全各项规章制度，有国家制定或认定的医疗护理等技术操作规程，并成册可用。重点加强以下制度建设：

（一）医疗质量安全制度。按照《社区医院医疗质量安全核心制度要点》有关要求，建立医疗质量安全核心制度，加强医疗质量安全管理。

（二）医院财务管理制度。建立健全会计核算和财务管理制度，严格执行国家财务、会计、资产和审计监督等相关法律法规。

（三）加强基层党组织建设制度。充分发挥党支部政治功能，完善议事决策制度，加强思想政治工作和医德医风建设，建立完善医德医风工作机制与考评制度。加强医院文化建设，培育和塑造医学人文精神，践行和弘扬崇高职业精神。

（四）其他制度。应当建立工作人员职业道德规范与行为准则，人员岗位责任制度，技术人员聘用、培训、管理、考核与奖惩制度，职能科室工作制度，技术服务规范与工作制度，双向转诊制度，投诉调查处理制度，医疗废物管理制度，药品、设备、档案、信息管理等制度。

十、其他要求

开展手术操作的社区医院应当严格执行《医疗技术临床应用管理办法》和医疗机构手术分级管理有关要求，严格落实医疗质量安全核心制度，保障医疗质量与安全。

附录 2 ▌社区医院医疗质量安全核心制度要点（2019 年试行）

医疗质量安全核心制度是指在诊疗活动中对保障医疗质量和患者安全发挥重要的基础性作用，社区医院及其医务人员应当严格遵守的一系列制度。根据《医疗质量管理办法》，医疗质量安全核心制度共 18 项。本要点是社区医院实施医疗质量安全核心制度的基本要求。

一、首诊负责制度

（一）定义。指患者的首位接诊医师（首诊医师）在一次就诊过程结束前或由其他医师接诊前，负责该患者全程诊疗管理的制度。社区医院和科室的首诊责任参照医师首诊责任执行。

（二）基本要求。

1. 明确患者在诊疗过程中不同阶段的责任主体。

2. 保障患者诊疗过程中诊疗服务的连续性。

3. 首诊医师应当做好医疗记录，保障医疗行为可追溯。

4. 非本医疗机构诊疗科目范围内疾病，应当告知患者或其法定代理人，并建议患者前往相应医疗机构就诊。

二、值班和交接班制度

（一）定义。指医疗机构及其医务人员通过值班和交接班机制保障患者诊疗过程连续性的制度。

（二）基本要求。

1. 社区医院应当建立全院性医疗值班体系，包括临床、医技、护理部门以及提供诊疗支持的后勤部门，明确值班岗位职责并保证常态运行。

2. 社区医院及科室应当明确各值班岗位职责、值班人员资质和人数。值班表应当在全院公开，值班表应当涵盖与患者诊疗相关的所有岗位和时间。

3. 当值医务人员中必须有本机构执业的医务人员，非本机构执业医务人员不得单独值班。当值人员不得擅自离岗，应当在指定的地点休息。

4. 各级值班人员应当确保通讯畅通。

5. 值班期间所有的诊疗活动必须及时记入病历。

6. 交接班内容应当专册记录，并由交班人员和接班人员双签名。

三、查对制度

（一）定义。指为防止医疗差错，保障医疗安全，医务人员对医疗行为和医疗器械、设施、药品等进行复核查对的制度。

（二）基本要求。

1. 社区医院的查对制度应当涵盖患者身份识别、临床诊疗行为、设备设施运行和医疗环境安全等相关方面。

2. 每项医疗行为都必须查对患者身份。应当至少使用两种身份查对方式，严禁将床号作为身份查对的标识。为无名患者进行诊疗活动时，须双人核对。用电子设备辨别患者身份时，仍需口语化查对。

3. 医疗器械、设施、药品、标本等查对要求按照国家有关规定和标准执行。

四、死亡病例讨论制度

（一）定义。指为全面梳理诊疗过程、总结和积累诊疗经验、不断提升诊疗服务水平，对医疗机构内死亡病例的死亡原因、死亡诊断、诊疗过程等进行讨论的制度。

（二）基本要求。

1. 死亡病例讨论原则上应当在患者死亡1周内完成。尸检病例须在尸检报告出具后1周内再次讨论。

2. 死亡病例讨论应当在全科范围内进行，由科主任主持，必要时邀请医务管理部门和相关科室参加。鼓励邀请医联体内上级医疗机构医师参加，予以指导。

3. 死亡病例讨论情况应当按照本机构统一制定的模板进行专册记录，由主持人审核并签字。死亡病例讨论结果应当记入病历。

4. 社区医院应当对全部死亡病例及时汇总分析，并提出持续改进意见。

五、病历管理制度

（一）定义。指为准确反映医疗活动全过程，实现医疗服务行为可追溯，维护医患双方合法权益，保障医疗质量和医疗安全，对医疗文书的书写、质控、保存、使用等环节进行管理的制度。

（二）基本要求。

1. 社区医院应当建立门诊及住院病历管理和质量控制制度，

严格落实国家病历书写、管理和应用相关规定，建立病历质量检查、评估与反馈机制。

2. 社区医院病历书写应当做到客观、真实、准确、及时、完整、规范，并明确病历书写的格式、内容和时限。

3. 实施电子病历的医疗机构，应当建立电子病历的建立、记录、修改、使用、存储、传输、质控、安全等级保护等管理制度。

4. 社区医院应当保障病历资料安全，病历内容记录与修改信息可追溯。

5. 鼓励推行病历无纸化。

六、危急值报告制度

（一）定义。指对提示患者处于生命危急状态的检查、检验结果建立复核、报告、记录等管理机制，以保障患者安全的制度。

（二）基本要求。

1. 社区医院应当分别建立门诊和住院患者危急值报告具体管理流程和记录规范，确保危急值信息准确，传递及时，信息传递各环节无缝衔接且可追溯。

2. 社区医院应当制订可能危及患者生命的各项检查、检验结果危急值清单，并定期调整。

3. 出现危急值时，出具检查、检验结果报告的部门报出前，应当双人核对并签字确认，紧急情况下可单人双次核对。对于需要立即重复检查、检验的项目，应当及时复检并核对。

4. 外送的检验标本或检查项目存在危急值项目的，医院应当和该单位协商危急值的通知方式，并建立可追溯的危急值报告流程，确保临床科室或患方能够及时接收危急值。

5. 临床科室任何接收到危急值信息的人员应当准确记录、复读、确认危急值结果，并立即通知相关医师。

6. 社区医院应当统一制订临床危急值信息登记专册和模板，确保危急值信息报告全流程的人员、时间、内容等关键要素可追溯。

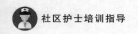

七、抗菌药物分级管理制度

（一）定义。指根据抗菌药物的安全性、疗效、细菌耐药性和价格等因素，对抗菌药物进行分级管理使用的制度。

（二）基本要求。

1. 根据抗菌药物的安全性、疗效、细菌耐药性和价格等因素，抗菌药物分为非限制使用级、限制使用级与特殊使用级三级。

2. 社区医院应当严格按照有关规定建立本机构抗菌药物分级管理目录和医师抗菌药物处方权限，并定期调整。

3. 社区医院原则上不使用特殊使用级抗菌药物。确需使用的，通过医联体上级医疗机构专家会诊明确后方可使用，按照规定规范特殊使用级抗菌药物使用流程。

4. 社区医院应当按照抗菌药物分级管理原则，建立抗菌药物遴选、采购、处方、调剂、临床应用和药物评价的管理制度和具体操作流程。

八、新技术和新项目准入制度

（一）定义。指为保障患者安全，对于本医疗机构首次开展临床应用的医疗技术或诊疗方法实施论证、审核、质控、评估全流程规范管理的制度。

（二）基本要求。

1. 社区医院拟开展的新技术和新项目应当为安全、有效、经济、适宜、能够进行临床应用的技术和项目。

2. 社区医院应当明确本机构医疗技术和诊疗项目临床应用清单并定期更新。

3. 社区医院应当建立新技术和新项目审批流程，所有新技术和新项目必须经过技术管理和医学伦理审核通过后，方可开展临床应用。必要时可依托医联体牵头单位进行技术管理和医学伦理审核，并在其指导下开展临床应用。

4. 新技术和新项目临床应用前，要充分论证可能存在的安全隐患或技术风险，并制订相应预案。

5. 社区医院应当明确开展新技术和新项目临床应用的专业人员范围，并加强新技术和新项目质量控制工作。

6. 社区医院应当建立新技术和新项目临床应用动态评估制度，对新技术和新项目实施全程追踪管理和动态评估。

7. 社区医院开展临床研究的新技术和新项目按照国家有关规定执行。

九、信息安全管理制度

（一）定义。指医疗机构按照信息安全管理相关法律法规和技术标准要求，对医疗机构患者诊疗信息的收集、存储、使用、传输、处理、发布等进行全流程系统性保障的制度。

（二）基本要求。

1. 社区医院应当依法依规建立覆盖患者诊疗信息管理全流程的制度和技术保障体系，完善组织架构，明确管理部门，落实信息安全等级保护等有关要求。

2. 社区医院主要负责人是医疗机构患者诊疗信息安全管理第一责任人。

3. 社区医院应当建立患者诊疗信息安全风险评估和应急工作机制，制订应急预案。

4. 社区医院应当确保实现本机构患者诊疗信息管理全流程的安全性、真实性、连续性、完整性、稳定性、时效性、溯源性。

5. 社区医院应当建立患者诊疗信息保护制度，使用患者诊疗信息应当遵循合法、依规、正当、必要的原则，不得出售或擅自向他人或其他机构提供患者诊疗信息。

6. 社区医院应当建立员工授权管理制度，明确员工的患者诊疗信息使用权限和相关责任。社区医院应当为员工使用患者诊疗信息提供便利和安全保障，因个人授权信息保管不当造成的不良后果由被授权人承担。

7. 社区医院应当不断提升患者诊疗信息安全防护水平，防止信息泄露、毁损、丢失。定期开展患者诊疗信息安全自查工作，建立患者诊疗信息系统安全事故责任管理、追溯机制。在发生或者可能发生患者诊疗信息泄露、毁损、丢失的情况时，应当立即采取补救措施，按照规定向有关部门报告。

社区医院提供住院诊疗服务的还应当建立以下制度：

十、查房制度

（一）定义。指患者住院期间，由不同级别的医师以查房的形式实施患者评估、制订与调整诊疗方案、观察诊疗效果等医疗活动的制度。

（二）基本要求。

1. 实行科主任领导下的 1 个不同级别的医师查房制度，有条件的社区医院应当实行三级查房制度。鼓励医联体内上级医疗机构医师定期查房指导，与社区医院医生形成三级查房模式。

2. 遵循下级医师服从上级医师，所有医师服从科主任的工作原则。

3. 社区医院应当明确各级医师的医疗决策和实施权限。

4. 社区医院应当严格明确查房周期。工作日每天至少查房 2 次，非工作日每天至少查房 1 次，查房医师中最高级别的医师每周至少查房 2 次，低级别的医师每周至少查房 3 次。有开展手术的，术者必须亲自在术前和术后 24 小时内查房。通过医联体组建联合病房的，上级医疗机构医师每周至少查房 1 次。

5. 社区医院应当明确医师查房行为规范，尊重患者、注意仪表、保护隐私、加强沟通、规范流程。

6. 开展护理、药师查房的可参照上述规定执行。

十一、会诊制度

（一）定义。会诊是指出于诊疗需要，由本科室以外或本机构以外的医务人员协助提出诊疗意见或提供诊疗服务的活动。规范会诊行为的制度称为会诊制度。

（二）基本要求。

1. 按会诊范围，会诊分为机构内会诊和机构外会诊。机构内多学科会诊、医联体上级医疗机构会诊应当由医疗管理部门组织。

2. 按病情紧急程度，会诊分为急会诊和普通会诊。机构内急会诊应当在会诊请求发出后 10 分钟内到位，普通会诊应当在会诊发出后 24 小时内完成。

3. 社区医院应当统一会诊单格式及填写规范，明确各类会诊的具体流程。

4. 原则上，会诊请求人员应当陪同完成会诊，会诊情况应当在会诊单中记录。会诊意见的处置情况应当在病程中记录。

5. 前往或邀请机构外会诊，应当严格遵照国家有关规定执行。

十二、分级护理制度

（一）定义。指医护人员根据住院患者病情和（或）自理能力进行分级别护理的制度。

（二）基本要求。

1. 社区医院应当按照国家分级护理管理相关指导原则和护理服务工作标准，制定本机构分级护理制度。

2. 原则上，护理级别分为特级护理、一级护理、二级护理、三级护理 4 个级别。

3. 医护人员应当根据患者病情和自理能力变化动态调整护理级别。

4. 患者护理级别应当明确标识。

十三、疑难病例讨论制度

（一）定义。指为尽早明确诊断或完善诊疗方案，对诊断或治疗存在疑难问题的病例进行讨论的制度。

（二）基本要求。

1. 社区医院及临床科室应当明确疑难病例的范围，包括但不限于出现以下情形的患者：没有明确诊断或诊疗方案难以确定、疾病在应有明确疗效的周期内未能达到预期疗效、非计划再次住院和非计划再次手术、出现可能危及生命或造成器官功能严重损害的并发症等。

2. 疑难病例均应当由科室或医务管理部门组织开展讨论。讨论原则上应当由科主任主持，全科人员参加。必要时邀请相关科室人员或机构外人员参加。

3. 社区医院应当统一疑难病例讨论记录的格式和模板。讨论内容应当专册记录，主持人需审核并签字。讨论的结论应当记录在病历中。

4. 参加疑难病例讨论成员中应当至少有 2 人具有主治及以上专业技术职务任职资格。

十四、患者抢救与转诊制度

（一）定义。指针对患者出现严重并发症或者病情急性加重等情况，进行抢救与转诊，并对流程进行规范的制度。

（二）基本要求。

1. 社区医院应当明确患者抢救的范围，包括但不限于出现以下情形的患者：出现严重合并症或并发症，病情急性加重；病情危重，不立即处置可能存在危及生命或出现重要脏器功能严重损害；生命体征不稳定并有恶化倾向等。

2. 社区医院应当建立患者抢救与转诊制度，制订相关预案，提升医务人员对病情评估能力，及时识别病情危重状态，确保急危重患者优先救治。与上级医疗机构建立转诊绿色通道机制，及时将经抢救患者转诊至上级医疗机构。

3. 社区医院应当配置必要的抢救设备和药品，并建立急救资源调配机制。

4. 临床科室开展患者抢救时，由现场职称和年资最高的医师主持。紧急情况下医务人员参与或主持急危重患者的抢救，不受其执业范围限制。

5. 抢救完成后 6 小时内应当将抢救记录记入病历，记录时间应当具体到分钟，主持抢救的人员应当审核并签字。

社区医院开展手术操作相关项目，还应当建立以下制度：

十五、术前讨论制度

（一）定义。指以降低手术风险、保障手术安全为目的，在患者手术实施前，医师必须对拟实施手术的手术指征、手术方式、预期效果、手术风险和处置预案等进行讨论的制度。

（二）基本要求。

1. 除以紧急抢救生命为目的的急诊手术外，所有住院患者手术必须实施术前讨论，术者必须参加。

2. 术前讨论的范围包括手术组讨论、医师团队讨论、病区内讨论和全科讨论。临床科室应当明确本科室开展的各级手术术前讨论的范围并经医务部门审定。全科讨论应当由科主任或其授权的副主任主持，必要时邀请医务管理部门和相关科室参加。患者手术涉及多学科或存在可能影响手术的合并症的，应当邀请相关科室参与讨论，或事先完成相关学科的会诊。

3. 术前讨论完成后，方可开具手术医嘱，签署手术知情同意书。

4. 术前讨论的结论应当记入病历。

十六、手术安全核查制度

（一）定义。指在麻醉实施前、手术开始前和患者离开手术室前对患者身份、手术部位、手术方式等进行多方参与的核查，以保障患者安全的制度。

（二）基本要求。

1. 区医院应当建立手术安全核查制度和标准化流程。

2. 手术安全核查过程和内容按国家有关规定执行。

3. 手术安全核查表纳入病历。

十七、手术分级管理制度

（一）定义。指为保障患者安全，按照手术风险程度、复杂程

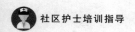

度、难易程度和资源消耗不同，对手术进行分级管理的制度。

（二）基本要求。

1. 按照手术风险性和难易程度不同，手术分为四级。具体要求按照国家有关规定执行。

2. 社区医院应当建立手术分级管理工作制度和手术分级管理目录。

3. 社区医院应当建立手术分级授权管理机制，建立手术医师技术档案。

4. 社区医院应当对手术医师能力进行定期评估，根据评估结果对手术权限进行动态调整。

十八、临床用血审核制度

（一）定义。指在临床用血全过程中，对与临床用血相关的各项程序和环节进行审核和评估，以保障患者临床用血安全的制度。

（二）基本要求。设置输血科或者血库的社区医院应当达到以下要求：

1. 社区医院应当严格落实国家关于医疗机构临床用血的有关规定，设立临床用血管理委员会或工作组，制订本机构血液预订、接收、入库、储存、出库、库存预警、临床合理用血等管理制度，完善临床用血申请、审核、监测、分析、评估、改进等管理制度、机制和具体流程。

2. 临床用血审核包括但不限于用血申请、输血治疗知情同意、适应证判断、配血、取血发血、临床输血、输血中观察和输血后管理等环节，并全程记录，保障信息可追溯，健全临床合理用血评估与结果应用制度、输血不良反应监测和处置流程。

3. 社区医院应当完善急救用血管理制度和流程，保障急救治疗需要。

附录3 ▌国家突发公共事件总体应急预案

第一章　总　　则

一、编制目的

提高政府保障公共安全和处置突发公共事件的能力，最大限度地预防和减少突发公共事件及其造成的损害，保障公众的生命财产安全，维护国家安全和社会稳定，促进经济社会全面、协调、可持续发展。

二、编制依据

依据宪法及有关法律、行政法规，制定本预案。

三、分类分级

本预案所称突发公共事件是指突然发生，造成或者可能造成重大人员伤亡、财产损失、生态环境破坏和严重社会危害，危及公共安全的紧急事件。

根据突发公共事件的发生过程、性质和机制，突发公共事件主要分为以下四类。

1. 自然灾害　主要包括水旱灾害、气象灾害、地震灾害、地质灾害、海洋灾害、生物灾害和森林草原火灾等。

2. 事故灾难　主要包括工矿商贸等企业的各类安全事故、交通运输事故、公共设施和设备事故、环境污染和生态破坏事件等。

3. 公共卫生事件　主要包括传染病疫情、群体性不明原因疾病、食品安全和职业危害、动物疫情，以及其他严重影响公众健康和生命安全的事件。

4. 社会安全事件　主要包括恐怖袭击事件、经济安全事件和涉外突发事件等。

各类突发公共事件按照其性质、严重程度、可控性和影响范围等因素，一般分为四级：1级（特别重大）、Ⅱ级（重大）、级（较大）和 N 级（一般）。

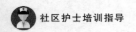

四、适用范围

本预案适用于涉及跨省级行政区划的，或超出事发地省级人民政府处置能力的特别重大突发公共事件的应对工作。

本预案指导全国的突发公共事件应对工作。

五、工作原则

1. 以人为本，减少危害　切实履行政府的社会管理和公共服务职能，把保障公众健康和生命财产安全作为首要任务，最大限度地减少突发公共事件及其造成的人员伤亡和危害。

2. 居安思危，预防为主　高度重视公共安全工作，常抓不懈，防患于未然。增强忧患意识，坚持预防与应急相结合，常态与非常态相结合，做好应对突发公共事件的各项准备工作。

3. 统一领导，分级负责　在党中央、国务院的统一领导下，建立健全分类管理、分级负责，条块结合、属地管理为主的应急管理体制，在各党委领导下，实行行政领导责任制，充分发挥专业应急指挥机构的作用。

4. 依法规范，加强管理　依据有关法律和行政法规，加强应急管理，维护公众的合法权益、使应对突发公共事件的工作规范化、制度化、法制化。

5. 快速反应，协同应对　加强以属地管理为主的应急处置队伍建设，建立联动协调制度，充分动员和发挥乡镇、社区、企事业单位、社会团体和志愿者队伍的作用，依靠公众力量，形成统一指挥、反应灵敏、功能齐全、协调有序、运转高效的应急管理机制。

6. 依靠科技，提高素质　加强公共安全科学研究和技术开发，采用先进的监测、预测、预警、预防和应急处置技术及设施，充分发挥专家队伍和专业人员的作用，提高应对突发公共事件的科技水平和指挥能力，避免发生次生、衍生事件；加强宣传和培训教育工作，提高公众自教、互救和应对各类突发公共事件的综合素质。

六、应急预案体系

全国突发公共事件应急预案体系包括：

1. 突发公共事件总体应急预案　总体应急预案是全国应急预案体系的总纲，是国务院应对特别重大突发公共事件的规范性文件。

2. 突发公共事件专项应急预案　专项应急预案主要是国务院及其有关部门为应对某一类型或某几种类型突发公共事件而制定的应急预案。

3. 突发公共事件部门应急预案　部门应急预案是国务院有关部门根据总体应急预案、专项应急预案和部门职责为应对突发公共事件制定的预案。

4. 突发公共事件地方应急预案　具体包括：省级人民政府的突发公共事件总体应急预案、专项应急预案和部门应急预案；各市（地）、县（市）人民政府及其基层政权组织的突发公共事件应急预案。上述预案在省级人民政府的领导下，按照分类管理、分级负责的原则，由地方人民政府及其有关部门分别制定。

5. 企事业单位根据有关法律法规制定的应急预案。

6. 举办大型会展和文化体育等重大活动，主办单位应当制定应急预案。

各类预案将根据实际情况变化不断补充、完善。

第二章　组织体系

一、领导机构

国务院是突发公共事件应急管理工作的最高行政领导机构。在国务院总理领导下，由国务院常务会议和国家相关突发公共事件应急指挥机构（以下简称相关应急指挥机构）负责突发公共事件的应急管理工作；必要时，派出国务院工作组指导有关工作。

二、办事机构

国务院办公厅设国务院应急管理办公室，履行值守应急、信息汇总和综合协调职责，发挥运转枢纽作用。

三、工作机构

国务院有关部门依据有关法律、行政法规和各自的职责，负责相关类别突发公共事件的应急管理工作。具体负责相关类别的突发公共事件专项和部门应急预案的起草与实施，贯彻落实国务院有关决定事项。

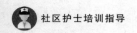

四、地方机构

地方各级人民政府是本行政区域突发公共事件应急管理工作的行政领导机构，负责本行政区域各类突发公共事件的应对工作。

五、专家组

国务院和各应急管理机构建立各类专业人才库，可以根据实际需要聘请有关专家组成专家组，为应急管理提供决算建议，必要时参加突发公共事件的应急处置工作。

第三章　运行机制

一、预测与预警

各地区、各部门要针对各种可能发生的突发公共事件，完善预测预警机制，建立预测预警系统，开展风险分析，做到早发现、早报告、早处置。

1. 预警级别和发布　根据预测分析结果，对可能发生和可以预警的突发公共事件进行预警。预警级别依据突发公共事件可能造成的危害程度、紧急程度和发展势态，一般划分为四级：Ⅰ级（特别严重）、Ⅱ级（严重）、Ⅲ级（较重）和Ⅳ级（一般），依次用红色、橙色、黄色和蓝色表示。

预警信息包括突发公共事件的类别、预警级别、起始时间、可能影响范围、警示事项、应采取的措施和发布机关等。

预警信息的发布、调整和解除可通过广播、电视、报刊、通信、信息网络、警报器、宣传车或组织人员逐户通知等方式进行，对老、幼、病、残、孕等特殊人群以及学校等特殊场所和警报盲区应当采取有针对性的公告方式。

二、应急处置

1. 信息报告　特别重大或者重大突发公共事件发生后，各地区、各部门要立即报告，最迟不得超过 4 小时，同时通报有关地区和部门。应急处置过程中，要及时续报有关情况。

2. 先期处置　突发公共事件发生后，事发地的省级人民政府或者国务院有关部门在报告特别重大、重大突发公共事件信息的同时，要根据职责和规定的权限启动相关应急预案，及时、有效地进行处置，控制事态。

在境外发生涉及中国公民和机构的突发事件，我驻外使领馆、国务院有关部门和有关地方人民政府要采取措施控制事态发展，组织开展应急救援工作。

3. 应急响应　对于先期处置未能有效控制事态的特别重大突发公共事件，要及时启动相关预案，由国务院相关应急指挥机构或国务院工作组统一指挥或指导有关地区、部门开展处置工作。

现场应急指挥机构负责现场的应急处置工作需要多个国务院相关部门共同参与处置的突发公共事件，由该类突发公共事件的业务主管部门牵头，其他部门予以协助。

4. 应急结束　特别重大突发公共事件应急处置工作结束，或者相关危险因素消除后，现场应急指挥机构予以撤销。

三、恢复与重建

1. 善后处置　要积极稳妥、深入细致地做好善后处置工作。对突发公共事件中的伤亡人员、应急处置工作人员，以及紧急调集、征用有关单位及个人的物资，要按照规定给予抚恤、补助或补偿，并提供心理及司法援助。有关部门要做好疫病防治和环境污染消除工作。保险监管机构督促有关保险机构及时做好有关单位和个人损失的理赔工作。

2. 调查与评估　要对特别重大突发公共事件的起因、性质、影响、责任、经验教训和恢复重建等问题进行调查评估。

3. 恢复重建　根据受灾地区恢复重建计划组织实施恢复重建工作。

四、信息发布

突发公共事件的信息发布应当及时、准确、客观、全面。事件发生的第一时间要向社会发布简要信息，随后发布初步核实情况、政府应对措施和公众防范措施等，并根据事件处置情况做好后续发布工作。

信息发布形式主要包括授权发布、散发新闻稿、组织报道、接受记者采访、举行新闻发布会等。

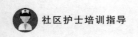

第四章　应急保障

　　各有关部门要按照职责分工和相关预案做好突发公共事件的应对工作，同时根据总体预案切实做好应对突发公共事件的人力、物力、财力、交通运输、医疗卫生及通信保障等工作，保证应急救援工作的需要和灾区群众的基本生活，以及恢复重建工作的顺利进行。

　　一、人力资源

　　公安（消防）、医疗卫生、地震救援、海上搜救、矿山救护、森林消防、防洪抢险、核与辐射、环境监控、危险化学品事故救援、铁路事故、民航事故、基础信息网络和重要信息系统事故处置，以及水、电、油、气等工程抢险救援队伍是应急救援的专业队伍和骨干力量。地方各级人民政府和有关部门、单位要加强应急救援队伍的业务培训和应急演练，建立联动协调机制，提高装备水平；动员社会团体、企事业单位以及志愿者等各种社会力量参与应急救援工作；增进国际间的交流与合作。要加强以乡镇和社区为单位的公众应急能力建设，发挥其在应对突发公共事件中的重要作用。

　　中国人民解放军和中国人民武装警察部队是处置突发公共事件的骨干和突击力量，按照有关规定参加应急处置工作。

　　二、财力保障

　　要保证所需突发公共事件应急准备和救援工作资金。对受突发公共事件影响较大的行业、企事业单位和个人要及时研究提出相应的补偿或救助政策。要对突发公共事件财政应急保障资金的使用和效果进行监管和评估。鼓励自然人、法人或者其他组织（包括国际组织）按照《中华人民共和国公益事业捐赠法》等有关法律、法规的规定进行捐赠和援助。

　　三、物资保障

　　要建立健全应急物资监测网络、预警体系和应急物资生产、储备、调拨及紧急配送体系，完善应急工作程序，确保应急所需物资和生活用品的及时供应，并加强对物资储备的监督管理，及时予以补充和更新。